Responsabilidad civil y penal del médico.

Dr. Luis Anunziato

Dr. Luis Anunziato (hijo)

Lic. Jorge Carlos Anunziato

En el seno de la familia se aprenden los sentimientos de valor, que permiten crear un ambiente donde se aprecien las diferencias individuales, se toleren los errores y a exaltar el vínculo que nos une. En tal forma, que no sea solo el de sangre, sino el de respeto y de alegría por compartir juntos momentos felices.

A nuestra familia.

Responsabilidad Civil y Penal del Médico

Índice.

Prólogo.

Los avances técnicos y científicos en la medicina permiten tratar enfermedades que en épocas no muy remotas eran incurables, la complejidad alcanzada motivó la aparición de especialidades médicas, que en ocasiones hace descuidar aspectos clínicos más generales. La desaparición del antiguo médico de la familia, con su medicina personalizada, tranquila y amistosa, coincide con la aparición de los nuevos conceptos en la relación jurídica del vínculo médico paciente.

Los medios actuales de comunicación masiva acercan, unen e influyen en las personas, siendo aprovechados para diferentes formas de enseñanza, pero en algunos casos tienen un impacto negativo en forma colectiva e individual al difundir artículos médicos, no siempre científicamente probados. De una u otra forma, una persona que tiene acceso a estos artículos, sin adecuada preparación técnica y que padece una patología que el mismo artículo trata, no tiene capacidad para discernir si la información es confiable y si aplica a su caso concreto. Con este enfoque exige al médico infalibilidad y el restablecimiento de su salud, teniendo escasa tolerancia a soportar los fracasos y la adversidad. En estas circunstancias, es fácil advertir que la relación médico paciente y las expectativas de este último pueden verse afectados negativamente.

En medio de esta situación económica y social, también termina el período del llamado “enfermo particular”, el que se asistía previa elección del médico. Actualmente el paciente concurre a diferentes instituciones para su asistencia: hospital, obra social, sanatorio, medicina prepaga, institucionalizándose la elección indirecta del médico, en una burocracia que se caracteriza por su lentitud y automatización.

El médico pasa a ser "parte de un servicio", exigido a cumplir su tarea asistencial en forma cuantitativa, donde se estipula la cantidad de pacientes que lo entrevistarán y el tiempo a asignarle a cada uno. Se quita el tiempo necesario para entablar una relación adecuada, con fluida conversación, dialogo esperanzado.

Este panorama lleva al paciente a percibir ser asistido mecánicamente, sin la sensibilidad que requiere el enfermo, de modo que rechaza y cuestiona todo aquello que interiormente advierte como negativo. Con esta carga emocional de producirse un resultado contrario al esperado en la asistencia médica, da origen a sucesivas consultas con familiares, amigos y profesionales conocidos, con interpretaciones como que hubo una mala asistencia origen del menoscabo, tanto del equipo de salud como del centro asistencial, descuido médico, falta de experiencia o de conocimiento,

Con este razonamiento concluye que en su asistencia o en la del familiar hubo fallas en el diagnóstico, errores o lesiones durante el tratamiento, llegándose a la representación mental de la existencia de mala praxis; concepto jurídico referido fundamentalmente a las conductas que ponen en riesgo o dañan bienes jurídicos tutelados, inicio del conflicto jurídico.

Este conjunto de factores y circunstancias motiva la puesta al día sobre el tema la "*Responsabilidad civil y penal del médico*", compilando los conceptos aportados por los escritores que se mencionan en la bibliografía, ampliando y aclarando los mismos, aplicando el Código Penal de la Nación Argentina y el nuevo Código Civil y Comercial de la Nación, Ley N° 26.994 (B.O. 08-10-2014)

Los autores del libro han decidido privilegiar la brevedad, sin disminuir el rigor científico ni la claridad expositiva, presentando una obra actual, que considera los problemas más relevantes del conflictivo mundo de la medicina.

La obra se ha estructurado en cinco capítulos, centrando la atención en la realidad práctica, de las principales cuestiones controvertidas sobre responsabilidad profesional médica.

El primer capítulo trata de la importante cuestión de los derechos del paciente, la historia clínica y el consentimiento informado. Estos temas ponen de relieve la importancia de documentar toda actuación médica, así como los derechos del paciente y el consentimiento informado que a la hora de atenuar una hipotética responsabilidad médica, demuestra que el médico ha actuado en forma diligente, evidenciando ante el tribunal que el paciente tuvo oportunidad de elegir entre los tratamientos posibles ofrecidos.

Los dos capítulos siguientes, con debida jurisprudencia, exponen temas civiles, desde el daño resarcible hasta la telecirugía, pasando por el error médico y las relaciones jurídicas entre el centro asistencial y el médico.

Los últimos dos capítulos tratan temas de responsabilidad penal médica La conducta humana, describiendo la tipicidad, antijuridicidad, la imputabilidad, culpabilidad y punibilidad. Considerando la teoría del riesgo creado y todo en relación al accionar médico, con jurisprudencia.

Los Autores.

Capítulo 1.

1.1.- Derechos del paciente.

El tratamiento de los derechos del paciente se encuentra en la Ley 26.529/2009, su Decreto Reglamentario 1.089/2012, Ley 26.742/2012, con este basamento se desarrolla el tema de los derechos del paciente a continuación.

Los derechos del paciente en su relación con los profesionales, el o los agentes del seguro de salud y cualquier efector [1] de que se trate. Todo lo anterior se encuentra normado en la Ley 26.529/2009, su Decreto Reglamentario 1.089/2012, Ley 26.742/2012.

Son derechos esenciales del paciente son los siguientes:

---

[1] Se considera efector a toda persona física o jurídica que brinde prestaciones vinculadas con la salud, con fines de promoción, prevención, atención o rehabilitación.

a) Asistencia. El derecho de los pacientes a ser asistidos involucra el deber de los profesionales de la salud de cumplir con lo previsto en el artículo 19 de la Ley 17.132, cuando la gravedad del estado del paciente así lo imponga. En ningún caso, el profesional de la salud podrá invocar, para negar su asistencia profesional reglamentos administrativos institucionales, órdenes superiores o cualquier otra cuestión que desvirtúe la función social que lo caracteriza.

Todo paciente tiene derecho a ser asistido por los profesionales de la salud, sin menoscabo y distinción alguna, producto de sus ideas, creencias religiosas, políticas, condición socioeconómica, raza, sexo, orientación sexual o cualquier otra condición. El profesional actuante sólo podrá eximirse del deber de asistencia, cuando se hubiere hecho cargo efectivamente del paciente otro profesional competente;

Cuando se trate de pacientes menores de edad, siempre se considerará primordial la satisfacción del interés superior del niño, el pleno goce de sus derechos y garantías consagrados en la Convención sobre los Derechos del Niño, reconocidos en las Leyes 23.849 y 26.529.

b) Trato digno y respetuoso. El paciente tiene el derecho a que los agentes del sistema de salud intervinientes, le otorguen un trato digno, con respeto a sus convicciones personales y morales, principalmente las relacionadas con sus condiciones socioculturales, de género, de pudor y a su intimidad, cualquiera sea el padecimiento que presente, y se haga extensivo a los familiares o acompañantes;

c) Intimidad. Es un deber de los profesionales de la salud y de las instituciones asistenciales, no dar a conocer, la información de cualquier tipo referida por los pacientes, en especial a sus datos sensibles, como los datos personales que revelan origen étnico, opiniones políticas, convicciones religiosas, filosóficas o morales, afiliación sindical e información referente a la salud o a la vida sexual, con los alcances previstos por la Ley N° 25.326 (Ley de protección de datos personales)

d) Confidencialidad. El paciente tiene derecho a que todo aquello que llegare a conocimiento de los profesionales de la salud o sus colaboradores con motivo o en razón de su ejercicio, y de quienes manipulen su documentación clínica, no se dé a conocer sin su expresa autorización, salvo los casos que la ley que se reglamenta u otras leyes así lo determinen, que medie disposición judicial en contrario o cuando se trate de evitar un mal mayor con motivo de salud pública.

Todos estos supuestos, en los que proceda revelar el contenido de los datos confidenciales, deberán ser debidamente registrados en la historia clínica y, cuando corresponda, ser puestos en conocimiento del paciente, si no mediare disposición judicial en contrario. El deber de confidencialidad es extensivo a toda persona que acceda a la documentación clínica, incluso a quienes actúan como aseguradores o financiadores de las prestaciones.

Responde por la confidencialidad, no sólo el profesional tratante sino la máxima autoridad del establecimiento asistencial, las instituciones de la seguridad social o cualquier otra instancia pública o privada que accede a la misma.

e) Autonomía de la Voluntad. El paciente es soberano para aceptar o rechazar las terapias o procedimientos médicos o biológicos que se le propongan. Para tomar la decisión tiene derecho a la información necesaria y suficiente, a entenderla claramente. También, el derecho a negarse a participar en la enseñanza e investigación científica en el arte de curar. En uno u otro caso, revocar y dejar sin efecto según su manifestación de voluntad.

En todos los casos, deberá registrarse en la historia clínica la decisión del paciente y también su eventual revocación.

Los profesionales de la salud deben tener en cuenta la voluntad de los niños y adolescentes sobre esas terapias o procedimientos, según la competencia y discernimiento de los menores. En los casos en que de la voluntad expresada por el menor se genere un conflicto con él o los representantes legales, o entre ellos, el profesional deberá elevar, cuando correspondiere, el caso al Comité de Ética de la Institución asistencial o de otra institución si se necesita, para que emita opinión, en un todo de acuerdo con los derechos y garantías consagrados en la Convención sobre los Derechos del Niño, reconocidos en las Leyes 23.849 y 26.529.

Código Civil y Comercial de la Nación establece:

Artículo 25. Menor de edad y adolescente.

M*enor de edad es la persona que no ha cumplido dieciocho años.*

Este Código denomina adolescente a la persona menor de edad que cumplió trece años.

Artículo 26. Ejercicio de los derechos por la persona menor de edad.

La persona menor de edad ejerce sus derechos a través de sus representantes legales.

No obstante, la que cuenta con edad y grado de madurez suficiente puede ejercer por sí los actos que le son permitidos por el ordenamiento jurídico.

En situaciones de conflicto de intereses con sus representantes legales, puede intervenir con asistencia letrada.

La persona menor de edad tiene derecho a ser oída en todo proceso judicial que le concierne así como a participar en las decisiones sobre su persona.

Se presume que el adolescente entre trece y dieciséis años tiene aptitud para decidir por sí respecto de aquellos tratamientos que no resultan invasivos, ni comprometen su estado de salud o provocan un riesgo grave en su vida o integridad física.

Si se trata de tratamientos invasivos que comprometen su estado de salud o está en riesgo la integridad o la vida, el adolescente debe prestar su consentimiento con la asistencia de sus progenitores; el conflicto entre ambos se resuelve teniendo en cuenta su interés superior, sobre la base de la opinión médica respecto a las consecuencias de la realización o no del acto médico.

A partir de los dieciséis años el adolescente es considerado como un adulto para las decisiones atinentes al cuidado de su propio cuerpo.

Para los casos presentados por la vía de protección de personas, conforme lo establecido en los artículos 234° a 237° del Código Procesal Civil y Comercial [2], deberá

---

[2] Sección 8° - Protección de personas

prevalecer el mejor interés del paciente, procurándose adoptar el procedimiento más expedito y eficaz posible que atienda su competencia y capacidad.

El paciente podrá ejercer el derecho previsto en el artículo 2°, inciso e), tercer párrafo de la Ley Nº 26.529, modificada por la Ley Nº 26.742 [3], cuando padezca una

---

Procedencia. Art. 234°. - Podrá decretarse la guarda: Inciso 1) De incapaces mayores de dieciocho (18) años de edad abandonados o sin representantes legales o cuando éstos estuvieren impedidos de ejercer sus funciones; Inciso 2) De incapaces mayores de dieciocho (18) años de edad que están en pleito con sus representantes legales, en el que se controvierta su curatela.
Juez competente. Art. 235°. - La guarda será decretada por el juez del domicilio de la persona que haya de ser amparada, con intervención del asesor de menores e incapaces. Cuando existiese urgencia o circunstancias graves, se resolverá provisionalmente sin más trámite.
Procedimiento. Art. 236°. - En los casos previstos en el artículo 234, la petición podrá ser deducida por cualquier persona, y formulada verbalmente ante el asesor de menores e incapaces, en cuyo caso se labrará acta con las menciones pertinentes, la que será remitida al juzgado que corresponda.
Medidas complementarias. Art. 237°. - Al disponer la medida, el juez ordenará que se entreguen a la persona a favor de quien ha sido ordenada, las ropas, útiles y muebles de su uso y profesión. Ordenará, asimismo, que se le provea de alimentos por el plazo de treinta (30) días, a cuyo vencimiento quedarán sin efecto si no se iniciare el juicio correspondiente. La suma será fijada prudencialmente por el juez, previa vista a quien deba pagarlos y sin otro trámite.

[3] "En el marco de esta potestad, el paciente que presente una enfermedad irreversible, incurable o se encuentre en estadio terminal, o haya sufrido lesiones que lo coloquen en igual situación, informado en forma fehaciente, tiene el derecho a manifestar su voluntad en cuanto al rechazo de procedimientos quirúrgicos, de reanimación artificial o al retiro de medidas de soporte vital cuando sean extraordinarias o desproporcionadas en relación con la perspectiva de mejoría, o produzcan un sufrimiento desmesurado. También, podrá rechazar procedimientos de hidratación o alimentación, cuando los mismos produzcan como único efecto la prolongación en el tiempo de ese estadio terminal irreversible o incurable. En todos los casos la negativa o

enfermedad irreversible, incurable y se encuentre en estadio terminal o haya sufrido lesiones que lo coloquen en igual situación. En caso de discrepancia en las decisiones, podrá recurrir a un comité de bioética.

Tanto el diagnóstico, incluyendo los parámetros físico-psíquicos del paciente que lo sustenten, como del ejercicio efectivo de la autonomía de la voluntad, deberá quedar constancia explícita en la historia clínica, con la firma del médico tratante, del segundo profesional si correspondiere, y del paciente o, ante su incapacidad o imposibilidad, del familiar o representante o persona habilitada.

f) Información Sanitaria.

Entiéndase por información sanitaria aquella que, de manera clara, suficiente y adecuada a la capacidad de comprensión del paciente, informe sobre su estado de salud, los estudios y tratamientos que fueren menester realizarle y la previsible evolución, riesgos, complicaciones o secuelas de los mismos.

El profesional de la salud deberá proveer de la información sanitaria al paciente, o representante legal, referida a estudios y/o tratamientos, y a las personas vinculadas a él por razones familiares o de hecho, en la medida en que el paciente lo autorice o solicite expresamente.

El paciente debe ser informado incluso en caso de incapacidad, de modo adecuado a sus posibilidades de comprensión y competencia. Cuando el paciente, según el criterio del profesional de la salud que lo asiste, carece de

---

el rechazo de los procedimientos mencionados, no significará la interrupción de aquellas medidas y acciones para el adecuado control y alivio del sufrimiento del paciente."

capacidad para entender la información a causa de su estado físico o psíquico, la información se pondrá en conocimiento de las personas vinculadas a él por razones familiares o de hecho.

Aun en contra de la voluntad del paciente, el profesional de la salud, deberá, bajo su responsabilidad como tratante, poner en conocimiento de aquél la información sobre su salud, cuando esté en riesgo la integridad física o la vida de otras personas por causas de salud pública. Deberá dejarse registrada esta circunstancia en la historia clínica del paciente y las razones que la justifican.

El paciente mayor de edad y capaz, cuando así lo decida, deberá dejar asentada su voluntad de ejercer su derecho de no recibir información sanitaria vinculada a su salud, estudios o tratamientos, mediante una declaración de voluntad efectuada por escrito, que deberá quedar asentada en su historia clínica. Ante la circunstancia descripta, deberá indicar la persona o personas que autoriza a disponer de dicha información y a decidir sobre su tratamiento o, en su caso, señalar su autorización para que las decisiones pertinentes sean tomadas por él o los profesionales tratantes, con los alcances y del modo previstos en los artículos 4° y 6° de la Ley Nº 26.529, modificada por la Ley Nº 26.742 y el Decreto Reglamentario. [4]

---

[4] Artículo 4° de la Ley 26.529 establece que: "Autorización. La información sanitaria sólo podrá ser brindada a terceras personas, con autorización del paciente. En el supuesto de incapacidad del paciente o imposibilidad de comprender la información a causa de su estado físico o psíquico, la misma será brindada a su representante legal o, en su defecto, al cónyuge que conviva con el paciente, o la persona que, sin ser su cónyuge, conviva o esté a cargo de la asistencia o cuidado del mismo y los familiares hasta el cuarto grado de consanguinidad".

El derecho a la información sanitaria de los pacientes puede limitarse por la existencia acreditada de un estado de necesidad terapéutica, cuando el profesional actuante entienda que por razones objetivas el conocimiento de la situación de la salud del paciente puede perjudicar su salud de manera grave. En ese caso, deberá dejar asentado en la historia clínica esa situación y comunicarla a las personas vinculadas al paciente por razones familiares o de hecho. Estas situaciones deben ser valoradas por los profesionales de la salud de modo restrictivo y excepcional, consultando al Comité de Ética.

g) **Interconsulta Médica**. El profesional tratante deberá prestar su colaboración cuando el paciente le informe su intención de obtener una segunda opinión, considerando la salud del paciente por sobre cualquier condición.

Ley 26.529 - Artículo 6°- (*Modificado por art. 3° de la Ley N° 26.742 B.O. 24/5/2012)* Obligatoriedad. Toda actuación profesional en el ámbito médico-sanitario, sea público o privado, requiere, con carácter general y dentro de los límites que se fijen por vía reglamentaria, el previo consentimiento informado del paciente. En el supuesto de incapacidad del paciente, o imposibilidad de brindar el consentimiento informado a causa de su estado físico o psíquico, el mismo podrá ser dado por las personas mencionadas en el artículo 21 de la Ley 24.193, con los requisitos y con el orden de prelación allí establecido. Sin perjuicio de la aplicación del párrafo anterior, deberá garantizarse que el paciente en la medida de sus posibilidades, participe en la toma de decisiones a lo largo del proceso sanitario.

Ley 24.193, artículo 21°, Trasplantes de órganos y materiales anatómicos, [...]" y éste último: "a) El cónyuge no divorciado que convivía con el fallecido, o la persona que, sin ser su cónyuge, convivía con el fallecido en relación de tipo conyugal no menos antigua de tres (3) años, en forma inmediata, continua e ininterrumpida; b) Cualquiera de los hijos mayores de dieciocho años; c) Cualquiera de los padres; d) Cualquiera de los hermanos mayores de dieciocho años; e) Cualquiera de los nietos mayores de dieciocho años; f) Cualquiera de los abuelos; g) Cualquier pariente consanguíneo hasta el cuarto grado inclusive; h) Cualquier pariente por afinidad hasta el segundo grado inclusive [...]".

El pedido del paciente y la entrega de la información sanitaria para esa interconsulta profesional deberán ser registrados en su historia clínica en el momento en que son realizados.

La entrega completa de la información sanitaria debe efectuarse por escrito y también debe ser registrada en los plazos previstos por esta reglamentación en la historia clínica respectiva.

Las personas enumeradas en los artículos 4° y 6° de la Ley Nº 26.529, modificada por la Ley Nº 26.742, y en el artículo 21 de la Ley 24.193, pueden solicitar dicha interconsulta sólo cuando el paciente no fuera competente, en cuyo caso debe asentarse también en la historia clínica tal circunstancia, con los datos del solicitante. [5]

---

[5] Ley 24.193°. Trasplantes de órganos y materiales anatómicos. Artículo 21° - En caso de muerte natural, ante la ausencia de voluntad expresa del fallecido, la autorización a que se refiere el artículo 19 podrá ser otorgada por las siguientes personas, en el orden en que se las enumera, siempre que se encuentren en el lugar del deceso y estuviesen en pleno uso de sus facultades mentales: a) El cónyuge no divorciado que convivía con el fallecido, o la persona que, sin ser su cónyuge, convivía con el fallecido en relación de tipo conyugal no menos antigua de tres (3) años, en forma inmediata, continua e ininterrumpida; b) Cualquiera de los hijos mayores de dieciocho años; c) Cualquiera de los padres; d) Cualquiera de los hermanos mayores de dieciocho años; e) Cualquiera de los nietos mayores de dieciocho años; f) Cualquiera de los abuelos; g) Cualquier pariente consanguíneo hasta el cuarto grado inclusive; h) Cualquier pariente por afinidad hasta el segundo grado inclusive. Tratándose de personas ubicadas en un mismo grado dentro del orden que establece el presente artículo, la oposición de una sola de éstas eliminará la posibilidad de disponer del cadáver a los fines previstos en esta ley. El vínculo familiar será acreditado, a falta de otra prueba, mediante declaración jurada, la que tendrá carácter de instrumento público, debiendo acompañarse dentro de las cuarenta y ocho (48) horas la documentación respectiva.

La interconsulta también puede ser propuesta al paciente por el profesional tratante ante dificultades para arribar a un diagnóstico, resultados insatisfactorios del tratamiento instituido, otros aspectos legales, administrativos o de otra naturaleza que resulten de interés para el paciente.

1.1.1.- La autonomía del paciente en la Ley 26.529.

El Diccionario de la Lengua Española, Edición del Tricentenario nombra a la autonomía de la voluntad como la:

> "*Capacidad de los sujetos de derecho para establecer reglas para sí mismos y en sus relaciones con los demás dentro de los límites que la ley señala.*"

Desde el punto de vista jurídico la autonomía de la voluntad, descansa sobre dos bases, la libertad y la autodecisión.

Significa que el hombre es libre y por un acto de su voluntad puede hacer o no algo, pero este acto para ser considerado voluntario debe ser un hecho externo y está

En ausencia de las personas mencionadas precedentemente, se solicitará autorización para practicar la ablación. Será competente el juez ordinario en lo Civil con competencia territorial en el lugar de la ablación, quien deberá expedirse dentro de las seis (6) horas de producido el deceso. De todo lo actuado se labrará acta y se archivarán en el establecimiento las respectivas constancias, incluyendo una copia certificada del Documento Nacional de Identidad del fallecido. De todo ello se remitirán copias certificadas a la autoridad de contralor. Las certificaciones serán efectuadas por el director del establecimiento o quien lo reemplace. El incumplimiento de lo dispuesto en el presente párrafo hará pasible a los profesionales intervinientes de la sanción prevista en el artículo 29°.

ejecutado con discernimiento, intención y libertad. [6]

La libertad del hombre de elegir el propio plan de vida frente a las autoridades y a pesar de las preferencias y reacciones de terceros, tiene los límites impuestos por el artículo 19° de la Constitución de la Nación Argentina. Límites muy claros son que *"[...] no ofendan al orden y a la moral pública, ni perjudiquen a un tercero [...]"*

Lafferriere (2012) considera que a pesar de este límite constitucional que abarca a todo el régimen legal, no resulta irrazonable cuestionar el hecho de que se produzca un excesivo énfasis en la autonomía de la voluntad.

La autonomía de cualquier ser vivo debe venir acompañada de un cierto ambiente o entorno propicio que posibilite su ejercicio. El desarrollo y ejercicio de las capacidades que permiten la autonomía humana son de carácter profundamente social. Sólo en un contexto de interacción social y reconocimiento mutuo pueden las personas construir y desarrollar su autonomía.

Desde el punto de vista jurídico, la autonomía es considerada como la capacidad psicológica de una persona para la toma de decisión y asumir responsabilidad, es la autonomía decisoria.

En la esfera médico asistencial, la capacidad para la toma de decisiones es uno del total de ítems a considerar, para que se configure la autonomía. La capacidad del paciente hay que agregar los aspectos funcionales, ejecutivos, narrativos e informativos, para poder ser caracterizada como

---

[6] Ver Capitulo 2°, Punto 2.1.3.1.- Factor de atribución subjetivo.

autónoma.

1.- La autonomía decisoria.

Para que el paciente pueda tomar una decisión autónoma debe tener: información, libertad y capacidad.

La autonomía decisoria es la más consolidada, incluye los tres elementos indispensables para la realización de un consentimiento informado válido, el profesional médico ha de ofrecer una *información* comprensible y la necesaria, en circunstancias que permitan elegir *libremente* a un paciente con la suficiente *capacidad* para tomar una decisión concreta sobre su salud.

Desde el punto de vista jurídico son los principales requisitos para considerar que un paciente es capaz de tomar decisiones autónomas, es decir, que un paciente tiene autonomía decisoria.

Simón (2008) considera que el ejercicio de la autonomía decisoria de los pacientes exige al menos tres condiciones:

1. Actuar *voluntariamente*, y libre de coacciones externas;
2. Tener *información suficiente* sobre la decisión que va a tomar, los riesgos, beneficios y alternativas posibles; y
3. Tener *capacidad*, aptitud psicológicas cognitivas, volitivas y afectivas, que le permitan conocer, valorar y gestionar adecuadamente la información anterior, tomar una decisión y expresarla.

2.- Autonomía funcional.

A fines del siglo XX, la bioética consideró que en la toma de decisiones rápidas y urgentes de vida o muerte, es lógico concebir la autonomía en términos decisorios, con el fin de aceptar o desechar una terapéutica determinada. En estos casos autonomía de carácter jurídico, autonomía decisoria, pueda tener cabida y ser de utilidad.

Mackenzie (2014) analiza a las personas que no satisfacen los criterios de información, libertad y capacidad, que no puede entender la información, que tiene dificultas en comunicar sus preferencias, etc., son consideradas no autónomas, son excluidas de algunos derechos, sus voces no son escuchadas, ni respetados sus deseos. En estas personas, el modelo médico de tratamiento está encaminado a conseguir la cura, una mejor adaptación y un cambio de su conducta.

En el modelo social la discapacidad no sería un atributo solamente de la persona, sino un complicado conjunto de condiciones, muchas de las cuales creadas por el entorno social. El manejo del problema, requiere la actuación social y es responsabilidad colectiva de la sociedad hacer las modificaciones ambientales necesarias para la participación plena de las personas con discapacidades. Una persona en silla de ruedas, puede según las circunstancias funcionar al mismo nivel o incluso por encima del de una persona con movilidad bípeda, sin embargo usar una silla de ruedas suele ir asociado al estigma de la enfermedad.

La autonomía funcional es la capacidad del paciente de llevar a cabo actividades vitales básicas, de realizar individualmente tareas que una mayoría estadística de personas normalmente realiza (como comer, ver, caminar, una cierta comprensión de situaciones complejas, etc.) El grado de autonomía funcional del que disponga una persona será una conjugación de sus capacidades (mentales, físicas y sensoriales) y de las posibilidades para ejercerlas que le ofrezca su entorno.

3.- Autonomía ejecutiva.

Algunos pacientes con enfermedades crónicas, pueden ser capaces de articular una comprensión clara del tratamiento y estar convencidos de que lo cumplirán, pero en realidad no son capaces de desempeñar en el día a día las tareas requeridas por el mismo.

Este es un desafío ético a la relación médico-paciente poco apreciado: la necesidad de una ampliación del concepto de autonomía del paciente para incluir también la capacidad del paciente para ejecutar tareas de autogestión complejas, es decir, la autonomía ejecutiva.

La autonomía ejecutiva es la capacidad por parte de la paciente para planificar, secuenciar y llevar a cabo tareas relacionadas con el manejo de sus enfermedades crónicas, esto es, la capacidad de cumplir y mantener en el tiempo las decisiones adoptadas, especialmente las relacionadas con la planificación y ejecución del tratamiento.

Evaluar clínicamente la capacidad por parte del paciente de cumplir y mantener en el tiempo el plan terapéutico elegido y actuar de acuerdo a ello, podría ser uno de los factores que elevara la adherencia al tratamiento de enfermedades crónicas como la psoriasis.

4.- Autonomía narrativa.

La autonomía narrativa es la capacidad del paciente para retener, comprender y comunicar, de una manera lo suficientemente coherente y comprensible para los demás, tanto las circunstancias de su situación actual, como aquellos aspectos subjetivos, identificatorios y culturales que le han caracterizado durante su vida y que pueden ser relevantes para llevar a cabo una adecuada y respetuosa línea de acción terapéutica.

Para que pueda ser considerada narrativamente autónoma, la narrativa de una paciente debe cumplir dos requisitos:

1.- Condición de la articulación. Requiere que una persona sea capaz de explicar a sí misma y a los demás, por qué hace lo que hace, cree lo que cree y siente lo que siente.

2.- Condición de la realidad. La narrativa debe coincidir con la visión que otros tienen no sólo de la persona, sino también del mundo en el que vive, que sea fundamentalmente coherente con la realidad.

5.- Autonomía informativa.

La autonomía informativa consiste en el poder del paciente para disponer y controlar su información de carácter personal, íntima, privada y pública, de modo que pueda decidir por sí mismo cuándo y en qué condiciones procede revelar situaciones referentes a la propia vida y salud.

Su ejercicio obedece más a procedimientos culturales y legales que a la situación concreta del paciente.

La autonomía informativa no tiene que ver con la enfermedad o la capacidad de las personas, sino con el proceso asistencial y la forma en que un colectivo o comunidad gestiona la información sanitaria de sus miembros.

1.1.2.- La decisión sobre la capacidad del paciente.

Para decidir si un paciente es capaz o incapaz, se debe responder a una triple pregunta que tiene que ver con el "quién", el "cuándo" y el "cómo":

1. ¿Quién puede y debe evaluar la presunta incapacidad de los pacientes?

   Con respecto al quién, la potestad y responsabilidad de evaluar la capacidad de hecho de sus pacientes recae única y exclusivamente en el médico que asiste al paciente. Aunque puede pedir que el paciente sea evaluado por otro especialista, la responsabilidad última es suya, y no puede delegarla en el psiquiatra o en el psicólogo

2. ¿Cuándo hay que evaluar la presunta incapacidad de los pacientes?

   Con respecto al cuándo, existen al menos cinco situaciones susceptibles de hacernos dudar de la capacidad de un paciente:

   a) Cuando ha tenido un cambio brusco en su estado mental habitual;
   b) Cuando rechaza un tratamiento claramente indicado en su caso y no consigue argumentar con claridad los motivos o se basan en ideas o presupuestos excesivamente irracionales;
   c) Cuando acepta con facilidad que se le realicen procedimientos muy invasivos, molestos o peligrosos;
   d) Cuando tiene un trastorno neurológico o psiquiátrico de base, previamente conocido, que puede producirle estados transitorios de incapacidad;
   e) Cuando familiares o personas cercanas manifiestan preocupación por su estado.

3. ¿Cómo se evalúa la presunta incapacidad de los pacientes?

Con respecto al cómo, las evaluaciones de la capacidad suelen ser el resultado de una combinación de herramientas diagnósticas, test, escalas, entrevistas, protocolos, etc., pero también de muchas dosis de sentido común y experiencia profesional.

Entre las diversas herramientas clínicas existentes para evaluar la capacidad mental de los pacientes con alguna patología psiquiátrica o médica, se utiliza la entrevista MacCAT T (MacArthur Competence Assessment Tool for Treatment), publicada por vez primera en inglés en 1998 por Thomas Grisso y Paul Appelbaum. Adaptada recientemente al castellano (Grisso y Appelbaum 2014)

1.1.3.- Jurisprudencia.

Suprema Corte de Justicia de la Provincia de Buenos Aires.

Ciudad de La Plata, a 31 de marzo de 2004.

Señores jueces de la Suprema Corte de Justicia doctores de Lázzari, Roncoroni, Pettigiani, Negri, Soria.

Acuerdo 2078. Causa Ac. 82.684, Abdelnur de Molina, Amalia Beatriz c/Meroni, José A. y otro. Incumplimiento de contrato y daños y perjuicios.

El señor Juez doctor de Lázzari dijo..."

"*...Como allí se ha explicado,* ***el doctor Meroni no advirtió a la actora los riesgos que traía aparejada la operación,*** *riesgos que él mismo ha individualizado a fs. 90 vta. /91: "la* *posibilidad de reacciones inflamatorias y desprendimiento de retina, acentuada en los miopes afáquicos (sin cristalino), y sobre todo el especial cuidado de asepsia y prevención de golpes o esfuerzos después de la cirugía atento el consecuente debilitamiento producto de la misma". Habiendo agregado el mismo profesional, a fs. 96, que "en un porcentaje difícil de precisar con exactitud (15 a 20 por ciento), se verifican luego del acto quirúrgico reacciones inflamatorias de etiología imprecisa, atribuible a un hecho de la naturaleza -caso fortuito- que con adecuada medicación y tratamiento se superan, no en todos los casos".*

"...Esa falta de anoticiamiento emerge como consecuencia de la no acreditación por el demandado de cuanto afirmara en el sentido de que hizo saber debidamente los riesgos existentes...", "...Se da un supuesto de incumplimiento del deber de obtener el consentimiento informado. Es una violación de la libertad del paciente, a quien debió hacérsele saber exactamente las ulterioridades de la operación para, sobre la base de ese conocimiento, inclinarse por concretarla o no..."

"...Los señores jueces doctores Roncoroni, Pettigiani, Negri y Soria, por los mismos fundamentos del señor Juez doctor de Lázzari, votaron también por la afirmativa".

1.2.- Historia clínica.

La Ley 26.529 en el Artículo 12°, define la Historia Clínica como:

> "El documento obligatorio cronológico, foliado y completo en el que conste toda actuación realizada al paciente por profesionales y auxiliares de la salud"

El ejercicio de la profesión médica tiene normas legales y deontológicas que la regulan. La historia clínica también posee una doble regulación, deontológica que se encuentra en los Códigos de Ética y jurídica en los Códigos Penal, Civil y Comercial, Ley 26.528, su modificatoria la Ley 26.742 y Decreto Reglamentario.

La historia que se encuentra perfectamente confeccionada y debidos recaudos, indica cuál es el cuidado y esmero que pone el médico en su quehacer profesional diario, lo que siempre es positivo en la valoración de los casos de demandas por responsabilidad médica.

La historia clínica debe ser:

1. **Completa**: Debe reunir los datos obtenidos de la anamnesis, exploración personal, pruebas diagnósticas complementarias, juicio diagnóstico y tratamiento, así como los detalles de la evolución clínica del paciente, los especialistas a los que ha sido remitido, los documentos de consentimiento informado y los rechazos al tratamiento de los pacientes.
2. **Metódica**: Debe tener un método con todas las anotaciones en orden cronológico, debidamente fechadas. Los datos deben ser exactos y puestos al día.
3. **Legible y comprensible**.
4. **Respetuosa**: Con el enfermo, los compañeros y con la institución y sus directores.
5. **Rectificada**: Cuando sea necesario con el objetivo de completar, corregir y aclarar la historia del paciente.
6. **Veraz**: De no serlo el médico puede incurrir en un hecho de acción civil o penal.

1.- ¿Quién es el titular de la Historia Clínica?

El paciente es el titular de los datos contenidos en la historia clínica, tiene derecho a que a su simple requerimiento se le suministre una copia autenticada por el director del establecimiento que la emite o por la persona que éste designe para ese fin dentro del plazo de cuarenta y ocho (48) horas. En todos los casos el plazo empezará a computarse a partir de la presentación de la solicitud por parte del paciente o personas legitimadas para ello.

Cuando el paciente que la requiera se encontrare en proceso de atención, o en situaciones de urgencia o gravedad, donde corre peligro su vida o su integridad física, los efectores de salud deberán arbitrar los recaudos para procurar entregar la historia clínica de inmediato, hecho que será acreditado presentando certificado del médico tratante.

Las instituciones de salud deberán prever un formulario de solicitud de copia de la historia clínica, donde se consignen todos los datos que dispone el paciente para su individualización, el motivo del pedido y su urgencia.

Excepto en los casos de urgencia, ante una imposibilidad debidamente fundada las autoridades de los establecimientos asistenciales podrán entregar al paciente una epicrisis de alta o resumen de historia clínica, y solicitarle una prórroga para entregar la copia de la historia clínica completa, que no podrá extenderse más allá de los diez 10) días corridos de su solicitud, conforme lo previsto por la Ley de Protección de los Datos Personales, Nº 25.326/2000.

El derecho de acceso a la Historia Clínica es gratuito, con intervalos de seis (6) meses, salvo que se acredite un interés legítimo al efecto, y en un número limitado de copias, si existieren más de tres solicitudes, podrá establecerse que se extiendan con cargo al paciente el resto de ejemplares.

En el caso de datos de personas fallecidas les corresponderá a sus sucesores universales o personas legitimadas por ley. En cualquier caso el acceso de terceros a la historia clínica motivado en riesgos a la salud pública se circunscribirá a los datos pertinentes, y en ningún caso se facilitará información que afecte la intimidad del fallecido, ni que perjudique a terceros, o cuando exista una prohibición expresa del paciente. (Ley 25.629, Artículo 14° y Decreto Reglamentario 1.089/2012)

2.- ¿Quiénes están legitimados para solicitar la historia clínica?

a) El paciente y su representante legal o quienes consientan en nombre del paciente por representación, podrán requerir la historia clínica por sí mismos, sin necesidad de expresión de causa, la que deberá ser entregada en los tiempos que establece la ley y el decreto reglamentario.

b) El cónyuge, conviviente o la persona que, sin ser su cónyuge, conviva o esté a cargo de la asistencia o cuidado del mismo o los familiares hasta el cuarto grado de consanguinidad, sólo podrán requerir la entrega de una copia de la historia clínica presentando autorización escrita del paciente. El cónyuge deberá acreditar su vínculo con la documentación que la legislación determine. El conviviente acreditará su vínculo mediante la certificación de la unión de hecho por parte de la autoridad local, información sumaria judicial o administrativa.

Los herederos universales deberán acreditar su vínculo con la documentación correspondiente y les será requerida en su caso, la autorización del paciente.

Los casos en los que el paciente se encuentre imposibilitado de dar la autorización requerida deberán ser acreditados mediante certificado médico o prueba documental, para que pueda ser entregada la copia a las personas enunciadas en los artículos 4° y 6° de la Ley Nº 26.529, modificada por la Ley Nº 26.742 y el Decreto Reglamentario.

c) Quedan eximidos de la obligación de presentar autorización aquellos profesionales de la salud que al momento de requerir la Historia Clínica sean los responsables del tratamiento del titular de la misma.

La autoridad sanitaria que debe certificar las copias es el director médico del establecimiento o personal jerárquico por él determinado.

Cuando el original de la historia clínica sea requerido judicialmente, deberá permanecer en el establecimiento asistencial, una copia de resguardo debidamente certificada por sus autoridades, asentándose en el original y en la copia de resguardo los datos de los autos que motivan tal solicitud, el juzgado requirente y la fecha de remisión. (Ley 25.629, Artículo 14°, 19° y Decreto Reglamentario 1.089/2012)

3.- ¿Qué asientos debe tener la Historia Clínica?

Se debe asentar: **a)** Fecha en que se realiza el asiento; **b)** Datos identificatorios del paciente y su núcleo familiar, nombre y apellido del paciente, su número de documento nacional de identidad, pasaporte o cédula, su sexo, su edad, su teléfono, dirección y aquellos antecedentes sociales, y/u otros que se consideren importantes para su tratamiento; **c)** Datos identificatorios del profesional interviniente y su especialidad; **d)** Registros claros y precisos de los actos realizados por los profesionales y auxiliares intervinientes; **e)** Antecedentes genéticos, fisiológicos y patológicos del paciente, si los hubiere; **f)** En el caso de las historias clínicas odontológicas, éstas deben contener registros odontológicos que permitan la identificación del paciente; **g)** Todo acto médico realizado o indicado

Los asientos en puntos d), e) y f) deberán confeccionarse sobre la base de nomenclaturas CIE 10 de la Organización Mundial de la Salud.

Todos los asientos serán incorporados en letra clara y con una redacción comprensible, sin tachaduras, ni se podrá escribir sobre lo ya escrito, ni textos interlineado. No se podrá borrar y escribir sobre lo quitado. Se debe evitar dejar espacios en blanco y ante una equivocación deberá escribirse "ERROR" y hacer la aclaración pertinente en el espacio subsiguiente. Se debe evitar la utilización de abreviaturas y, en su caso, aclarar el significado de las empleadas.

La Historia Clínica, puede confeccionarse en soporte magnético siempre que se asegure la preservación de su integridad, autenticidad, inalterabilidad, perdurabilidad y recuperabilidad de los datos contenidos en la misma en tiempo y forma, con accesos restringidos con claves de identificación, medios no reescribibles de almacenamiento, control de modificación de campos o cualquier otra técnica idónea para asegurar su integridad.

La documentación respaldatoria deberá conservarse y se debe designar a los responsables de su guarda. (Ley 25.629, Artículo 13°, 15° y Decreto Reglamentario

1.089/2012)

4.- ¿Qué resguardos debe tener la Historia Clínica?

a.- Integridad:

Los consentimientos informados, las hojas de indicaciones médicas, las planillas de enfermería, los protocolos quirúrgicos, las dietas, los estudios y prácticas realizadas, rechazadas o abandonadas, forman parte de la historia clínica, y se debe acompañar un breve sumario del acto de agregación y desglose autorizado con constancia de fecha, firma y sello del profesional actuante. (Ley 25.629, Artículo 16°)

b.- Unicidad:

Los establecimientos asistenciales públicos o privados deberán contar con una única historia clínica por paciente, la cual deberá ser identificable por medio de una clave o código único, o número de documento de identidad, esta forma de identificar la Historia Clínica deberá ser comunicado al paciente. (Ley 25.629, Artículo 17° y Decreto Reglamentario 1.089/2012)

c.- Inviolabilidad – Depositarios:

Los establecimientos asistenciales públicos o privados y los profesionales de la salud, en su calidad de titulares de consultorios privados, tienen a su cargo su guarda y custodia, asumiendo el carácter de depositarios de aquélla, y debiendo instrumentar los medios y recursos necesarios a fin de evitar el acceso a la información contenida en ella por personas no autorizadas. A los depositarios les son extensivas y aplicables las disposiciones que en materia contractual se establecen en el Libro II, Sección III, del Título XV del Código Civil, "Del depósito", y normas concordantes.

La obligación impuesta a los depositarios rige durante el

plazo mínimo de diez (10) años de prescripción liberatoria de la responsabilidad contractual, computado desde la última actuación registrada en la historia clínica. Los efectores de salud deberán comunicar a los pacientes que la Historia Clínica está a su disposición, al menos seis (6) meses antes del vencimiento de este plazo, por un medio fehaciente al último domicilio que hubiere denunciado.

Vencido el plazo de diez (10) años, el depositario podrá proceder a: **a)** Entregar la Historia Clínica al paciente **b)** Llegar a un acuerdo con el paciente para continuar con el depósito de la historia clínica, fijando la condición del mismo **c)** Su informatización, microfilmación u otro mecanismo idóneo para resguardar la información allí contenida.

Transcurridos los diez (10) años, si el paciente no expresara interés en disponer del original de su Historia Clínica, podrá ser destruida toda constancia de ella.

Mientras se mantenga en custodia la Historia Clínica, se permitirá el acceso a la misma, por parte de los profesionales de la salud en los siguientes casos: **a)** Cuando se trate de los profesionales tratantes **b)** Cuando se encuentre en peligro la protección de la salud pública o la salud o la vida de otras persona/s, por parte de quienes disponga fundadamente la autoridad sanitaria **c)** Cuando sea necesario el acceso a la información para la realización de auditorías médicas o la labor de los agentes del seguro de salud, siempre y cuando se adopten mecanismos de resguardo de la confidencialidad de los datos inherentes al paciente.

La obligación de conservación de las Historias Clínicas por diez (10) años impuesta a los depositarios comprende instrumentar y prever los medios y recursos necesarios aún en los casos de cese de actividad, concurso o quiebra, así como también compromete el acervo hereditario de los profesionales de la salud autónomos fallecidos. Los obligados legales o sus herederos pueden publicar edictos dando a conocer la circunstancia de cese, quiebra, concurso o fallecimiento, a los efectos de que en un plazo de treinta (30) días hábiles los pacientes o los agentes del sistema nacional del seguro de salud, con autorización del paciente respectivo, retiren los originales de la historia clínica. Aún en ese supuesto por el plazo legal debe conservarse una copia microfilmada certificada por escribano público o autoridad judicial competente, de cada Historia clínica, junto al recibo de recepción del original rubricado por el paciente y eventualmente depositarse judicialmente. (Ley 25.629, Artículo 18° y Decreto Reglamentario 1.089/2012)

1.2.1.- Sanciones por incumplimientos.

Vencidos los plazos, negativa, demora o silencio para la entrega de la Historia Clínica del responsable que tiene a su cargo la guarda, dispondrá del ejercicio de la acción directa de "habeas data" prevista en la Ley 25.326/2000, a fin de asegurar el acceso y obtención de aquélla y sin perjuicio de las sanciones que correspondan. (Ley 25.629, Artículo 20° y Decreto Reglamentario 1.089/2012)

Sin perjuicio de la responsabilidad penal o civil que pudiere corresponder, los incumplimientos de las obligaciones emergentes de la presente ley por parte de los profesionales y responsables de los establecimientos asistenciales, constituirán falta grave, siendo pasibles en la jurisdicción nacional de las sanciones previstas en el título

VIII de la Ley 17.132 —Régimen Legal del Ejercicio de la Medicina, Odontología y Actividades Auxiliares de las mismas— y, en las jurisdicciones locales, serán pasibles de las sanciones de similar tenor que se correspondan con el régimen legal del ejercicio de la medicina que rija en cada una de ellas.

1.2.2.- Importancia de la Historia Clínica.

La historia clínica es documento complejo, donde debe constar toda la atención recibida por el paciente, el examen médico completo, interrogatorio, inspección, palpación, percusión, auscultación, exámenes de complementarios, diagnósticos diferenciales, diagnostico presuntivo, interconsultas con especialidades, diagnóstico definitivo, pronostico, consentimiento informado, tratamientos, protocolos quirúrgicos, anestésicos, informes anátomo patológicos, evolución, hojas de enfermería, informe de asistentes sociales, consentimiento informado, todo tipo de documentación medica hasta las intervenciones policiales.

La historia clínica interviene de manera preponderante en las tareas que se realizan en un centro médico: 1.- Asistenciales; 2.- Científicas e investigación estadística; 3.- Docente; y 4.- Médico Legales

Por tal razón ofrece la oportunidad de conocer, con precisión, el estado de salud del paciente y sus variaciones en cualquier fase del tratamiento a que está sometido.

Tiene mucha importancia para el conocimiento y seguimiento, de parte del equipo médico en el proceso curativo, del curso del tratamiento, de los actos y pruebas en él practicadas, de la medicación recetada, así como un conjunto de otros detalles que permiten a los médicos tener un panorama completo y al día del proceso médico en todas y cada una de sus fases.

Permite verificar, por un médico o perito ajeno al tratamiento, el acierto, la calidad y el nivel de atención recibidos por un paciente internado en un establecimiento de salud o a cargo de un médico independiente. De la lectura de dicho instrumento se puede comprobar, día a día, si el tratamiento ha sido bien conducido por el equipo médico en todos sus niveles y aspectos. Útil para el mismo paciente para conocer su estado de salud, así como sobre el curso seguido por su tratamiento. Todo lo cual habla de su importancia para transformarla de un indicio a una prueba jurídica, eficaz instrumento para demostrar que les ha correspondido una actuación impecable en cuanto al tratamiento brindado al paciente. También de utilidad para que el paciente fundamente su reclamo frente a actos médicos que le han causado algún daño.

1.2.3.- Valor jurídico y consecuencias posibles a partir de la historia clínica.

La historia clínica deja constancia de toda la relación entre el médico y el paciente, los actos médicos y la disposición del paciente a realizar o no los estudios y tratamientos indicados, convirtiéndose en un documento médico legal y prueba material en los casos de responsabilidad médica.

Es así, que la historia clínica se transforma en la mejor protección o la más eficaz pieza condenatoria, el mejor aliado o el peor enemigo del médico procesado. Es el documento en el que se pone de manifiesto si el médico actuó con la diligencia debida respecto a las obligaciones en relación al paciente, o si, por el contrario, actuó de forma negligente, no poniendo a disposición del paciente los conocimientos médicos y los medios necesarios, según la ciencia del momento, y según circunstancias en las que practicó el acto médico, o no respetó los derechos del paciente.

La importancia de la historia clínica, como elemento de prueba en los casos de responsabilidad, se incrementa cuando se aplica para la resolución del caso el principio jurídico de la inversión de la carga de la prueba, el deber del paciente de probar la culpabilidad del médico que se presume inocente, salvo prueba de lo contrario, pasa a convertirse en la obligación del profesional de acreditar su diligencia, su inocencia, ya que es el único medio que posee el médico para demostrar su inocencia o diligencia.

Una historia clínica incompleta o mal realizada, o el hecho de que el médico no quiera aportarla al proceso, en estos casos colocan al profesional en una situación verdaderamente difícil, ya que en estos casos cabe preguntarse: ¿Cómo puede probar su diligencia en su quehacer profesional?

El deber de los facultativos que participan en la redacción de la historia clínica, o de los establecimientos de salud, es confeccionarla en forma completa, veraz, sin omisiones, falencias ni irregularidades.

1.2.3.1.- Confección incompleta, con errores u omisiones.

Es una presunción en contra de la pretensión del médico de eximirse de culpa.

La jurisprudencia ha expresado que:

> *"Las anotaciones que los profesionales médicos hacen en la historia clínica, no son tareas administrativas sino de índole profesional que, como tales, deben ser realizadas con rigor, precisión y minucia, pues de ello depende el correcto seguimiento de la evolución del paciente, que es visitado por diversos profesionales que adecuan su tarea a la evolución consignada. Por ello, un error o una omisión puede derivar en consecuencias graves y hasta fatales".* [7]

También:

> *"Una historia clínica correctamente confeccionada es el mejor recaudo que puede tomar un profesional médico para evitar las consecuencias de los juicios por práctica médica inadecuada y la mayor precaución contra los intentos de aquéllos que quieran injustamente perjudicarlo con un juicio de responsabilidad, no es solamente una cronología de hechos ocurridos, sino una síntesis razonada, coherente y secuencial del pensamiento*

---

[7] Cámara Nacional de Aceleraciones en lo Civil, Sala I, "L. L. c/ Municipalidad de Buenos Aires", 19/02/1997. Publicado en La Ley, diario del 07/05/1998 con nota de Roberto A. Vázquez Ferreyra titulada "Importancia de la historia clínica en la responsabilidad civil médica". Puede verse también en Jurisprudencia Argentina, semanario del 04/03/1998.

médico, que acompañada de los resultados de los estudios complementarios que se hayan efectuado, bien redactada, exacta, completa, que resalte los hechos de mayor importancia, y que indique lo positivo y lo negativo respecto de lo actuado y de los procedimientos diagnósticos cuanto de las conductas terapéuticas empleadas para intentar resolver el problema presentado por el paciente". [8]

1.2.3.2.- En caso de inexistencia, extravío o ausencia.

Es muy grave y no es imaginable que los médicos no cumplan con el deber de confeccionarla o en su extravío o ausencia, pueda suceder dadas las medidas de seguridad a que están obligados a adoptar los establecimientos de salud o los médicos, en lo que concierne a la correcta conservación de tan importante documento médico. Esta grave irregularidad origina una presunción judicial de culpa. El establecimiento de salud es responsable de dicha pérdida o extravío desde que era su deber la custodia de la historia clínica, por lo que le corresponde asumir la indemnización correspondiente.

La Sala 2º Cámara Nacional Federal Civil y Comercial 30-08-1991 Caso: Muerte de paciente quirúrgico con ausencia del parte anestésico. El fallo se publicó en el semanario

---

[8] Cámara de Apelaciones en lo Civil y Comercial de Santa Fe. Sala/Juzgado: I. M.A. y otro c/ A.V.C. y otro, s/Daños y perjuicios. 13-12-2016.

"Jurisprudencia Argentina" del 29 de abril de 1992. El Tribunal advirtió que no se pudo determinar fehacientemente la causa de muerte de un paciente por ausencia del correspondiente parte anestésico. El Tribunal expresó que el accidente pudo haber sido el resultado de causas naturales de la anatomía o fisiología de la paciente o de una mala práctica anestésica. Esta incertidumbre no pudo desvanecerse por falta del elemento esencial como era el parte anestésico. Por ello los peritos se vieron impedidos de evacuar una opinión científica. El Tribunal expresa:

> *"podría afirmarse, acaso, que el hospital sólo debería responder por la pérdida de la prueba (una especie de chance) y no por la pérdida de la vida. Dicha solución, que en un primer momento alguna seducción presenta, debe ser desechada en mi opinión porque, en supuestos semejantes, que parecen ser cada vez más frecuentes, bastaría a los sanatorios con ocultar la historia clínica o parte de ella para así disminuir el grado de su responsabilidad. En todos los casos los establecimientos asistenciales responderían por la chance de la prueba frustrada y no por la mala praxis, que sería una prueba diabólica sin la historia clínica, con lo cual generaría una solución inaceptable. Los médicos intervinientes fueron responsables por la pérdida (extravío, etc.) de parte de la historia clínica, que impidió practicar una pericia médica, pagándose el 100 % de la indemnización solicitada".*

1.2.3.3.- Adulteración de la historia clínica.

La falsificación, adulteración, insertar una falsedad,

destruir parcial o totalmente un instrumento público o privado, con el propósito de evitar responsabilidades, supone un hecho doloso y el camino a la reparación civil y sanción penal (Código Penal- Capítulo III Falsificación de documentos en general. Artículo 292° al 298 bis)

1.2.3.4.- Historia Clínica como medio de prueba.

La Historia Clínica cuanto más completa se encuentre, con más rigor científico y bien estructurada, va a posibilitar que en el caso que otro profesional asistencial intervenga o un perito médico legista en un proceso judicial lo haga, el error en la interpretación de lo ocurrido se reduzca considerablemente.

La Historia Clínica no se configura como única prueba del proceso, si sobre la que recae más peso, se puede ver en el caso Cámara Nacional Civil y Comercial Federal – Sala II - Causa n 8481/2009 C. N. B. c/ Clínica XX y otros s/daños y perjuicios. 13/09/201, el Dr. Alfredo Silverio Guzmán dice:

> *"[...] el informe pericial ha sido claro y contundente en cuanto a la negligencia en la que incurrió el cirujano [...]", "[...] manifiesta el perito que "los hallazgos clínicos y bioquímicos asentados en la historia clínica, a más de 24 horas de inicio del cuadro clínico, refuerzan aún más la presunción de apendicitis aguda", agregando que "llama la atención que en un mismo día el clínico, Dra. L., presumiera patología quirúrgica y el cirujano la desestimara".*

En la Causa: D. L. L. y otro c/ R. J. y otros s/ daños y

perjuicios. Tribunal: Cámara Nacional de Apelaciones en lo Civil. Sala/Juzgado: E. 21-ago-2020. El Señor Juez de Cámara Doctor Ramos Feijóo dijo:

> *"La Corte Suprema de Justicia de la Nación ha dicho que la constancia documental que emana de la historia clínica es una prueba sustancial en casos de mala praxis médica, que la convierte en un instrumento de decisiva relevancia para la solución del litigio, pues permite observar la evolución médica del paciente y coopera para establecer la relación de causalidad entre el hecho de la persona o de la cosa y el daño (Conf. CSJN, 04/09/2001, La Ley, 2002-A, 731)"* y agregó: *"Es un elemento útil para juzgar la conducta de los profesionales de la medicina, pues su valor probatorio se vincula con la posibilidad de calificar los actos médicos conforme a estándares – como adecuados, exhaustivos, inadecuados, insuficientes – y coopera para establecer la relación de causalidad entre ellos y los eventuales daños sufridos por el paciente (conf. Esta Sala 25/02/2004, DJ 2004-2, 492)*

En el mismo caso la Dra. Areán citando al Dr. Bellucci: expresó que:

> *"[…] la deficiencia de la historia clínica comporta una presunción clara en contra del médico que tiene la obligación de confeccionarla, dado que dicha falta, de por sí, implica una omisión de la conducta debida de acuerdo a la naturaleza de la obligación asumida, que configura culpa en los términos prescriptos por el art. 512 del Cód. Civil."*

La Historia Clínica constituye el medio por el cual personas ajenas a las partes, que tienen conocimientos en alguna ciencia, arte o profesión, en estos casos peritos médicos legistas, que han sido designadas en el proceso, den su opinión fundada sobre la interpretación y apreciación de los mismos, a fin de formar la convicción del magistrado.

1.2.4.- Jurisprudencia.

Cámara de Apelaciones en lo Contencioso Administrativo y Tributario de la Ciudad Autónoma de Buenos Aires. [9]

Causa G. G. E. c/ GCBA y otros s/ responsabilidad médica.

Ciudad de Buenos Aires, 5 de abril de 2017.

El Tribunal dijo:

"*...En este aspecto cabe reiterar que la historia clínica "resulta de trascendental importancia, ya que constituye un elemento fundamental, corroborante del actuar médico con relación al paciente. Por ello, aun cuando pareciera darse cumplimiento con la obligación médica, confeccionándola y asentando los datos esenciales en relación con el paciente (diagnóstico, tratamiento, etc.), resulta fundamental que el facultativo vuelque en ella la totalidad de las circunstancias en torno a la salud del enfermo. Se trata de un verdadero*

---

[9] Fuente: Microjuris (15-06-2017) El Hospital y doctores demandados resultan responsables por el fallecimiento de la esposa del actor y su hijo por nacer debido a la deficiente atención médica recibida que impidió obtener un diagnóstico satisfactorio del cuadro que padecían. Consultado el 30-7-2021, de https://aldiaargentina.microjuris.com /2017/06/15/el-hospital-y-doctores-demandados-resultan-responsables-por-el-fallecimiento-de-la-esposa-del-actor-y-su-hijo-por-nacer-debido-a-la-deficiente-atencion-medica-recibida-que-impidio-obtener-un-diagnosti/

documento complejo que debe contener una pormenorizada información de lo sucedido a lo largo de toda la relación médico-paciente desde el inicio de ella. Por ello, se ha afirmado que una confección defectuosa es frecuentemente un elemento probatorio determinante a la hora de evaluar el reproche de la conducta desarrollada por el profesional respecto del paciente (conf. Calvo Costa, Carlos A., Daños ocasionados. ob. cit., pág.228). En el mismo orden de ideas, ha expresado nuestro más alto tribunal que se trata de una prueba sustancial en los casos de mala praxis, que convierte a la historia clínica "en un instrumento de decisiva relevancia para la solución de un litigio de ésta índole, desde que se ha dicho que es un medio de prueba que permite observar la evolución médica del paciente, calificar los actos médicos realizados, conforme estándares y coopera para establecer la relación de causalidad entre el hecho de la persona o de la cosa y el daño". Y agregó que tanto la doctrina como la jurisprudencia han señalado que "el carácter incompleto y por tanto irregular de una historia clínica, constituye presunción en contra de una pretensión eximitoria de la responsabilidad médica, pues de otro modo el damnificado por un proceder médico carecería de la documentación necesaria para concurrir al proceso en igualdad de posibilidades probatorias" (CSJN, 'P., S.R y otros c. Clínica Bazterrica S.A. y otros', sentencia del 4/9/2001, LL del 01/01/02). En este sentido, la jurisprudencia ha entendido que las omisiones, ambigüedades, discontinuidades, los claros o enmiendas que presente una historia clínica, dan lugar a presunciones hominis desfavorables al galeno, a quien incumbe la prueba tendiente a desvirtuarlas, debiendo dicha prueba apreciarse con criterio riguroso porque la omisión de la historia clínica o su imperfecta redacción privan al paciente de un crucial elemento de juicio para determinar la culpa imputable al médico (conf. CNCiv., Sala H, 'Chianelli, Stella M. c/ Ciudad de Buenos Aires y otros ', DJ, 2004-1-92; La Ley On Line, esta Sala in re 'Villalba de Gómez, Leticia Lilian c/ GCBA s/ daños y perjuicios', expte. 2366/0, del 08/01/03) » (Cfme. Sala II de la Cámara de Apelaciones del fuero en la causa caratulada «Marignani Alfredo Oscar c/ OSCBA [Obra Social de la Ciudad de Buenos Aires] y otros s/ responsabilidad médica», expte. N° 13468/0, sentencia del 19 de noviembre de 2013)...".

1.3.- Consentimiento informado. [10]

El resguardo de la vida de la persona humana debe estar siempre presente en el desarrollo de las biotecnologías, teniendo en cuenta la dignidad y vida por encima de cualquier actividad.

Los principios que rigen a la bioética, son los que deben guiar la conducta médica o técnico científica que tiene por objeto la vida humana, la salud psicofísica y las estructuras permanentes de esa vida humana.

La protección de la libertad que realiza el derecho respecto de las relaciones interpersonales, es el punto de partida de la figura del consentimiento informado. Busca que cada individuo pueda desarrollar su vida y actividades en ejercicio pleno de su libre albedrío y de acuerdo con sus convicciones, de manera que nadie pueda imponer a otro su voluntad o puntos de vista.

---

[10] Se considera la Ley N° 26.529/2009, modificada por la Ley N° 26.742/2012, y su Decreto Reglamentario N° 1.089/2012.

El consentimiento informado se fue desarrollando paulatinamente en el tiempo como consecuencia de situaciones históricas, políticas y culturales, que produjeron normas éticas y jurídicas que progresarían hasta constituir reglas del bioderecho, que actualmente se encuentran instaladas en la Medicina y el Derecho.

Con posterioridad a la Segunda Guerra Mundial se producen cambios políticos y culturales que llevan a pensar en la ética médica y en los derechos del hombre que dan inicio al actualmente instalado consentimiento informado. Al mismo tiempo se produce un paulatino e importante progreso tecnológico, que no ha ido unido a un avance análogo del humanismo, tal situación provocó modificaciones en las relaciones interpersonales y la sociedad de personas fue sustituida por la sociedad de masas. La medicina no fue ajena a esta situación y de una medicina personalizada se pasa a la medicina masificada, siendo la vertiente económica de la masificación la sociedad de consumo.

El descubrimiento de nuevos y costosos medicamentos, técnicas diagnósticas y terapias para el tratamiento de enfermedades, lleva a la prolongación de la vida. Pero la medicina masificada, especializada, impersonal y costosa en la sociedad de consumo, ha dado como consecuencia exigencias burocráticas del servicio de salud, restando tiempo para un adecuado acercamiento del médico con el paciente. Esta forma de dar preferencia a los factores económicos en la asistencia de la salud, predispone a conflictos entre el médico y el paciente.

En la actualidad, el consentimiento informado ha sido incorporado en documentos internacionales, en la legislación y en los códigos de ética médica de muchos países.

Evolución histórica del Consentimiento Informado

1 – Código de ética de Nüremberg de 1946.

2 – Declaración Universal de los Derechos Humanos de1948.

3 – Código de Ética de la Confederación Médica de La República Argentina de 1955.

4 – Constitución de la Provincial de Santa Fe, Argentina, de 1962.

5 – Declaración de Helsinli de 1964,

6 – Ley 17.132 Ley del Ejercicio de la Medicina, Odontología y actividades de colaboración. Argentina 1967.

7 – Declaración de los Derechos del Paciente Asociación Americana de Hospitales, 1973.

8 – Declaración de Lisboa de la Asociación Médica Mundial, sobre los Derechos de los Pacientes. 1981.

9 – Declaración Universal sobre Genoma Humano y Derechos Humanos. 1997.

10 – Ley Española N° 41. 2002.

11 – Declaración Internacional sobre los Datos Genéticos Humanos. 2003.

12 – Declaración sobre Bioética y Derechos Humanos. 2005.

13 – Código de Ética para el Equipo de Salud de la Asociación Médica Argentina. 2001 y 2011.

14 – Leyes Sanitarias de la República Argentina que regulan sobre prácticas, prestaciones médicas y derechos. Distintas leyes que han regulado sobre el Instituto del Consentimiento Informado.

El propósito principal del documento de Consentimiento Informado es proveer evidencia documental de que la información se ha producido y que se ha obtenido el consentimiento del paciente. La obtención de la firma del paciente no es la única finalidad del Consentimiento

Informado. El elemento más importante es el de asegurarse que los pacientes entienden la naturaleza y el propósito del procedimiento propuesto.

Otras de las funciones que tiene el documento escrito es la de proteger legalmente a los profesionales de posibles denuncias por falta de información, o información insuficiente al paciente.

Luego del surgimiento del consentimiento informado en Estados Unidos entre los años 1950 y 1970, surgen avances en el tema y actualmente existe amplio consenso en que debe satisfacer los siguientes requisitos:

a. El médico debe proporcionar información adecuada al paciente;
b. No tiene que coaccionar al paciente para que consienta en el tratamiento;
c. Debe asegurarse de que el paciente sea competente para dar su consentimiento o para rechazar un tratamiento.

1.3.1.- Información al paciente.

La información permite que el paciente afronte la etapa del tratamiento conociendo cada paso a seguir, y confiar que se tomaran las decisiones que el convencido y con conocimiento comunique. Es conveniente que las charlas sobre el tema se realicen en primer lugar con el paciente a solas y luego se acepta con sus familiares.

Se debe poner a disposición del paciente, si es que desea recibirla, una información ajustada y conforme a sus condiciones. Explicar el diagnóstico al que se arribó, el tratamiento posible a realizar sus riesgos y beneficios, otros tratamiento posibles, con sus riesgos y beneficios. Consecuencias de no realizar ningún tratamiento. Los costos del tratamiento y si el sistema de salud, al que está asociado, cubre el costo total o parcial.

Respecto de los riesgos del tratamiento y en el caso de no realizarlo, dependiendo del tipo de patología, cuáles serían dolores, discapacidad, impotencia funcional, posibilidad de muerte.

La ley no delimita el alcance de los riesgos que deben ser advertidos a los pacientes, tanto en la información oral, como en el documento del Consentimiento Informado. Basándose en los fundamentos éticos y legales de la teoría del Consentimiento Informado se puede decir con carácter general, que son los médicos, los que teniendo en cuenta el interés y las peculiaridades de los pacientes, quienes deben enjuiciar qué cantidad de riesgos y en qué forma deben ser advertidos, de manera que esta información sea suficiente para que permita a los pacientes tomar una decisión.

El paciente tiene derecho a dar o negar su consentimiento por escrito previo a la realización de cualquier intervención, salvo en las siguientes circunstancias:

a) Cuando la no intervención suponga un riesgo para la salud pública;

b) Cuando no esté capacitado para tomar decisiones, en cuyo caso el derecho corresponderá a la familia o personas allegadas;

c) Cuando la urgencia no permita demoras por poder ocasionar lesiones irreversibles o existir peligro de fallecimiento.

1.3.2.- Ausencia de coerción.

El diccionario de la lengua española, edición del Tricentenario, define la coerción como: "Presión ejercida sobre alguien para forzar su voluntad os u conducta", implica probar de la libertad de elección.

Los pacientes deben saber antes de la información a recibir, que son libres de rechazar el tratamiento que se les recomienda y seleccionar entre los propuestos o dados como alternativa, como rechazar la asistencia y buscar otro médico para su tratamiento.

Es muy importante que los pacientes también sepan que si el médico tratante hace recomendaciones terapéuticas en forma firme y reiterada, no es igual a coaccionar.

Gert, B.; Culver, C.; Clouser, D. (1997) sostienen que el requisito de ausencia de coerción se aplica a todo el equipo de salud, no solo al médico, de modo que si algunos de ellos amenazaran a su paciente a fin de que acepte un tratamiento, el consentimiento de este último no se consideraría válido.

1.3.3.- Capacidad del paciente

El diccionario de la lengua española, edición del Tricentenario, define como:

"*Capacidad jurídica*: Aptitud legal para ser sujeto de derechos y obligaciones", y

"*Capacidad de obrar*: Aptitud para ejercer personalmente un derecho y el cumplimiento de una obligación"

El Código Civil y Comercial de la Nación en el Libro Primero –Parte General- y dentro el Título I – Persona

Humana-, se ubica el Capítulo 2do que reglamenta el régimen de "Capacidad".

La capacidad, en términos generales, es la aptitud de la persona para ser titular de derechos, adquirir obligaciones y ejercerlos por sí misma. Es tradicionalmente definida como un "atributo" de la persona (tales como el nombre, domicilio, estado, etc.).

El Código en el Capítulo 2do la *capacidad de derecho* es definida diciendo que

> "*Toda persona humana goza de la aptitud para ser titular de derechos y deberes jurídicos. La ley puede privar o limitar esta capacidad respecto de hechos, simples actos, o actos jurídicos determinados*" (Artículo 22°)

La *Capacidad de ejercicio*

> *Toda persona humana puede ejercer por sí misma sus derechos, excepto las limitaciones expresamente previstas en este Código y en una sentencia judicial.* (Artículo 23°)

Para Costa (2008) la capacidad es la habilidad para comprender y apreciar la información ofrecida durante el proceso del consentimiento informado

En el supuesto de incapacidad del paciente, o imposibilidad de brindar el consentimiento informado a causa de su estado físico o psíquico, el mismo podrá ser dado por las personas mencionadas en el artículo 21 de la Ley 24.193/93 de Trasplante de Órganos y Materiales Anatómicos, y el Decreto Reglamentario.

Las personas dedicadas al estudio del derecho consideran la *capacidad de hecho y de derecho*, pero al preguntar: ¿Quién debe determinar la capacidad? es lógico que respondan que es competencia exclusiva del juez, *no reconocen la capacidad de hecho*.

Considerando el momento que en un centro médico asistencial se deba, para cada consentimiento informado, llamar o tramitar ante un juez para establecer la capacidad de entendimiento del paciente sobre la práctica médica a realizar, resultaría un sistema impracticable.

Es importante aclarar que los profesionales de la salud determinan históricamente la capacidad de hecho. Si se determina la existencia de una incapacidad, nacen dos nuevos problemas, uno el de los problemas ético y jurídico de la representación, otro el de: ¿Cuándo y cómo dicha declaración de *incapacidad de hecho* debe llegar al ámbito jurídico?

Establecer criterios, estándares y protocolos de evaluación de la capacidad de hecho es una prioridad absoluta. Los médicos han evaluado esta capacidad desde siempre con procedimientos muy intuitivos, es de considerar que la complejidad actual de la atención médica exige objetivar más esos procedimientos y establecer protocolizados adecuados para evitar posibles reclamos jurídicos, teniendo en cuenta que no existen procedimientos automáticos y de certeza para evaluar la capacidad de una persona.

1.3.4.- Fundamentos del Consentimiento Informado.

1.3.4.1.- Fundamentación ética.

La ética es una disciplina brinda un marco referencial al hombre moderno que lo ayude en su actuar diario, en la toma de decisiones morales, las cuales siempre son complejas y cargadas de una gran responsabilidad.

La bioética nació de la preocupación del hombre por el efecto de la tecnología sobre la vida humana; después se amplió al ámbito de la medicina y a los problemas surgidos de la relación médico-enfermo-terapéutica, en búsqueda de la mejor solución posible a determinadas situaciones, entre ellas la aceptación o rechazo de tratamientos y aplicación o no de otras prácticas.

Sus principios fundamentales son:

1. **Principio de Beneficencia**: Se refiere a la obligación de prevenir o aliviar el daño, hacer el bien u otorgar beneficios, deber de ayudar al prójimo, obrar en función del mayor beneficio posible para el paciente y se debe procurar el bienestar la persona enferma.
2. **Principio de no maleficencia**: es la formulación negativa del principio de beneficencia que nos obliga a promover el bien. Los preceptos morales provenientes de este principio son no matar, no inducir sufrimiento, no causar dolor, no privar de placer, ni discapacidad evitable. Se trata de respetar la integridad física y psicológica de la vida humana. Este principio está contemplado en el juramento hipocrático cuando expresa: "*Dirigiré la dieta*

con los ojos puestos en la recuperación de los pacientes, en la medida de mis fuerzas y de mi juicio y les evitaré toda maldad y daño. También, en alocución latina "*Primum non nocere*" (Primero no hacer daño) atribuida a Hipócrates.

3. **Principio de autonomía**: Es la autonomía de la voluntad, capacidad de los sujetos de derecho para establecer reglas de conducta para sí mismos y con sus relaciones con los demás, dentro de los límites que señala la ley.

   Según John Stuart Mill (1967) al hombre le pertenece plenamente aquella parte de sus actos que no afecten a los otros, y sobre la cual la sociedad no debe interferir, ya que la autonomía constituye la esfera de la libertad humana. Se puede definir como la obligación de respetar los valores y opciones personales de cada individuo en aquellas decisiones básicas que le atañen vitalmente.

   El principio de autonomía da origen a la norma moral, de no coartar la libertad de la persona y nos remite a la obligación de aplicar el consentimiento informado ante la toma de decisiones en el campo de la salud.

4. **Principio de justicia**: El Diccionario de la lengua española, Edición del Tricentenario define la justicia con el "*Principio moral que lleva a dar a cada uno lo que le corresponde o pertenece*". Constituye el elemento fundamental de la sociedad, algo es justo cuando su existencia no interfiere con el orden al cual pertenece, el que cada cosa ocupe su lugar. Cuando no sucede así, y una cosa usurpa el lugar de otra, o cuando existe alguna demasía, se origina una injusticia y se cumple con la Justicia al restaurar el orden de origen, cuando se corrige y sanciona la desmesura. En los aspectos sociales de la

justicia se destaca el equilibrio en el intercambio entre dos o más miembros de la sociedad.

Ferrater (2001) considera que se cumple con este principio de justicia si al paciente se le da el trato merecido, sin negarle un servicio, una información, sin imponerle una responsabilidad u obligación indebida o exigirle más de lo requerido por la ley. Asimismo, cuando la indicación de exámenes, la prescripción de medicamentos y la correcta remisión de personas a las interconsultas con diferentes especialistas, se realizan sólo cuando sean estrictamente necesarios.

Estos principios funcionan como guías orientadoras para la resolución de casos conflictivos y para la derivación de reglas más específicas, como la veracidad, la confidencialidad, la privacidad, etc. El principio de autonomía rescata la tradición liberal occidental, la libertad individual para la vida política como para el desarrollo personal. Se asocia con ideas de privacidad, voluntariedad, libre elección. En pocas palabras, toman, por una parte, la ética kantiana, en lo que respecta a su reconocimiento del valor incondicional de la persona y de su capacidad de autodeterminación; y sostienen que puede deducirse un imperativo moral de adoptar actitudes de respeto hacia la persona.

En la mayoría de los casos el paciente confía en el médico y deposita en él o en su familia la determinación de su decisión, que por lo tanto no es meramente individual. No obstante, sigue siendo crucial que el paciente comprenda los riesgos y beneficios del tratamiento para que decida, en base a sus valores, qué camino tomar

El consentimiento informado no constituye un mero requisito burocrático para la expresión de la voluntad, sino la aceptación de una concepción moral de las personas como sujetos libres.

1.3.4.2.- Fundamentación jurídica

El consentimiento en general no es más que la copia de la manifestación de la voluntad y la libre concurrencia de las voluntades entre las partes de una relación.

Además, el consentimiento es condición de la legitimidad de la acción de un tercero en la medida en que pueda afectar a un bien jurídico penalmente protegido, respecto al cual se reconoce la facultad de disposición por parte de su titular, integridad corporal y salud, o a la propia libertad de movimientos y de desplazamiento, libertad ambulatoria, o de formación o manifestación de la voluntad de aquél, detenciones ilegales, amenazas, coacciones, tratamiento médico arbitrario.

En la actualidad el consentimiento en el ámbito médico no es sólo un componente del negocio jurídico en el sentido del Derecho Civil, sino que relaciona diversos derechos fundamentales, confiere legitimidad al acto médico y las proyecciones jurídicas que pueda presentar dicho acto.

Por consiguiente, podemos adelantar ya que la información y el consentimiento informado son obligaciones legales, como medio de respeto de la autonomía o autodeterminación de los pacientes, cuyos derechos fundamentales y cívicos mantienen su plena vigencia a pesar de la situación de disminución en que puedan encontrarse, a causa de los padecimientos que provoca su enfermedad.

La decisión del paciente de someterse a un tratamiento o

a unas pruebas diagnósticas no implica asegurar el éxito de los mismos, sino que supone la asunción por su parte de los riesgos previsibles para su vida y su salud.

1.3.5.- Consentimiento Informado en el Código Civil y Comercial.

El origen del Consentimiento Informado es un acto lícito de la voluntad, por el cual cada individuo decide la mejor forma de cuidar su salud y su vida, y revocable.

Desde el punto de vista jurídico el concepto de dignidad aparece después de la Segunda Guerra Mundial, en la Conferencia de San Francisco en 1945 donde acuerdan que:

> "*Nosotros los pueblos de las Naciones Unidas resueltos a preservar a las generaciones venideras del flagelo de la guerra, que dos veces durante nuestra vida ha infligido a la Humanidad sufrimientos indecibles, a reafirmar la fe en los derechos fundamentales del hombre, en la dignidad y el valor de la persona humana [...]*"

Con posterioridad en 1948, la Declaración Universal de los Derechos Humanos ya en el preámbulo dice:

> "*Considerando que la libertad, la justicia y la paz en el mundo tienen por base el reconocimiento de la dignidad intrínseca y de los derechos iguales e inalienables de todos los miembros de la familia humana.*"

A partir de ese momento la dignidad de la persona humana aparece como núcleo central en numerosos documentos internacionales, que fueran incorporados a nuestra Constitución Nacional.

Se llega a que en el año 2014 se promulga el nuevo Código Civil y Comercial de la Nación que reafirma la dignidad como norte de la interpretación de los derechos individuales, estableciendo en el Libro Primero: Parte General. Título I: Persona Humana. Capítulo 3: Derechos y actos personalísimos, Artículo 51° y 52°, donde regula los derechos personalísimos a la inviolabilidad y dignidad, considerados derechos de gran relevancia y pilar fundamental al momento de decidir la aceptación o rechazo a determinadas tratamientos médicos que importan riesgos

El Código Civil y Comercial en los artículos 58° (Investigaciones en seres humanos) y 59° (Consentimiento informado para actos médicos e investigaciones en salud) resultan una incorporación de los artículos 2° y 5° de la Ley 26.529 y su modificatorias por le Ley 26.742.

Todo menoscabo a la dignidad puede ser objeto de prevención y reparación. Se considera a la dignidad como el fundamento del que derivan todos los demás derechos humanos. En tal sentido la Corte Suprema de Justicia de la Nación en Albarracín Nieves, Jorge Washington s/ Medidas precautorias (01/06/2012) expresó:

> *"Los derechos esenciales de la persona humana, relacionados con su libertad y dignidad, comprenden al señorío del hombre sobre su vida, su cuerpo, su identidad, su honor, su intimidad y sus creencias trascendentes, que, en cuanto tales y en tanto no ofendan al orden, a la moral pública, ni perjudiquen a un tercero, gozan de la más amplia protección constitucional que llega, incluso, a eximirlos de la autoridad de los*

magistrados, art. 19 de la Constitución Nacional". (Del voto del Doctor Fayt).

El Código Civil y Comercial de la Nación no reconoce valor comercial del cuerpo humano y sus partes, como el material genético, sino afectivo, terapéutico, científico, humanitario o social su disponibilidad está condicionada a valores extrapatrimoniales y debe ajustarse a lo que dispongan las leyes especiales como, por ejemplo, las normas sobre ablación y trasplante de órganos (Artículo 17°)

Establece actos de disposición sobre el propio cuerpo, con límites en resguardo de la dignidad humana, prohibición de los actos de disposición del propio cuerpo que ocasionen una disminución permanente de su integridad o resulten contrarios a la ley, la moral o las buenas costumbres. Exceptúa cuando esos actos se realicen por razones médicas, para el mejoramiento de la salud de la persona, como amputar una pierna gangrenada, así descarta las automutilaciones. Otra excepción es para mejorar la salud de otra persona y de conformidad a lo dispuesto en el ordenamiento jurídico (por ejemplo, la donación de un órgano). Es un consentimiento que no puede ser otorgado por representación, es específico de la persona y libremente revocable, de modo que su revocación no genera responsabilidad. (Artículo 56°)

Reconoce en el embrión humano la dignidad de persona al prohibir las alteraciones genéticas que se transmitan a su descendencia. Reconoce al embrión como persona y no hace distinción entre embrión no implantado e implantado. (Artículo 57°)

1.3.6.- Consentimiento Informado en la ley 27.447/18. Trasplantes órganos, tejidos y células

La filosofía jurídica con relación a la donación de órganos, en la mayoría de las legislaciones, distingue: la donación entre personas vivas y con personas fallecidas: el consentimiento explícito e informado y el consentimiento presunto.

1.3.6.1.- Donación entre personas vivas.

Las autorizaciones de trasplante plantean requisitos, entre ellos que no debe disminuir la capacidad funcional del donante, esta debe ser compatible, debe ayudar a salvar la vida o mejorar la calidad de vida de la persona receptora y debe existir consentimiento expreso del donante o en su caso representante legal ante autoridad competente. En el caso que el donante no se oponga, la información debe ser suministrada a su grupo familiar. (Artículo 19°, Ley 27.447)

La información suministrada y del consentimiento informado debe quedar registrada en las historias clínicas del donante y receptor. (Artículo 20°, Ley 27.447)

El consentimiento brindado para la ablación o la implantación puede ser revocado y no genera ningún tipo de obligación (Artículo 27°, Ley 27.447)

Toda persona capaz, mayor de 18 años, puede en forma expresa donar o no, en forma total o restringida órganos y tejidos de su propio cuerpo y dicha expresión de voluntad debe ser manifestada por escrito. (Artículo 31°, Ley 27.447)

2.3.6.2.- Donación en personas fallecidas.

Se considera el consentimiento, pero este tiene la característica que el sistema jurídico establece la presunción legal de la voluntad de la donación, salvo que se haya manifestado expresamente lo contrario.

Posiciones respecto al consentimiento informado en personas fallecidas:

a.- El consentimiento presunto o presunción legal de donación.

Se da cuando la persona que ha fallecido, no expresó en vida la donación y trasplante de sus órganos o componentes anatómicos después de su muerte.

Ante esta situación, y dando prioridad al interés público, la ley y el Estado presumen un reconocimiento o autorización implícita de la persona como donante después de su muerte, siempre y cuando este no haya manifestado su oposición en vida a dicha cesión (En Argentina, Uruguay y Colombia)

Esta postura del consentimiento presunto presenta dos variaciones:

El consentimiento presunto absoluto, es una primera variante del consentimiento presunto donde no se requiere el consentimiento u oposición de los familiares para que la presunción legal de donación opere.

El consentimiento presunto relativo, donde se le da validez a la manifestación de voluntad de los familiares del donante en quienes recae esta decisión una vez fallecida.

Las posiciones más radicales dentro del consentimiento

presunto, consideran que existe una función social del cadáver, plantean que se debe entender que el cuerpo de la persona fallecida es de dominio colectivo de la sociedad, y que al extraer sus órganos, se estaría salvando o mejorando la vida de quienes requieren trasplantes, fundamento de salud colectiva. La crítica a esta postura es que el uso del cadáver de una persona para satisfacer las necesidades de otras, violaría la dignidad humana, ya que convierte a un individuo en un simple instrumento del bienestar de otros, es decir, de dominio público

En Argentina la ablación de órganos y/o tejidos puede realizarse sobre toda persona capaz, mayor de 18 años no haya dejado constancia expresa de su oposición a que después de su muerte se realice la extracción de sus órganos o tejidos. (Artículo 33°, Ley 27.447)

En caso de fallecimiento de menores de dieciocho (18) años, la autorización para la obtención de los órganos y tejidos debe ser efectuada por ambos progenitores o por aquél que se encuentre presente, o el representante legal del menor, de no ser así el Ministerio Pupilar. Ambos padres deben estar de acuerdo para la obtención de órganos o tejidos. La oposición de uno de los padres elimina la posibilidad de llevar adelante la extracción en el cuerpo del menor. En los casos de muerte violenta, antes de proceder a la ablación de los órganos y tejidos, se debe requerir la autorización del juez que entiende en la causa (Artículo 34° y 35°, Ley 27.447)

b.- El consentimiento explícito e informado.

Está fundamentado de manera filosófica y jurídica dentro de los conceptos de autonomía de la voluntad y derecho a la información respectivamente. Se caracteriza porque la persona expresa en vida su voluntad de donar los órganos, la cual se hace constar en tarjetas de donación o documentos escritos. (Perú, Venezuela, Brasil y México)

1.3.7.- Consentimiento informado en la ley 26.529. Derechos del paciente

El diccionario de la Lengua Española, Edición del Tricentenario, actualizada al 2020, dice del Consentimiento Informado es el permiso:

> "*que ha de prestar el enfermo o, de resultarle imposible, sus allegados, antes de iniciarse un tratamiento médico o quirúrgico, tras la información que debe transmitirle el médico de las razones y riesgos de dicho tratamiento*".

La Ley 26.529 en el artículo 5°, modificado por el Artículo 2° de la Ley 26.742, y el Decreto reglamentario, considera como parte del consentimiento informado la declaración de voluntad a través de la cual, luego de haberse considerado las circunstancias de autonomía, evaluada la competencia y comprensión de la información suministrada, referida al plan de diagnóstico, terapéutico, quirúrgico o investigación científica o paliativo, el paciente o los autorizados legalmente otorgan su consentimiento para la ejecución o no del procedimiento.

El Artículo 5° dice (Textual)

> *Definición. Entiéndese por consentimiento informado la declaración de voluntad suficiente efectuada por el paciente, o por sus representantes legales, en su caso, emitida luego de recibir, por parte del profesional interviniente,*

información clara, precisa y adecuada con respecto a:

a) *Su estado de salud;*

b) *El procedimiento propuesto, con especificación de los objetivos perseguidos;*

c) *Los beneficios esperados del procedimiento;*

d) *Los riesgos, molestias y efectos adversos previsibles;*

e) *La especificación de los procedimientos alternativos y sus riesgos, beneficios y perjuicios en relación con el procedimiento propuesto;*

f) *Las consecuencias previsibles de la no realización del procedimiento propuesto o de los alternativos especificados;*

g) *El derecho que le asiste en caso de padecer una enfermedad irreversible, incurable, o cuando se encuentre en estadio terminal, o haya sufrido lesiones que lo coloquen en igual situación, en cuanto al rechazo de procedimientos quirúrgicos, de hidratación, alimentación, de reanimación artificial o al retiro de medidas de soporte vital, cuando sean extraordinarios o desproporcionados en relación con las perspectivas de mejoría, o que produzcan sufrimiento desmesurado, también del derecho de rechazar procedimientos de hidratación y alimentación cuando los mismos produzcan como único efecto la prolongación en el tiempo de ese estadio terminal irreversible e incurable;*

h) *El derecho a recibir cuidados paliativos integrales en el proceso de atención de su enfermedad o padecimiento.*

Cuando el paciente no capaz de tomar decisiones según, del criterio profesional tratante, o cuando su estado físico o psíquico no le permita hacerse cargo de su situación, y no haya designado persona para hacerlo, en cuyo supuesto la información pertinente al tratamiento aplicable a su dolencia y sus resultados, se dará según el orden de prelación referidos anteriormente para tales fines, constituyendo el *consentimiento por representación.*

También operará este *consentimiento por representación* en el caso de los pacientes incapacitados legalmente o de menores de edad que no son capaces intelectual o emocionalmente de comprender los alcances de la práctica a autorizar.

Cuando los mismos puedan comprender, se escuchará su opinión, sin perjuicio de suministrarse la información a las personas legalmente habilitadas, para la toma de decisión correspondiente. Para este consentimiento deberán tenerse en cuenta las circunstancias y necesidades a atender a favor del paciente, respetando su dignidad personal y promoviendo su participación en la toma de decisiones a lo largo de ese proceso, según su competencia y discernimiento.

Para que opere el consentimiento por representación, tratándose de personas vinculadas al paciente, ubicadas en un mismo grado dentro del orden de prelación que establece el presente artículo, la oposición de una sola de éstas requerirá la intervención del comité de ética institucional respectivo, que en su caso decidirá si corresponde dar lugar a la intervención judicial, sólo en tanto resultaren dificultades para discernir la situación más favorable al paciente.

El vínculo familiar o de hecho será acreditado; a falta de otra prueba, mediante declaración jurada, la que a ese único efecto constituirá prueba suficiente por el plazo de cuarenta y ocho (48) horas, debiendo acompañarse la documentación que lo acredite. Las certificaciones podrán ser efectuadas por ante el director del establecimiento o quien lo reemplace o quien aquél designe.

1.3.7.1.- Alcances.

El Decreto Nacional N°1.089/2012, Reglamentario de la Ley Nº 26.529, modificada por la Ley Nº 26.742, complementa las leyes y reglamentaciones del ejercicio profesional en salud.

En lo que refiere al derecho a la información, esta reglamentación complementa la Ley N° 25.326/2000 de Protección de Datos Personales y sus normas reglamentarias.

Comprende a los Agentes del Sistema Nacional del Seguro de Salud (ANSSAL) alcanzados por la Ley N° 23.661, respecto a la relación entre ellos y sus prestadores propios o contratados con sus beneficiarios, cualquiera sea la jurisdicción del país en que desarrollen su actividad.

1.3.7.2.- Obligatoriedad.

Toda actuación profesional en el ámbito médico-sanitario, público o privado, requiere, con carácter general el previo consentimiento informado del paciente. La obligatoriedad del consentimiento informado es exigible en todos los establecimientos de salud públicos y privados alcanzados por la Ley Nº 26.529, modificada por la Ley Nº 26.742, Artículo 6°.

En el supuesto de incapacidad del paciente, o imposibilidad de brindar el consentimiento informado a causa de su estado físico o psíquico, el mismo podrá ser dado por las personas mencionadas en el artículo 21 de la Ley 24.193/93 de Trasplante de Órganos y Materiales Anatómicos, y el Decreto Reglamentario., con los requisitos y con el orden de prelación allí establecido. [11]

Deberá garantizarse que el paciente en la medida de sus posibilidades, participe en la toma de decisiones a lo largo del proceso sanitario.

1.3.7.3.- Instrumentación.

La Ley 26.529, en el Artículo 7° consigna que el consentimiento será verbal con las siguientes excepciones, en los que será por escrito y debidamente suscrito:

a) Internación;
b) Intervención quirúrgica;
c) Procedimientos diagnósticos y terapéuticos invasivos;
d) Procedimientos que implican riesgos, según lo determine la reglamentación de la presente ley;
e) Revocación;
f) En el supuesto previsto en el inciso g) del artículo 5° deberá dejarse constancia de la información por escrito en un acta que deberá ser firmada por todos los intervinientes en el acto.

El consentimiento informado escrito constará de una explicación taxativa y pautada por parte del profesional del ámbito médico-sanitario de las prácticas que se realizarán al paciente y estará redactado en forma concreta, clara y precisa, con términos que el paciente o, ante su incapacidad o imposibilidad, su familiar o representante o persona vinculada habilitada, puedan comprender, omitiendo

[11] Ver cita 5 en Capítulo 1, punto 1.1.- g)

metáforas o sinónimos que hagan ambiguo el escrito, resulten equívocos o puedan ser mal interpretados.

Cuando el consentimiento informado pueda otorgarse en forma verbal, y fuera extendido de ese modo, el profesional tratante, deberá asentar en la historia clínica la fecha y alcance de cómo y sobre qué práctica operó el mismo.

Cuando proceda el consentimiento informado escrito, además de firmarlo el paciente o, en su caso, las mismas personas y bajo el mismo orden y modalidades que las mencionadas en el segundo párrafo de los artículos 4° y 6° de la Ley Nº 26.529, debe ser suscripto por el profesional tratante y agregarse a la Historia Clínica. Esta obligación comprende también el acta prevista en el inciso g) del artículo 5° de la Ley Nº 26.529, modificada por la Ley Nº 26.742. Se considera dentro del inciso d) del artículo 7° de la Ley 26.529 (Procedimientos que implican riesgos) a la investigación de métodos preventivos y terapéuticos con seres humanos.

La revocación del consentimiento informado escrito deberá consignarse en el mismo texto por el cual se otorgó, junto al detalle de las consecuencias que el paciente declara expresamente conocer, procediéndose a su nueva rúbrica, con intervención del profesional tratante.

Para los casos de una autorización verbal, conforme a la ley, su revocación deberá consignarse por escrito, en la historia clínica, asentando la fecha de su revocación, sus alcances y el detalle de los riesgos que le fueron informados al paciente a causa de la revocación, procediéndose a su rúbrica por el profesional y el paciente.

Cualquiera sea el supuesto, si no le fuera posible firmar al paciente, se requerirá documentar esa circunstancia en la historia clínica, para lo cual el profesional deberá requerir la firma de dos (2) testigos.

1.3.7.4.- Exposición con fines académicos.

La Ley 26.529, Artículo 8°, establece que se requerirá el Consentimiento Informado previo del paciente o el de sus representantes legales, con firma del profesional médico, en las exposiciones con fines académicos en las que se puede, real o potencialmente, identificar al paciente, cualquiera sea su soporte.

En aquellos establecimientos asistenciales donde se practique la docencia, en cualquiera de sus formas, deberán arbitrarse los mecanismos para que el consentimiento informado a fin tal exposición, sea otorgado al momento del ingreso del paciente al establecimiento asistencial.

No se requerirá autorización cuando el material objeto de exposición académica sea meramente estadístico, o utilizado con fines epidemiológicos y no permite identificar la persona del paciente. A tales fines se requerirá la rúbrica del profesional tratante asumiendo la responsabilidad por la divulgación y el carácter de la información.

Se reconoce el derecho de la población a conocer los problemas sanitarios de la colectividad, en términos epidemiológicos y estadísticos, cuando impliquen un riesgo para la salud pública y a que esa información se divulgue, con los mecanismos que preserven la confidencialidad e intimidad de las personas.

Cuando procedan criterios más restrictivos, debe estarse a los marcos legales específicos.

1.3.7.5.- Excepciones.

Son excepciones a que el Consentimiento Informado

debe ser dado por el paciente, las establecidas en los Artículos 4°, 6° y 9° de la Ley Nº 26.529, modificada por la Ley Nº 26.742, y el Decreto Reglamentario

El grave peligro para la Salud Pública (Inciso a) del artículo 9° de la Ley Nº 26.529, modificada por la Ley Nº 26.742) deberá estar declarado por la Autoridad Sanitaria correspondiente. Ante tal situación, la negativa a un tratamiento o diagnóstico puede dar lugar a la pérdida de beneficios o derechos o a la imposición de algunos tratamientos o diagnósticos coactivamente, conforme a las legislaciones vigentes.

Ante la imposibilidad del paciente para poder dar su consentimiento informado, será brindado por las mismas personas y bajo el mismo orden y modalidades que las mencionadas en los artículos 4° y 6° de la ley 26.529, la Ley 26.742 que la modifica y el decreto reglamentario.

La situación de emergencia con grave peligro para la salud o vida del paciente, que refiere el inciso b) del artículo 9°, cuando no puedan dar su consentimiento el paciente, sus representantes legales o las personas autorizadas por la ley, deberá ser justificada en la razonabilidad médica por el profesional interviniente y refrendada por el jefe y/o subjefe del equipo médico.

Las excepciones son de carácter restrictivo y deben asentadas en la historia clínica del paciente, con el detalle de los motivos por los cuales el consentimiento no puede recabarse y las prácticas y medidas adoptadas que se realizaron sin obtener el consentimiento.

Los establecimientos de salud deben arbitrar los recaudos para que los profesionales estén entrenados y capacitados para determinar cuándo se presentan estas situaciones y dar cumplimiento a la ley y su reglamentación.

1.3.7.6.- Revocabilidad.

La Ley 26.529, en el artículo 10° norma que la decisión del paciente o, en su caso, de sus familiares o representantes o personas habilitadas, deberá ser plasmadas en la historia clínica por escrito, con la rúbrica respectiva.

El profesional deberá respetar la decisión revocatoria adoptada, dejando expresa constancia de ello en la historia clínica, anotando pormenorizadamente los datos que se identifiquen el tratamiento médico revocado, los riesgos previsibles que la misma implica, lugar y fecha, y haciendo constar la firma del paciente o su representante legal, o persona autorizada, adjuntando el documento o formulario de consentimiento informado correspondiente.

Si el paciente no puede extender la revocación de un consentimiento por escrito, se debe documentar su revocación verbal, con la presencia de al menos dos (2) testigos y la rúbrica de los mismos en la historia clínica.

Ante dudas sobre la prevalencia de una decisión de autorización o revocación, en los casos en que hubiere mediado un consentimiento por representación, debe aplicarse aquella que prevalezca en beneficio del paciente, con la intervención del comité de ética institucional respectivo, fundado en criterios de razonabilidad, no paternalistas. Para ello, se dará preeminencia a la voluntad expresada por el paciente en relación a una indicación terapéutica, incluso cuando conlleve el rechazo del tratamiento.

1.3.7.7.- Directivas anticipadas.

La declaración de voluntad anticipada, que establece el Artículo 11° de la Ley 26.529, deberá formalizarse por escrito, con la presencia de dos (2) testigos, por ante escribano público o juez de primera instancia competente, en la que se detallarán los tratamientos médicos, preventivos o paliativos, y las decisiones relativas a su salud que consiente o rechaza. El paciente puede incluso designar un interlocutor para que llegado el momento procure el cumplimiento de sus instrucciones.

Los profesionales de la salud deberán respetar la manifestación de voluntad autónoma del paciente. Cuando el médico a cargo considere que la misma implica desarrollar prácticas eutanásicas, previa consulta al Comité de ética de la institución respectiva y, si no lo hubiera, de otro establecimiento, podrá invocar la imposibilidad legal de cumplir con tales Directivas Anticipadas.

Todos los establecimientos asistenciales deben garantizar el respeto de las Directivas Anticipadas, siendo obligación de cada institución el contar con profesionales sanitarios, en las condiciones y modo que fije la autoridad de aplicación que garanticen la realización de los tratamientos en concordancia con la voluntad del paciente.

Cuando el paciente rechace mediante Directivas Anticipadas determinados tratamientos y decisiones relativas a su salud, y se encuentre en los supuestos previstos por el artículo 2° inciso e) tercer párrafo de la Ley Nº 26.529, modificada por la Ley Nº 26.742, el profesional interviniente mantendrá los cuidados paliativos tendientes a evitar el sufrimiento. Se entiende por cuidado paliativo la atención multidisciplinaria del enfermo terminal destinada a garantizar higiene y confort, incluyendo procedimientos farmacológicos o de otro tipo para el control del dolor y el sufrimiento.

No se tendrán por válidas las Directivas Anticipadas otorgadas por menores o personas incapaces al momento de su otorgamiento, como así tampoco, aquellas que resulten contrarias al ordenamiento jurídico o no se correspondan con el supuesto que haya previsto el paciente al momento de exteriorizarlas.

En la Historia Clínica debe dejarse constancia de las anotaciones vinculadas con estas previsiones.

El paciente puede revocar en cualquier momento estas directivas, dejando constancia por escrito, con la misma modalidad con que las otorgó o las demás habilitadas por las Leyes que las reglamenten. Si el paciente, no tuviera disponible estas modalidades al momento de decidir la revocación, por encontrarse en una situación de urgencia o internado, se documentará su decisión revocatoria verbal, con la presencia de al menos dos (2) testigos y sus respectivas rúbricas en la historia clínica, además de la firma del profesional tratante.

El paciente debe arbitrar los recaudos para que sus Directivas Anticipadas estén redactadas en un documento único, haciendo constar que en el mismo que deja sin efecto las anteriores emitidas, si las hubiera, así como ponerlas en conocimiento de los profesionales tratantes. Del mismo modo si habilita a otras personas a actuar en su representación, debe designarlas en dicho instrumento y estas deben con su firma documentar que consienten representarlo.

Las Directivas Anticipadas emitidas con intervención de un (1) escribano público deben al menos contar con la certificación de firmas del paciente y de dos (2) testigos, o en su caso de la o las personas que éste autorice a representarlo en el futuro, y que aceptan la misma. Sin perjuicio de ello, el paciente tendrá disponible la alternativa de suscribirlas por escritura pública, siempre con la rúbrica de los testigos y en su caso de las personas que aceptan representarlo.

Los testigos, cualquiera sea el medio por el cual actúen, en el mismo texto de las Directivas Anticipadas deben pronunciarse sobre su conocimiento acerca de la capacidad, competencia y discernimiento del paciente al momento de emitirlas, y rubricarlas, sin perjuicio del deber del propio paciente otorgante de manifestar también esa circunstancia, además de que es una persona capaz y mayor de edad.

En ningún caso se entenderá que el profesional que cumpla con las Directivas Anticipadas emitidas con los alcances de la Ley Nº 26.529 o su modificatoria, ni demás previsiones de ellas o de esta reglamentación, está sujeto a responsabilidad civil, penal, o administrativa derivada de su cumplimiento.

Los escribanos, a través de sus entidades representativas y las autoridades judiciales a través de las instancias competentes podrán acordar modalidades tendientes a registrar tales directivas, si no hubiere otra modalidad de registro prevista localmente.

1.3.7.8.- Incorporación del artículo 11 bis a la Ley 26.529.

La Ley 26.742 incorpora el artículo 11 bis a la Ley 26.529

Artículo 7º.- Incorpórase como artículo 11 bis de

la Ley 26.529 - Derechos del paciente en su relación con los profesionales e instituciones de la salud - el siguiente texto:

Artículo 11 bis: Ningún profesional interviniente que haya obrado de acuerdo con las disposiciones de la presente ley está sujeto a responsabilidad civil, penal, ni administrativa, derivadas del cumplimiento de la misma.

Este artículo no se encuentra reglamentado por el Decreto 1.089/12, Reglamentario de la Ley 26.429.

En al artículo 11 bis de la Ley exime al profesional actuante de responsabilidad, pero no del debido proceso, ya que no se puede dejar de lado el artículo 18° de la Constitución de la Nación Argentina y los artículos 8° (Garantías Judiciales) y 25° (Protección Judicial) de la Convención Americana sobre Derechos Humanos (Pacto de San José de Cota Rica) normas de jerarquía constitucional superiores a las leyes (Artículo 75, inciso 22 de la CN)

La garantía del debido proceso surge implícitamente del texto de la Constitución Nacional. Comprende:

- El derecho a la jurisdicción: La facultad que tiene toda persona de recurrir ante los órganos jurisdiccionales del Estado para obtener la tutela de sus derechos.
- La facultad de tomar conocimiento de la pretensión deducida en su contra, de ser oído en juicio, de contar con asistencia letrada, producir pruebas y obtener una sentencia que oportunamente resuelva la causa.

- La sustanciación del proceso ante el juez natural, es decir, ante el tribunal permanente designado por la ley antes del hecho de la causa, con exclusión de todo tipo de comisiones especiales.
- La observancia del procedimiento regular que establece la ley para el tipo de proceso que corresponda.

En sede penal abarca además:

- El principio de necesidad, que requiere el juicio previo para que pueda imponerse una sanción penal
- El principio de legalidad, para que se funde en ley anterior al hecho del proceso.
- La prohibición de obligar al imputado a declarar en contra de sí mismo. .

Capítulo 2.

2.1.- Presupuestos de la responsabilidad.

El ordenamiento jurídico de la República Argentina cumple dos funciones la función preventiva del daño y la función resarcitoria. El derecho de daños tiene como finalidad principal la prevención del perjuicio y luego de producido un daño su reparación, establece en tal forma las funciones de prevención y reparación.

Consagra que toda persona tiene el deber, dentro de lo que de ella dependa, de no causar daño injustificado a otros, adoptar, conforme a las circunstancias, las medidas necesarias para evitar que se produzca y no agravar el daño si ya se produjo. (CCyC. Artículos 1708° y 1710°)

Cuando una acción u omisión antijurídica hace previsible la producción de un daño, su continuación o agravamiento, procede la acción preventiva y no será preciso que se encuentre configurado un factor de atribución, dado que la pretensión tiende a detener una conducta que aún no se ha iniciado por lo que difícilmente puede evaluarse si el factor de atribución se encuentra presente. Están legitimados para reclamar quienes acreditan un interés razonable en la prevención del daño. (CCyC. Artículos 1711°, 1712°)

Zavala de Gonzalez (1999) menciona que existe el deber

de actuar para evitar daños cuando la abstención pueda configurar un abuso del derecho de no actuar, y tal situación se presenta, cuando una persona, sin riesgo de sufrir daños ni pérdidas, puede con su accionar evitar un daño a un tercero.

Los presupuestos de la responsabilidad civil son los mismos para todos los habitantes de la República Argentina, sin ningún tipo de distinción. En el grafico se coloca "Responsabilidad Civil del Médico" por ser el tema en tratamiento.

1. El Daño;

2. La Antijuricidad;

3. Los Factores de Atribución;

4. La Relación de Causalidad.

2.1.1.- El daño resarcible.

Según el diccionario de la lengua española, dañar es: "*causar detrimento, perjuicio, menoscabo, dolor o molestia*", y lesión: "*Daño o detrimento corporal causado por una herida, golpe o enfermedad*".

Calvo Costa (2005-2015) sostiene que: *"[...] daño es un concepto amplio, impreciso y esencialmente intuitivo, que suele ser utilizado como sinónimo de detrimento, perjuicio, menoscabo, dolor o molestia. Con tal amplitud de significado, la vida cotidiana resulta ser una fuente incesante de daños: que el así, ocasiona daño, aún sin quererlo, quien se impone a sus competidores en un concurso determinado, quien consigue un puesto de trabajo relegando a otras personas,...*"

El daño como hecho jurídico, si bien no deja de ser un fenómeno físico, para que adquiera relevancia en el mundo del derecho, debe trascender jurídicamente, para lo cual requiere:

1. El elemento material o sustancial constituido por el hecho físico;
2. El elemento formal que procede de la norma jurídica. Esta se originada por la perturbación provoca en el equilibrio social, que hace que se integre con una norma en el ordenamiento jurídico.

Calvo Costa (2015) menciona que la aparición de nuevas fuentes de riesgos, máquinas industriales y otras, trae un incremento de daños, no siendo fácil imputar el perjuicio al accionar de una única persona.

En el Derecho de Daños actual adquiere especial relevancia el daño injustamente sufrido por sobre el daño injustamente causado.

Bueres (2011) y Franzoni (2004) coinciden que el daño pasa a ser el verdadero y principal fundamento de la responsabilidad, convirtiéndose la culpa en un criterio más para imputar ese daño; la culpa ya no es regla general ni norma de cierre del sistema, y es el daño, el que la ha desplazado.

Así la responsabilidad civil resarcitoria busca reparar justa y equitativamente los daños, las injusticias sociales que provocaba la falta de respuesta de un sistema anclado en la culpa, comienzan a hallar soluciones satisfactorias en los factores objetivos, que van de la mano con las transformaciones introducidas por la revolución industrial del siglo XIX.

El origen de la responsabilidad será el daño y el juicio de responsabilidad consistirá en decidir si ese perjuicio debe ser reparado y por quién. El fundamento del fenómeno resarcitorio es el daño que se valora como resarcible y no un acto que se califica como ilícito. (Rodotá 1964; Tucci 1967)

De esta forma el daño es el núcleo de todo el sistema de responsabilidad civil, convirtiéndose la culpa en un criterio más para imputar ese daño.

El daño material consiste en la lesión que recae sobre un bien, la persona, el patrimonio, o un derecho de incidencia colectiva, pero también puede tratarse del proyecto existencial, la intimidad, el honor, etc., que constituyen para el derecho objetos de satisfacción no patrimoniales.

El daño jurídico, por el contrario, consiste en la lesión de un interés lícito, patrimonial o extrapatrimonial (daño jurídico *lato sensu*), que produce consecuencias en el espíritu o en el patrimonio (daño jurídico *stricto sensu*) [12]

El Código Civil y Comercial de la Nación define el daño como:

Sección 4ª. Daño resarcible.

Artículo 1737. Concepto de daño.

Hay daño cuando se lesiona un derecho o un interés no reprobado por el ordenamiento jurídico,

[12] Locuciones latinas. "*lato sensu*" en sentido amplio. "*stricto sensu*" en sentido estricto.

que tenga por objeto la persona, el patrimonio, o un derecho de incidencia colectiva.

El daño resarcible es el que adquiere relevancia jurídica, por ello es una lesión a un interés ajeno, jurídicamente protegido, que provoca consecuencias patrimoniales o extrapatrimoniales.

El daño puede recaer sobre derechos o intereses no reprobados por el ordenamiento jurídico, en tal sentido, tiene cabida legal la protección de aquellos intereses merecedores de tutela que no tienen el estatus de derechos. Entre las cosas a considerar entran los tratamientos médicos, gastos de atención, incapacidad sobreviniente, lucro cesante, consecuencias extrapatrimoniales que constituye el daño moral, etc.

2.1.1.1.- Prueba y requisitos del daño resarcible.

El daño debe ser acreditado para que se proceda a la reparación y cumplir algunas condiciones (CCyC. Artículos 1739° y 1744°):

1. **Daño cierto**: La normativa establece que el daño debe ser probado por quien lo invoca, es decir, por la víctima que pretende el resarcimiento de los daños que le fueron ocasionados.
2. **Daño personal**: El que invoca el daño también deberá acreditar que la afectación o pérdida de un determinado bien jurídico, patrimonial o extrapatrimonial, que le es personal y que genera consecuencias resarcibles.
3. **Subsistencia del daño**: Aun cuando solo es necesario la prueba de su existencia, el damnificado debe agotar todos los medios a su alcance para cuantificarlo con la

mayor aproximación posible, la prueba de su magnitud, extensión y cuantía, que puede ser suplida por el prudente criterio judicial. Pero basta con la prueba de la existencia de un daño en la víctima.

4. **Daño directo o indirecto**: El daño es resarcible para la persona víctima directa del perjuicio y también para el daño indirecto, que es el que sufre otra persona de rebote. La persona que sufrió el daño puede requerir su reparación, pero en el caso de haber un tercero lesionado puede reclamar por sí, en los dos casos, daño directo o indirecto es resarcible.
5. **Daño actual o futuro**: La indemnización no solo debe cubrir los daños presentes, sino también los daños futuros, siempre que sea indudable que estos han de producirse.

2.1.1.2.- Clasificación del daño resarcible.

Se debe considerar los tipos básicos de daño resarcible:

2.1.1.2.1.- Daño patrimonial.

El daño patrimonial consiste en todo aquel perjuicio susceptible de apreciación monetaria. Se encuentra considerado en el artículo 1738° del Código Civil y Comercial de la Nación. Incluye:

1.- Daño emergente.

Comprende al daño que puede producirse tanto por la destrucción, deterioro o privación del uso o goce de bienes materiales como por los gastos que, en razón del evento dañoso, la víctima ha debido realizar.

En este punto no se evalúa el valor del bien comprometido, sino el interés que aquel satisfacía en la esfera patrimonial del damnificado, que puede o no coincidir con el valor objetivo del bien en sí mismo. Se encuentra comprometido dentro del resarcimiento las lesiones o incapacidades permanentes, físicas o psíquicas, totales o parciales, la indemnización se evalúa determinando un capital, de modo que las rentas cubran la disminución de la aptitud para realizar las actividades productivas, que se agote al término del plazo en que razonablemente pudo continuar realizando sus actividades. Se presumen los gastos médicos, farmacéuticos y por transporte que resultan razonables en función de la índole de las lesiones o la incapacidad. En el supuesto de incapacidad permanente se debe indemnizar el daño aunque el damnificado continúe ejerciendo una tarea remunerada. Esta indemnización procede aun cuando otra persona deba prestar alimentos al damnificado. (CCyC. Artículo 1746°)

2.- Lucro cesante.

Se presenta cuando el hecho impide al damnificado obtener ciertos lucros o ganancias, es decir algún tipo de ganancia desde el punto de vista económico.

Para el resarcimiento debe haber certidumbre y es necesario que la víctima aporte indicios precisos que permitan presumir la existencia del perjuicio cuyo resarcimiento persigue.

Dentro del lucro cesante está comprendida la incapacidad sobreviniente, por la posible imposibilidad de realizar tareas económicamente mensurables,

3.- Pérdida de chance.

Surge cuando a raíz del hecho se produce la frustración

de la posibilidad actual con que cuenta la víctima de que un acontecimiento futuro se produzca o no se produzca, sin que pueda saberse con certeza si, de no haberse producido el hecho dañoso, ese resultado esperado o temido habría efectivamente ocurrido.

"La pérdida de chance es indemnizable en la medida en que su contingencia sea razonable y guarde una adecuada relación de causalidad con el hecho generador". (CCyC. Artículo 1739°)

4.- Afectación de los derechos personalísimos de la víctima.

La indemnización incluye las consecuencias de la violación de los derechos personalísimos de la víctima, su integridad personal, su salud psicofísica, sus afecciones espirituales y las que resultan de la interferencia en su proyecto de vida. (CCyC. Artículo 1738°)

2.1.1.2.2.- Daño extrapatrimonial.

Herrera, Caramelo y Picasso (2016) en el Código Civil y Comercial de la Nación, comentado, Tomo IV, Libro III, en el comentario del artículo 1737°, página 444/445, dicen:

> "La afectación del bien (en la enunciación del artículo, la persona, el patrimonio, o un derecho de incidencia colectiva), que causa la lesión de los intereses que un sujeto de derecho tiene sobre él, presupone la lesión a cosas, derechos, bienes inmateriales con valor económico; pero también puede tratarse del proyecto existencial, la intimidad, el honor, etc., que constituyen para el derecho objetos de satisfacción no

patrimoniales."

Más adelante, continúan:

"Para describir el ámbito de cada uno de estos dos conceptos a través de un ejemplo, basta con imaginar un accidente de tránsito en el cual una persona sufre lesiones de gravedad en su integridad física. En este supuesto el perjuicio resarcible no es la lesión que padeció, sino las consecuencias derivadas de la afectación de los intereses que respecto de su integridad física tenía la víctima. Así, serán reparables:

a) los gastos de atención y tratamiento médico en que tuvo que incurrir (consecuencias patrimoniales que configuran un daño emergente);

b) la incapacidad sobreviniente (entendida como la pérdida de valores económicos futuros producto de la disminución de las aptitudes de la víctima para realizar tareas económicamente mensurables) y las ganancias que se vio privada de obtener por las curaciones a las que fue sometida (consecuencias patrimoniales que configuran un lucro cesante); y

c) la afectación de su integridad espiritual como consecuencia del hecho ilícito (consecuencias extrapatrimoniales que constituyen un daño moral).

Todas ellas son consecuencia, como se aprecia a primera vista, de la lesión que recayó sobre el mismo bien jurídico: la integridad física del damnificado que, a la postre, no constituye un daño jurídico."

Los daños extrapatrimoniales son aquellos que afectan a bienes o derechos asociados a la esfera íntima de la persona: la vida, el honor, la dignidad, la reputación, la propia imagen, la estima social o la salud física.

1.- Daño moral.

El llamado daño moral es mencionado en el Código Civil y Comercial de la Nación como consecuencias o daño no patrimonial. (CCyC. Artículo 1741°)

Pizarro (2004) dice que la consecuencia resarcible del daño moral, consiste en una modificación disvaliosa del espíritu, en el desenvolvimiento de su capacidad de entender, querer o sentir, que se traduce en un modo de estar diferente de aquel en el que se hallaba antes del hecho, como consecuencia de este y anímicamente perjudicial.

Solo puede reclamar el damnificado directo. Pero si el damnificado directo muere o sufre una gran discapacidad, también pueden reclamar, a título personal, los ascendientes, descendientes, el cónyuge y quienes convivan con él recibiendo trato familiar manifiesto.

El monto de la indemnización, se fija ponderando las satisfacciones sustitutivas y compensatorias.

2.- Indemnización por fallecimiento.

El artículo 1745° del Código Civil y Comercial de la Nación trata la indemnización por fallecimiento y establece que:

a. Se encuentra legitimado para reclamar su reparación quien haya realizado el gasto, aun cuando se encontrara obligado legalmente a hacerlo. Comprende los gastos por daño emergente, para la asistencia y posterior funeral del fallecido.
b. Corresponde la indemnización por alimentos del cónyuge, conviviente e hijos menores hasta los 21 años de edad, hijos incapaces o con capacidad restringida, aunque no hayan sido declarados tales judicialmente. Pueden existir otros damnificados pero deben producir la prueba del perjuicio que hayan sufrido como consecuencia de la muerte de la víctima
c. La muerte de un hijo menor se indemniza la perdida de chance de ayuda futura a sus padres o a quien tenga la guarda del menor y se pueden producir dos situaciones:
    - ✓ Si el hijo aun no realizaba aportes a sus padres pero existía la posibilidad cierta de ayuda futura se considera pérdida de chance;
    - ✓ El hijo fallecido ya realizaba aportes a sus padres se estaría en lucro cesante.

2.1.1.3.- Reparación plena o integral.

La reparación plena o integral es uno de los pilares fundamentales sobre los que se erige la responsabilidad por daños, pero solo lo admitido por el ordenamiento jurídico.

Se trata de disminuir los efectos perjudiciales del hecho, por medio de una indemnización que permita que el estado de cosas se acerque lo más posible al estado que se encontraba entes de sufrir el daño. Esta reparación, puede ser en dinero o en especie, la víctima puede optar por una u otra vía, excepto que sea parcial o totalmente imposible, excesivamente oneroso o abusivo, en cuyo caso se debe fijar en dinero.

En los casos en que el hecho ilícito haya afectado el honor, la intimidad o la identidad personal, el juez podrá ordenar la publicación de la sentencia, o de sus partes pertinentes, a costa del responsable. (CCyC, Artículo 1740°)

2.1.2.- Antijuricidad.

Código Civil y Comercial de la Nación dice:

Artículo 1717. Antijuridicidad.

Cualquier acción u omisión que causa un daño a otro es antijurídica si no está justificada.

La Antijuricidad importa un juicio de valoración normativo: se busca dilucidar si la norma jurídica justifica o no justifica el acto dañoso.

La antijuridicidad está configurada por la trasgresión de no dañar a otro de manera injustificada, es la conducta que viola el ordenamiento, que provoca daño en el patrimonio o en el espíritu. Hay contradicción entre el hecho de una persona y el ordenamiento jurídico

Tamayo Jaramillo (2006) expresa que la importancia de la antijuridicidad como presupuesto del deber de resarcir, reside en que la responsabilidad civil engloba todos los comportamientos ilícitos que por generar daño a tercero ocasionan, en quien lo ha causado, la obligación de indemnizar

Esto se debe a que actualmente el derecho de daños no centra su atención en el obrar del responsable, sino en la lesión sufrida por el damnificado.

Con anterioridad, el derecho de daños se fijaba en el obrar del responsable. En el período clásico, la responsabilidad civil se estructuraba en torno al principio de la culpa, interesa más la conducta del responsable que el perjuicio del dañado, se decía "*no hay responsabilidad sin culpa*". Se apoyaba en los cuatro clásicos requisitos necesarios y suficientes: antijuridicidad o ilicitud, el dolo (llamado elemento objetivo) o culpa (llamado elemento subjetivo), nexo causal y por cierto la existencia de un daño.

Bueres (1991) decía: "[...] *la antijuridicidad como concepto inicial supone un juicio de menosprecio al ordenamiento, comprensivo éste de las leyes, las costumbres, los principios jurídicos estrictos dimanantes del sistema y hasta las reglas del orden natural...la antijuricidad importa un obrar violatorio del alterum non laedere. Es decir que, particularmente, lo antijurídico es la conducta transgresora de la norma, en la medida en que hay una lesión o minoración de un interés jurídico resarcible (daño)*". [13]

La antijuridicidad puede provenir de un acto lícito o ilícito y para que surja responsabilidad se requiere del hecho del hombre, el acto que es el hecho efectuado por el hombre

Se distingue entre:

1. **Antijuridicidad formal**: es aquella que viola lo señalado por la ley, la antijuridicidad sólo existe si el hecho ha sido cometido contrariando la norma prohibitiva ordenadora del pertinente tipo delictivo, sin que concurra una causa de justificación.

---

[13] El principio *naeminem laedere* significa: "No dañar a nadie" o "A nadie dañar", es un principio general. El *alterun non laedere* significa: "No dañar a otro", implicaría una relación intersubjetiva.

La ilicitud penal rige en forma exclusiva el principio de la tipicidad.

2. **Antijuridicidad material**: cuando se trata de una conducta antisocial. Una acción es "materialmente antijurídica" cuando, habiendo transgredido una norma positiva, condición que exige el principio de legalidad, lesiona o pone en peligro un bien jurídico que el derecho quería proteger.

   En la ilicitud civil, la conducta antijurídica puede ser típica o atípica.

Se puede decir que en el campo del derecho penal, una conducta es antijurídica cuando vulnera el tipo descripto en la norma, es decir que la antijuridicidad es formal. En el campo de la responsabilidad civil, éste criterio, criterio formal, que antes se encontraba contenido en el Código Civil de la República Argentina, Artículo 1066°, fue dejado de lado, por numerosas causas de daños, lo que tornaría difícil establecer una tipicidad como en el Derecho Penal.

La preocupación por juzgar la conducta del agente, antijuridicidad formal, se pasa a la preocupación por juzgar el daño en sí mismo, la preocupación es resarcir todo daño sufrido y prevenir ciertos daños previsibles.

El criterio de tinte subjetivo confunde la antijuridicidad con culpabilidad. El criterio de la antijuridicidad en sentido material, sostiene que la acción u omisión es antijurídica cuando se vulnera un derecho subjetivo; pero traslada el problema a otro mayor, el criterio para determinar cuándo un individuo es titular de un derecho subjetivo, donde se cruzan los intereses de hecho, pero no reprobados jurídicamente, también los intereses difusos.

En este contexto empieza a desarrollarse otro criterio, avalado por toda la doctrina civilista y es entender la antijuridicidad en sentido objetivo. Criterio objetivo de antijuridicidad, que resulta es superador de los anteriores, y entiende que, una acción u omisión es antijurídica cuando vulnera un interés merecedor de tutela, es decir viola el genérico deber jurídico de no causar daño a otro, el *alterum non laedere*. Se apunta más al daño injustamente sufrido que al injustamente causado.

En el campo de la responsabilidad civil es suficiente un mínimo de responsabilidad subjetiva, para poder decir que el hecho ha sido conducido por el impulso del agente. De nodo que no quedan comprendidos dentro del concepto de acción **a)** Los actos en que una persona actúe como un objeto inerte movido por una fuerza ajena que se torne irresistible; **b)** Los actos reflejos y todos aquellos actos en los cuales se pueda demostrar que no ha existido participación alguna del psiquismo del sujeto.

Los elementos para que exista antijuridicidad son:

1. Voluntariedad del acto;
2. Reprobación de la ley;
3. Daño;
4. Intención dolosa o culposa del agente.

2.1.2.1.- La antijuridicidad como elemento para habilitar la acción preventiva.

El ordenamiento jurídico consagra que toda persona tiene el deber, dentro de lo que de ella dependa, de no causar daño injustificado a otros, adoptar, conforme a las circunstancias, las medidas necesarias para evitar que se produzca y no agravar el daño si ya se produjo. Además, que procede la acción preventiva frente a cualquier acción u omisión antijurídica y para ello debe ser previsible la producción del daño. En la prevención del daño basta con la prueba de un hecho dañoso sin necesidad que medie un factor de atribución. Para esta tutela preventiva no es preciso que se haya efectivizado un daño, basta la amenaza. En el mismo sentido, el Código otorga al juez interviniente en la acción preventiva amplio poder con el fin de que adopte las medidas necesarias para evitar el perjuicio. (CCyC. Artículos 1710°, 1711° y 1713°)

2.1.2.2.- La antijuridicidad como elemento para habilitar la acción resarcitoria.

La normativa establece que cualquier acción u omisión no justificada que causa un daño será antijurídica, con lo cual basta con que se viole el deber general de no dañar a otro. A diferencia de lo que ocurre en el derecho penal, el ilícito civil es atípico, porque no es necesario que la ley describa en cada caso con detalle la conducta prohibida. Existe como excepción el caso de la responsabilidad obligacional, en este caso el daño resulta de una obligación preexistente, que establece que el deudor estaba obligado a ejecutar.

Aceptada la idea que la distinción de contractual y extracontractual se encontraba en crisis, se establece la unidad del régimen de responsabilidad civil, cualquiera que sea la fuente del deber de reparar el daño, sea el incumplimiento de una obligación o del deber general de no dañar, da lugar a la reparación del daño causado. Producida una conducta humana antijurídica, para que exista la obligación de reparar el daño, debe ser atribuida al sujeto e imputada al mismo, por haber faltado al deber de no dañar a otro, o el incumplimiento de una obligación. (Artículos 1716° y 1717° CC y C)

El beneficiario puede recurrir a todos los medios legales para exigir el cumplimiento de la obligación, hacérselo procurar por otro a costa del deudor, para obtener del deudor las indemnizaciones correspondientes. Si el deudor cumplió con la obligación se encuentra liberado y puede rechazar las acciones del acreedor. (CCyC. Artículos 730° y 731°)

1.- Antijuricidad en el cumplimiento obligacional.

Cuando la antijuridicidad proviene de un acto lícito, es por el incumplimiento de una obligación, el deudor deberá afrontar las consecuencias que establecen las normas, corresponde al ámbito de la responsabilidad civil que es un fenómeno resarcitorio unitario, que reconoce como núcleo del sistema al daño y que se manifiesta en dos ámbitos diversos el contractual y extra contractual.

2.- Incumplimiento obligacional.

Puede ser:

Incumplimiento obligacional absoluto: es el incumplimiento definitivo del deudor. En este caso puede darse dos posibilidades:

a) Que la imposibilidad de cumplir con la obligación no sea imputable al deudor, se produce la imposibilidad de cumplimiento, la obligación queda extinguida para ambas partes;

b) Si la imposibilidad de cumplimiento es imputable al deudor, puede:

1) La obligación continua vigente, el acreedor debe perseguir el valor dinerario correspondiente de la prestación incumplida;

2) El acreedor podrá reclamar la indemnización por mayores daños que haya sufrido ante el incumplimiento de la obligación imputable al deudor.

Incumplimiento obligacional relativo: el deudor cumple con la obligación, pero no alcanza lo pactado en cuanto a modo, tiempo y lugar.

2.1.2.3.- Causas de justificación de la antijuridicidad.

Las causas de justificación tienen por efecto impedir la configuración del obrar ilícito, excluyen la antijuricidad, están previstas por la ley y representan las causas que obedecen al principio de que, en el conflicto entre dos bienes jurídicos, se protege el de entidad superior.

1.- En ejercicio regular de un derecho.

Cuando el derecho ha sido ejercido en forma regular por su titular, aun cuando ocasione con ello un daño a otro, no existirá antijuridicidad en la conducta sea esta activa u omisiva. (CCyC. Artículo 1718°, inciso a)

En esta situación se encuentra quien corta las raíces del árbol de un vecino que penetran en su inmueble (CCyC. Artículo 1982°)

Esta justificación tiene como límite el ejercicio abusivo del derecho, por ser contrario a los fines del ordenamiento jurídico por exceder los límites impuestos por la buena fe, la moral y las buenas costumbres. (CCyC. Artículos 9° y 10°)

2.- Legítima defensa.

En la legítima defensa el estado autoriza a quien se encuentra en la necesidad de defender sus derechos o los de un tercero sin posibilidad de contar con el auxilio de la justicia pública.

Para la justificación requiere que sea una defensa propia o de un tercero ante una agresión ilícita, actual o inminente y no provocada por parte del que se defiende o del tercero contra quien se dirige la agresión, usar un medio racionalmente proporcionado, implica no responder con disparos de arma de fuego ante un empujón.

Si el tercero, que no fue agresor ilegítimo, sufriera daños como consecuencia del hecho que realizó en legítima defensa tiene derecho a obtener una reparación plena. (CCyC. Artículo 1718°, inciso b)

Requisitos: a) Agresión ilegítima; b) Empleo de un medio racional para impedir o repeler la agresión; c) Falta de provocación suficiente por parte de quien se defiende.

Exceso en la legítima defensa.

Falta el empleo de un medio racional o proporcional para para impedir o repeler la agresión: la consecuencia es la responsabilidad por el daño causado al agresor.

3.- Estado de necesidad.

Es la situación jurídica de quien se encuentra en una situación de peligro, que no ha contribuido a causar y genera una amenaza, para él o para un tercero, de sufrir un daño actual o inminente. La única posibilidad para evitar el daño es la producción de otro menor, si opta por causar un daño menor al perjuicio que intenta evitar, habrá obrado en legítima defensa, y su acción no será antijurídica. En este caso, el damnificado tiene derecho a ser indemnizado en la medida en que el juez lo considere equitativo. (CCyC. Artículo 1718°, inciso c)

El estado de necesidad se distingue de la legítima defensa por cuanto aquí el perjudicado es una persona ajena al hecho.

Requisitos:

a. Situación de peligro grave, actual y de inminente realización o consumación;
b. El peligro no debe ser imputable al autor del daño;
c. No debe existir otra manera de eludir el peligro;
d. El daño que se procura evitar debe ser cuantitativa o cualitativamente superior al que se ocasionaría.

2.1.2.4.- Consentimiento del damnificado.

El principio de autonomía permite al damnificado de un daño consentir en forma libre e informada, siempre que no constituya una cláusula abusiva, el daño sufrido, eliminando en esta forma la responsabilidad del hecho o la omisión dañosa. En los casos de contratos de adhesión se excluyen las cláusulas abusivas y se encuentran bajo control judicial y en el derecho de consumo. (CCyC, Artículos 988°, 989°, 1119°, 1122° y 1720°)

Pero no todo consentimiento del damnificado excluye la responsabilidad del acusado, puede admitir que se produzca daños en los bienes patrimoniales, pero no en los bienes personalísimos que son relativamente disponibles. La regla es la libertad, por eso De Lorenzo (2011) dice que el límite de libertad de actuación individual o de autodeterminación está en que no se perjudique intolerablemente la dignidad de la persona humana. El límite a la posibilidad de disponer lo constituye que el consentimiento no sea contrario a la ley, la moral o las buenas costumbres. Además, es interpretación restrictiva y libremente revocable. (CCyC. Artículo 55°)

2.1.3.- Factores de atribución de responsabilidad.

El Diccionario de la lengua española define, en su tercera acepción, **atribuir** como: "*nombrar*", "*señalar*", mientras que **imputar** lo define como: "*Atribuir a alguien la responsabilidad de un hecho reprobable*".

Los criterios legales para imputar el daño a uno o más responsables, son llamados factores de atribución. Es la razón jurídica que justifica el desplazamiento de las consecuencias del daño sobre el autor del acto o hecho que lo causó.

A través de los factores de atribución se adquiere el fundamento que determinará el deber de una persona a resarcir el daño sufrido por la víctima, El factor de atribución es un juicio de valor que determinará qué persona debe responder frente al damnificado ante la ocurrencia de un daño.

Pizarro y Vallespinos (2017) sostienen que: "*Nosotros pensamos que la responsabilidad por daños plantea en esencia, no sólo una cuestión de injusto padecimiento del daño, sino de injusta causación del mismo, y de la consiguiente atribución de sus consecuencias a un tercero: el responsable*".

La normativa establece que los factores atributivos de responsabilidad son dos, uno de tipo subjetivo y otro objetivo, se establece que en los casos en que la norma no aclare este punto, el factor de atribución es la culpa (CCyC. Artículo 1721°)

El factor de atribución subjetivo asigna responsabilidad por el hecho propio (dolo o culpa) del agente que causa el daño, mientras que el factor de atribución objetivo alude a una atribución de responsabilidad objetiva que no se basa en el obrar del agente, sino en acciones de terceros o en el riesgo implícito en las cosas que están bajo su guarda.

2.1.3.1.- Factor de atribución subjetivo.

Asigna responsabilidad por el hecho propio (dolo o culpa) del agente que causó el daño, es la valoración de la conducta. Son factores subjetivos de atribución la culpa y el dolo.

La culpa consiste en la omisión de la diligencia debida según la naturaleza de la obligación y las circunstancias de las personas, el tiempo y el lugar. Comprende la imprudencia, la negligencia y la impericia en el arte o profesión.

El dolo se configura por la producción de un daño de manera intencional o con manifiesta indiferencia por los intereses ajenos. (CCyC. Artículo 1724°)

Los factores subjetivos, el dolo y la culpa, se encuentran comprendidos dentro de la genérica denominación de culpabilidad, lo que se pretende es valorar la conducta de la persona que ha producido el daño injustificadamente.

Es importante considerar la valoración de la conducta, teniendo en cuenta que cuanto mayor sea el deber de obrar con prudencia y pleno conocimiento de las cosas, mayor es la diligencia exigible al agente y la valoración de la previsibilidad de las consecuencias. Constituye un principio aplicable a profesionales, técnicos o a quienes recibieron una educación superior. Tiene en cuenta las condiciones especiales del agente para estimar el mayor deber de previsión. (CCyC. Artículo 1725; 1er párr.)

El artículo 1725 en el 2do y 3er párrafo del Código Civil y Comercial de la Nación, norman que en los contratos no se toma en cuenta la condición especial de las partes, salvo en aquellos que suponen una confianza especial (contratos médicos, etc.) caso en el cual estas condiciones especiales también son tomadas en cuenta, junto con las circunstancias de las personas, el tiempo y el lugar (CCyC. Artículo 773°) para elaborar el parámetro de comparación que sirve de base al juicio de culpabilidad. Teniendo presente que la relación causal se aprecia, en todos los casos, en forma objetiva y abstracta, prescindiendo de la valoración de la conducta del agente.

En la previsibilidad de los daños lo que la caracteriza es la falta de precaución o el descuido del autor, no prevé como posible el resultado dañoso, negligencia, o porque el autor ha sido temerario, imprudencia.

Solo se puede indilgar culpa o dolo a quien sea imputable, por haber actuado voluntariamente, es decir mediante un acto voluntario que se manifiesta por un hecho exterior y está ejecutado con discernimiento, intención y libertad. (CCyC. Artículo 260°)

- **El discernimiento** está ligado a la facultad de conocer, aptitud de la inteligencia que permite distinguir lo verdadero de lo falso, lo justo de lo injusto, lo conveniente de lo inconveniente de las acciones humanas. Se adquiere con la incorporación de cultura y la maduración cronológica del ser humano.

- **La intención** es el propósito de hacer algo, la aptitud para entender el acto concreto que se realiza, colabora el discernimiento
- **Libertad** es la posibilidad de elegir entre opciones.

Un acto involuntario es el que no tiene discernimiento y se produce en quien, al momento de realizarlo, está privado de la razón, en persona menor que no ha cumplido 10 años, en persona menor que no ha cumplido 13 años, sin perjuicio de lo que establezcan las disposiciones especiales. (CCyC. Artículo 261°)

En el artículo 1724 del Código Civil y Comercial de la Nación establece que la culpa comprende la imprudencia, negligencia y la impericia en el arte o profesión.

1.- **La imprudencia** es tomar una acción la cual debía abstenerse, acción inadecuada o precipitada, es exceso de obrar (*Hacer de más*). La imprudencia se suele confundir con iatrogenia (Del griego "Iatros": médico; "génesis": origen, crear), que es un daño no deseado en la salud que puede llegar a causar la muerte, por un acto médico legítimo, destinado a curar o mejorar una patología determinada, causado por efecto secundario inevitable. Es el resultado no deseado de una terapéutica adecuada, sería un caso fortuito excepto disposición en contrario. (CCyC. Artículos 1730°, 1733°)

2.- **La negligencia** es la omisión, conducta contraria a las normas que imponen determinado comportamiento atento, previsor e diligente, y por el contrario no toma las debidas precauciones, no hace lo necesario o lo hace insuficientemente (*Es hacer de menos*)

3.- La impericia es la incapacidad para el ejercicio de una función determinada, arte o profesión, falta de conocimiento, experiencia y habilidad para realizar determinadas acciones que podrían perjudicar al paciente por una conducta precipitada o irreflexiva, que es llevada a cabo sin prever las consecuencias. (*Es hacer mal*)

4.- Inobservancia de reglamentos y deberes a su cargo de acuerdo al Código penal de la Nación argentina, comprenden todas las disposiciones de carácter general dictadas por la autoridad competente en la materia de que se trate.

Respecto del dolo hay que considerar:

1. **Dolo directo**: La intención se evidencia como finalidad inmediata de la conducta del agente. Se produce cuando un sujeto se representa en su conciencia el hecho típico, es decir, constitutivo de delito. El autor tiene el total control mental de querer y saber cuál es la conducta típica que se plantea realizar y la comete, independientemente de que aquella acción dé sus resultados
2. **Dolo indirecto**: El daño final es el resultado de una conducta que fue ejecutada con una finalidad diferente, pero voluntariamente afrontada con la acción. Se materializa cuando el sujeto se representa el hecho delictivo, pero no como un fin, sino como un efecto inevitable, necesario para actuar o desarrollar la conducta típica. Hiere a otra persona en el hecho, lo que no quería hacer.

3. **Dolo eventual**: El agente realiza su conducta con total indiferencia a la producción de las consecuencias dañosas que puede provocar su proceder. El posible resultado dañoso no es perseguido por aquel se lo representa internamente, pero desdeña las posibles consecuencias perjudiciales de su obrar. Cuando el sujeto se representa el hecho que podría llegar a ocurrir; no obstante, actúa aceptando dicha posibilidad.

2.1.3.1.1.- Dispensa anticipada de responsabilidad.

Existen límites a la posibilidad que las partes pacten anticipadamente cláusulas con una limitación o exoneración de responsabilidad. (CCyC. Artículo 1743°) Las partes no pueden pactar una dispensa anticipada referida a la lesión de los derechos indisponibles, como los derechos personalísimos, siempre que no sea contrario a la ley, la moral y las buenas costumbres, leyes imperativas o abusivas. (CCyC. Artículo 55°) La excepción es en lo referente al propio cuerpo, que será válida con el consentimiento de la víctima, si son bienes renovables o en el caso que se trate de una indicación terapéutica que no pueda ser reemplazada por otra medida. (CCyC. Artículo 56°)

Son también inválidas si liberan anticipadamente, en forma total o parcial, el daño sufrido por dolo del deudor o por las personas por las cuales debe responder.

Nada impide a la renuncia del acreedor de los efectos dañosos del dolo ya producido, es una renuncia de derechos.

2.1.3.1.2- Prueba de los factores de atribución

El demandante debe probar la culpa o el dolo (CCyC. Artículo 1734°), no obstante el juez se encuentra facultado para aplicar la teoría de las cargas probatorias dinámicas, ponderando cuál de las partes se halla en mejor situación para aportarla. (CCyC. Artículo 1735°)

En el caso de incumplimiento de lo convenido por las partes, en donde el deudor debe obtener un resultado, estamos ante una responsabilidad objetiva, y basta que el damnificado demuestre insatisfacción para acreditar el factor de atribución. (CCyC. Artículo 1723°)

En la obligación de medios, el acreedor debe demostrar la culpa del deudor, tanto el factor de atribución (negligencia) como el incumplimiento.

La prueba de los eximentes está a cargo de quien las alegue (CCyC. Artículo 1734°)

2.1.3.1.3- Jurisprudencia.

Cámara Nacional de Apelaciones en lo Civil
Sala/Juzgado: E.

Fecha: 21-ago-2020

D. L. L. y otro c/ R. J. y otros s/ daños y perjuicios

El Tribunal dijo:

"*...Juzgo que la influencia causal de la demora en la realización del diagnóstico correcto y en la implementación del tratamiento adecuado en el curso de la enfermedad del Sr. U. que concluyó con el lamentable resultado de la pérdida de su ojo derecho, no puede ser analizada en forma aislada, sino que debe ser considerada juntamente con las restantes pruebas vertidas que traen luz sobre lo acontecido* *en aquel momento. Y es así que en base al dictamen del Cuerpo Médico Forense ha quedado evidenciado el obrar negligente de los demandados al obviar efectuar estudios complementarios que hubiesen permitido corroborar o descartar la existencia de un cuerpo extraño intraocular. Pues como ya se señaló, en la especie existía una relación inversa entre el tiempo transcurrido y la posibilidad de recuperar la visión. Máxime si se tiene en cuenta los antecedentes personales del Sr. U. -Hepatitis C-, los que requerían extremar aún más los recaudos...".*

"...la incompleta confección de la historia clínica genera una presunción judicial de culpa que impone al establecimiento asistencial demandado la obligación de aportar prueba en contrario para exculpar su responsabilidad (conf. CNCiv., Sala G, 26/09/2000, La Ley, 2001-A, 118)...".

"...Se trata así de un caso en el que el daño se presenta por la peor situación en que la negligencia profesional colocó al paciente para enfrentar su dolencia con mejores posibilidades de éxito que sería indemnizable a título de pérdida de chances de curación (Aníbal N. Piaggio, Azar y certeza en el Derecho de Daños, ED, 152-817)...".

Fuente: Microjuris (05-10-2020) La mala praxis se paga: Consultado el 03/08/2021, de https://aldiaargentina.microjuris.com/2020/10/05/71951/

2.1.3.2.- Factor de atribución objetivo.

El factor de atribución objetivo alude a una atribución de responsabilidad objetiva que no se basa en el obrar del propio agente que responde, sino en acciones de terceros o en el riesgo implícito en las cosas que están bajo su guarda.

Se caracteriza por fundar la atribución del hecho en sentido estricto o de incumplimiento obligacional en parámetros objetivos de imputación, con total abstracción de la idea de culpabilidad. El responsable se libera demostrando la causa ajena, excepto disposición legal en contrario. (CCyC. Artículo 1722°)

Deja de lado la culpabilidad, responde sobre la base de criterios sobre equidad, la obtención de un provecho a partir de un riesgo creado, etc., sin reproche sobre la conducta, la culpa no es criterio ni de imputación ni de eximición de responsabilidad.

Un incumplimiento se configura de forma distinta si el deudor se obliga a actuar diligentemente para poder llegar a un resultado, pero sin garantizarlo, obligación de medios, el incumplimiento surge del actuar negligente y debe acreditarse su culpa. Cuando el deudor asegura la finalidad para satisfacer los deseos del acreedor, obligación de resultado, la no obtención del resultado debido configurará, por sí misma, su incumplimiento.

Para determinar cuándo se está ante una obligación de resultados o de medios, se debe considerar:

a) Si la prestación de un servicio consiste en procurar al acreedor cierto resultado concreto, con independencia de su eficacia, o cuando de las circunstancias de la obligación, o de lo convenido por las partes, surge que el deudor debe obtener un resultado determinado, su responsabilidad es objetiva. (CCyC. Artículos 774, inc. b y c. y 1723°)
b) Si la prestación de un servicio consiste en realizar cierta actividad, con la diligencia apropiada, independientemente de su éxito, será obligación de medios y la responsabilidad subjetiva.

El demandado, en la responsabilidad objetiva, deberá acreditar las causales de eximición para no resultar condenado a la reparación, demostrando la ruptura del nexo causal que aniquila la presunción de responsabilidad en su contra. Así, podrá eximirse alegando hecho de la víctima, hecho de un tercero por quien no debe responder, caso fortuito o fuerza mayor, que la cosa que causó el daño no era riesgosa, o fue usada en contra de la voluntad del dueño o guardián; que no había relación de dependencia, etc.

2.1.3.2.1.- Causa ajena.

En el caso de factor de atribución objetivo la culpa del agente es irrelevante para atribuir responsabilidad y se libera demostrando causa ajena, salvo que exista una disposición en contrario. (CCyC. Artículo 1722°)

Los supuestos de causa ajena, que pueden, según los casos, exonerar total o parcialmente al agente, son el hecho de la víctima, el de un tercero por el cual no se debe responder y el caso fortuito o fuerza mayor.

a.- Hecho del damnificado.

Hay causa ajena cuando el damnificado despliega una conducta apta para producir total o parcialmente el resultado dañoso, como cuando el paciente no sigue las prescripciones médicas. La influencia total o parcial en la producción del daño por parte del damnificado, deberá ser evaluada y se determinará si la responsabilidad el deudor es excluida o limitada por la influencia del accionar del damnificado,

En la medida que el hecho del damnificado haya contribuido en la producción del hecho dañoso, será la proporción que deberá soportar y quedará sin resarcir por parte del deudor

b.- Caso fortuito o fuerza mayor.

"Se considera caso fortuito o fuerza mayor al hecho que no ha podido ser previsto o que, habiendo sido previsto, no ha podido ser evitado." (CCyC. Artículo 1730°) El caso fortuito y a la fuerza mayor el Código Civil y Comercial de la Nación los trata como sinónimos, considerando que ambos tienen los mismos efectos.

En ambos supuestos se está haciendo referencia a la misma cosa: un hecho que, por resultar imprevisible o inevitable, fractura totalmente la cadena causal, se constituye en la verdadera causa adecuada de los daños sufridos por la víctima y exime de responsabilidad, excepto disposición en contrario.

Sus características son:

1. **Imprevisibilidad**: en estos casos se debe considerar que podría haber previsto un hombre medio si se hubiera encontrado en las circunstancias que estaba el agente.
2. **Inevitabilidad**: al ser imprevisto también, forzosamente, es inevitable. Cuando el hecho ha sido previsto, se constituirá como caso fortuito o fuerza mayor en tanto y en cuanto constituya un obstáculo invencible, es decir, que el sindicado como responsable no pudo vencer o superar.
3. **Hecho ajeno del agente**: que no ocurra por acción u omisión del agente, ni de una contingencia propia del riesgo de la cosa o de la actividad (Este punto surge del artículo 1733, incisos d y e, CCyC)

c.- Hecho de un tercero.

El sindicado como responsable no responde por el hecho de un tercero, en forma total o parcial, siempre el hecho reúna las características de caso fortuito. Si esto no ocurre el demandado y el tercero responden ante la víctima

2.1.3.2.2.- Algunos factores de atribución objetivo.

Los factores de responsabilidad objetivos constituyen un registro abierto que admite nuevas incorporaciones en la medida que así lo requiera las nuevas necesidades de la sociedad. Se consideran algunos factores:

1.- Factor de atribución objetivo: Riesgo creado.

En nuestra normativa se encuentra tratado en el artículo 1757° del Código Civil y Comercial de la Nación

Hay riesgo cuando se aumenta la posibilidad de producir un daño. La teoría del riesgo creado es una fuente de obligaciones reconocida en algunos códigos de este siglo, por virtud de la cual, aquel que hace uso de cosas peligrosas, debe reparar los daños que cause, aun cuando haya procedido lícitamente.

En el caso de la responsabilidad objetiva, se parte de la hipótesis de que la fuente de obligaciones es el uso lícito de cosas peligrosas, que por el hecho de causar un daño, obligan al que se sirve de ellas, que puede ser el propietario, el usufructuario, el arrendatario, o el usuario en general, a reparar el daño causado.

El desarrollo industrial y la producción en gran escala crean una situación propicia para provocar daños. Las cosas de que se sirven pueden ser riesgosa por:

a) Naturaleza y constituyen un peligro para terceros. El daño es la mera consecuencia o derivación del vicio propio de la cosa; Como mencionan Pizarro y Vallespinos (2004) la cosa que no es peligrosa o riesgosa se ve potenciada por la conducta del responsable;
b) El riesgo de la actividad puede ser por su propia naturaleza o por la mecánica de su realización.

a.- Daño por cosas riesgosas o viciosas y el accionar del responsable.

Centra la atención en aquellos supuestos en que el daño es ocasionado por las cosas viciosas o riesgosas que intervienen en la producción del resultado, sea por su naturaleza o por la conducta del responsable hace posible la producción de un daño.

En los daños ocasionados por las cosas riesgosas o por el defecto de la cosa la responsabilidad es objetiva, y por ello la conducta subjetivamente reprochable del agente es irrelevante a los fines de imputarle responsabilidad. El factor de atribución aplicable es el riesgo.

Para para eximirse de responsabilidad el responsable deberá acreditar la causa ajena, hecho de la víctima, de un tercero por el cual no debe responder o el caso fortuito o fuerza mayor. (CCyC. Artículos 1722°, 1729°, 1730° y 1731°)

No son eximentes la autorización administrativa para el uso de la cosa o la realización de la actividad, ni el cumplimiento de las técnicas de prevención. (CCyC, Artículos 1717° y 1757°)

A la víctima le bastará con acreditar el contacto material entre el hecho de la cosa y el daño, para que surja la presunción que el accionar de la cosa viciosa o riesgosa fue la que, conforme el curso normal y ordinario de los acontecimientos, produjo el resultado. (Adecuación causal)

b.- Daño causado por actividades riesgosas.

Una actividad es riesgosa cuando, por su propia naturaleza, energía nuclear, o por las circunstancias de su realización, genera un riesgo o peligro para terceros.

El dueño y el guardián son responsables concurrentes del daño causado por las cosas. Quien realiza la actividad, se sirve u obtiene un provecho de ella, debe resarcir el daño ocasionado, el responsable debe tener el uso, la dirección y el control de la cosa. (CCyC. Artículo 1758°) [14]

Pizarro (2006) dice que es preciso que el ejercicio del poder sobre la cosa sea autónomo e independiente respecto de cualquier otra persona, por lo que, quien utiliza o emplea la cosa siguiendo las instrucciones o directivas de otro, no asume la condición de guardián.

c.- Autorización legal para utilizar la cosa o actividad riesgosa.

En general la utilización de cosas y actividades riesgosas son admitidas por el ordenamiento jurídico, pero se volverán ilícitos cuando el accionar de esta última ocasione un daño a un tercero (CCyC. Artículo 1717)

d.- Sujetos responsables.

---

[14] Guardián es quien se sirve de la cosa, ejerciendo, de manera autónoma, el poder de control y gobierno de ella, aunque no pueda llegar a servirse de la cosa.

"El dueño y el guardián son responsables concurrentes del daño causado por las cosas. Se considera guardián a quien ejerce, por sí o por terceros, el uso, la dirección y el control de la cosa, o a quien obtiene un provecho de ella. El dueño y el guardián no responden si prueban que la cosa fue usada en contra de su voluntad expresa o presunta. En caso de actividad riesgosa o peligrosa responde quien la realiza, se sirve u obtiene provecho de ella, por sí o por terceros, excepto lo dispuesto por la legislación especial". (CCyC. Artículo 1758°)

Es decir, un eximente para el guardián la pérdida de la guarda no voluntaria, en casos que el dueño o guardián haya sido privado de la cosa por el obrar de un tercero y cuando la cosa fue usada en contra de su voluntad expresa o presunta

2.- Factor de atribución objetivo: Equidad.

La equidad es la justicia al caso concreto, es una actividad cotidiana de los magistrados en la administración de justicia. Es un juicio de valor que realizan los magistrados al momento de resolver una causa, aplicando el criterio general de justicia al caso concreto.

El factor objetivo equidad se aplica principalmente cuando un daño se produce por un acto involuntario, que es el ejercido con falta de discernimiento por: a) quien al momento de realizarlo esta privado de razón; b) el acto ilícito de la persona menor de edad que no ha cumplido diez años; c) el acto lícito de la persona menor de edad que no ha cumplido trece años, sin perjuicio de lo establecido en disposiciones especiales. (CCyC. Artículo 261°)

El autor del daño causado por un acto involuntario responde por razones de equidad y establece la aplicación de otro artículo (CCyC. Artículo 1750°) lo cual permite al juez atenuar en más o en menos la responsabilidad, teniendo en cuenta el patrimonio del deudor, la situación personal de la víctima y las circunstancias del hecho. Facultad que no es aplicable en caso de dolo del responsable. (CCyC, Artículo 1742°) La atenuación se aplica a pedido de parte y nunca de oficio.

3.- Factor de atribución objetivo: Abuso del derecho.

El abuso del derecho es el que contraría los fines del ordenamiento jurídico o el que excede los límites impuestos por la buena fe, la moral y las buenas costumbres. Contraría lo razonable y lo justo. Para que se configure se requiere que un derecho sea ejercido de un modo injusto, inequitativo o irrazonable, con afectación de los derechos de otros. Es decir:

1. Una conducta permitida por el derecho objetivo, pero ejercida en forma irregular;
2. Que exista imputabilidad en el sujeto que ejerce ese derecho;
3. Que con ese ejercicio no funcional del derecho, se haya ocasionado un daño injusto a un tercero

El juez debe ordenar lo necesario para evitar los efectos del ejercicio abusivo o de la situación jurídica abusiva y, si correspondiere, procurar la reposición al estado de hecho anterior y fijar una indemnización. (CCyC. Artículo 10°)

El ejercicio de un derecho en forma irrestricta, sin límites y sin respeto por el otro constituye el abuso del derecho, se produce cuando: a) Funda el acto abusivo en la intención de perjudicar a otro, sin beneficio; b) Cuando se ejerce en forma opuesta a los fines económicos y sociales que las leyes que los contienen.

El abuso del derecho es un factor de atribución objetivo ya que para determinar la responsabilidad de quien ha incurrido en él, es irrelevante la prueba que se actuó sin culpa.

2.1.3.2.3.- Jurisprudencia.

Juzgado Civil 27. Buenos Aires.
Dr. Juan Martín Alterini. Juez
20 de noviembre de 2018
82324/2016 Burgos, Ivana Yolanda c/ THK Medios SA y otro s/Daños y perjuicios

"*...En el caso, la actora ha sido vinculada a un suceso lamentable para nuestro orden democrático que se constituye en una agresión al Sr Presidente de la Nación y a la Sra. Gobernadora de la Provincia de Buenos Aires, a meses de haber asumido sus mandatos constitucionalmente establecidos...*".

"...La libertad de expresión tiene un campo de acción más amplio que la libertad de información (Tribunal Constitucional Español, 104/1986 y 139/2007) porque no comprende, como ésta, la comunicación de hechos, sino la emisión de juicios, creencias, pensamientos y opiniones de carácter personal y subjetivo..."

"*...Empero, cuando se verifica un exceso en los términos utilizados o, de igual modo, el abuso de dicha libertad o derecho, y se dan a conocer falsas imputaciones, el editor no puede quedar exento de responder civilmente por ello (in re Fallos: 308:789) toda vez que no puede considerarse una obstrucción o entorpecimiento de la prensa libre y de sus funciones esenciales, la exigencia de que su ejercicio resulte compatible con el resguardo de la dignidad individual de los ciudadanos, impidiendo la propalación de* *imputaciones que puedan dañarla injustificadamente (Fallos: 319:3085; Fallos: 316:1623 y Fallos: 315:1699)...*"

"*...Entonces, la veracidad de la información no va dirigida tanto a la exigencia de una rigurosa y total exactitud en la información cuanto a negar la garantía o protección constitucional a quienes, defraudando el derecho de todos a recibir información veraz, actúan con menosprecio de la veracidad o falsedad de lo comunicado, comportándose de manera negligente e irresponsable al transmitir como hechos verdaderos simples rumores carentes de toda constatación o meras invenciones o insinuaciones sin comprobar su realidad mediante las oportunas averiguaciones propias de un profesional diligente, lo que ha de entenderse sin perjuicio de que su total exactitud pueda ser controvertida o se incurra en errores circunstanciales que no afecten a la esencia de lo informado...*"

"*...No son eximentes la autorización administrativa para el uso de la cosa o la realización de la actividad, ni el cumplimiento de las técnicas de prevención". Por su parte, el art. 1758 delimita los sujetos responsables y en referencia a la actividad riesgosa dispone "(...) En caso de actividad riesgosa o peligrosa responde quien la realiza, se sirve u obtiene provecho de ella, por sí o por terceros, excepto lo dispuesto por la legislación especial".*

"*...Sea la atribución objetiva, que emana del sistema de responsabilidad civil vigente también en lo que refiere al derecho del Consumo (Ley 24.240, art. 42, CN, entre otras) o bien sea a título de culpa o desprecio por la exactitud de las noticias brindadas y su impacto en la actora (1725, CCYC, y concs.), lo cierto es que como señalé en el caso de autos, sin obrar de una manera adecuada, se transmitió* *información falsa, utilizando la imagen de la actora como destinataria directa del evento con el que ninguna vinculación tuvo....*".

2.1.4.- Relación de causalidad.

Pizarro-Vallespinos (1999) definen la relación de causalidad diciendo:

> "*la necesaria conexión fáctica que debe existir entre la acción humana y el resultado dañoso producido se denomina relación de causalidad*".

La relación de causalidad permite unir un hecho con un resultado y permite identificar al autor que deberá responder civilmente por el daño injusto que ha causado a la víctima.

2.1.4.1.- Causalidad jurídica.

La relación causal es la conexión de un hecho dañoso con el sujeto a quien se le atribuye, el problema jurídico de la conexión causal consiste en determinar, de acuerdo a lo establecido por la ley, cuándo o con qué criterio un resultado debe ser atribuido a una persona determinada.

El haber determinado a quien se atribuye un hecho, es independiente de la juridicidad y antijuridicidad de la conducta del agente y del juicio de reproche subjetivo (culpabilidad) que pudiera corresponder (Pizarro, Vallespinos 1999)

López Mesa (2008) sostiene que "*[...] la relación de causalidad es un elemento necesario, imprescindible en todos los casos de responsabilidad civil. Sin que queden excluidos aquellos que se fundamentan en la responsabilidad objetiva o responsabilidad sin culpa. En éstos se prescinde de la culpa pero no del vínculo de causalidad*".

Picasso y Sáenz (2015) dice que la relación causal es: "*[...] uno de los elementos primordiales de la responsabilidad civil. Desde el punto de vista material, la causalidad consiste en una cadena de causas y efectos que se rige por las leyes de la física. Sin embargo, la llamada causalidad jurídica es un juicio de imputación en virtud del cual el intérprete, siguiendo criterios predefinidos por la ley, eleva una o algunas de las condiciones de un resultado a la categoría de causa*".

Estos criterios son reconocidos por el ordenamiento, así el Código Civil y Comercial de la Nación en su artículo 1726°, dice: "*Son reparables las consecuencias dañosas que tienen nexo adecuado de causalidad con el hecho productor del daño. Excepto disposición legal en contrario, se indemnizan las consecuencias inmediatas y las mediatas previsibles*", y establece la finalidad resarcitoria del perjuicio causado.

Ubiría (2015) consigna que es lo correcto, diferenciar entre causalidad material y causalidad jurídica, porque si bien por un lado es válido afirmar que "*[...] la relación causal consiste en el enlace material o físico que existe entre un hecho-antecedente, acción u omisión, y un hecho consecuente, el resultado dañoso [...]*", no debe olvidarse que "*[...] para que un resultado físico determinado, daño, sea imputable a la acción u omisión de un sujeto, (...) el derecho corrige o rectifica a la causalidad material según el prisma de la justicia, de lo que nace la causalidad jurídica*".

La relación causal permite establecer no solo el autor del hecho dañoso, sino las consecuencias que deben resarcirse.

La extensión del resarcimiento que debe comprender las consecuencias inmediatas y las mediatas previsibles en los ámbitos contractual y extracontractual, salvo disposición en contrario.

Las consecuencias inmediatas son aquellas que surgen como consecuencia del acto mismo, sin que entre este y la consecuencia medie un hecho distinto.

Las consecuencias mediatas, por su parte, son aquellas que resultan solamente de la conexión de un hecho con un acontecimiento distinto.

Las consecuencias causales son las consecuencias mediatas que no pueden preverse. (CCyC. Artículos 1726° y 1727°)

En la valoración de la conducta del autor del hecho se tiene en cuenta su calificación especial o facultad intelectual, así:

> *"Cuanto mayor sea el deber de obrar con prudencia y pleno conocimiento de las cosas, mayor es la diligencia exigible al agente y la valoración de la previsibilidad de las consecuencias"* (CCyC. Artículo 1725; 1er párr.)

El artículo 1725 en el 2do y 3er párrafo norman que en los contratos no se toma en cuenta la condición especial de las partes, salvo en aquellos que suponen una confianza especial (contratos médicos, etc.) caso en el cual estas condiciones especiales también son tomadas en cuenta, junto con las circunstancias de las personas, el tiempo y el lugar (CCyC. Artículo 773°) para elaborar el parámetro de comparación que sirve de base al juicio de culpabilidad. Teniendo presente que la relación causal se aprecia, en todos los casos, en forma objetiva y abstracta, prescindiendo de la valoración de la conducta del agente.

En la previsibilidad de los daños lo que la caracteriza es la falta de precaución o el descuido del autor, no prevé como posible el resultado dañoso, negligencia, o, porque el autor ha sido temerario, imprudencia.

Generalmente es la víctima del daño quien invoca la relación causal entre el daño y el hecho atribuido al autor y quien debe aporta la prueba. (CCyC. Artículo 1736°)

El demandado debe demostrar la existencia de una causa ajena o de la imposibilidad de cumplimiento.

2.1.4.2.- Causalidad médica.

El objetivo de la medicina es establecer un nexo razonable, desde el punto de vista científico, entre los hechos denunciados y le lesión que se objetiva, caso contrario no hay ninguna relación. Al mismo tiempo si existe un estado anterior compatible con lo detectado y sin relación con el hecho o bien si este actuó sobre el estado anterior agravándolo o evolucionándolo y justifica las secuelas detectadas, con lo se configuraría una concausa

El estado anterior es toda situación anómala de la salud en el denunciante. Esta puede ser o no conocida, y no tiene relación con el hecho denunciado, el que puede o no actuar sobre el estado anterior.

Causa: es la condición necesaria para producir un daño, es el factor determinante o causal.

Concausa: es la concurrencia de dos o más causas en la producción de un estado mórbido, la propia del daño y la que emana de la predisposición o una complicación.

La concausa se clasifican en:

1. **Concausa anterior**: Elementos o enfermedades que existían antes de producirse el hecho, modificando, agravándose o acelerando la evolución. Son concausas preexistentes o precedentes al hecho dañoso, Estado Anterior.
2. **Concausa posterior**: El efecto se ve modificado por la introducción de un hecho posterior a la causa, se relaciona con las complicaciones, situaciones inherentes al propio tratamiento o a la evolución. Debe determinarse, dentro de lo medicamente posible, qué efecto se relaciona con la causa y con su normal evolución de los efectos concausales.

Desde el punto de vista médico se debe establecer el carácter causal que permite admitir científicamente la conexión entre un hecho y un estado patológico.

Deben cumplirse tres criterios para poder establecer la relación causa efecto: realidad, intensidad, certeza del diagnóstico etiológico. Tres, podían variar según la naturaleza del hecho lesivo: concordancia de lugar, plazo de aparición, y continuidad sintomática.

Los criterios clásicos para evaluar la casualidad son:

1. **Criterio etiológico**: Si los datos documentados de los elementos que produjeron el daño son lógicos en la mecánica de su producción y relacionables con la evolución.

2. **Criterio topográfico de correspondencia**: se basa en establecer una relación entre la zona afectada por la violencia y aquella donde ha aparecido la lesión, teniendo en cuenta que hay mecanismos de lesión que producen lesiones a distancia. Por ejemplo: Una

fractura en el codo con secuela de adormecimiento del dedo meñique y anular homolateral, si se produjera el adormecimiento en la otra mano no habría relación.

3. **Criterio cronológico**: relaciona el momento de la violencia con el momento de la aparición del daño o lesión. Puede ser una relación simple, cuando coinciden en el tiempo, o puede aparecer la complicación, en el caso anterior el adormecimiento de los dedos meñique y anular aparece un tiempo después de consolidada la fractura.

4. **Criterio cuantitativo o de proporcionalidad**: Debe existir una proporcionalidad entre el agente causal y el resultado. Hay que tener en cuenta que en ocasiones la mecánica del hecho no se correlaciona con la gravedad de las lesiones. Es un criterio que ayuda pero no es concluyente.
5. **Criterio de continuidad sintomática**: coherencia evolutiva de los síntomas, desde sus primeras manifestaciones, hasta la aparición de secuelas, o la curación.
6. **Criterio de integridad anterior**: se cumple si no existe un estado anterior patológico con influencia en la evolución de las lesiones.
7. **Criterio de verosimilitud del diagnóstico etiológico**: se analiza científicamente la fisiopatología de las lesiones, y si existen otros factores casuales que hayan intervenido en la evolución del proceso

2.2.- Nociones legales sobre la relación médico – paciente y centro asistencial.

El Dr. Dalmacio Vélez Sarsfield, en el artículo 1137° del Código Civil de la República Argentina, definía [15] el significado del contrato diciendo:

> "*Hay contrato cuando varias personas se ponen de acuerdo sobre una declaración de voluntad común, destinada a reglar sus derechos.*"

Por su parte el nuevo Código Civil y Comercial de la Nación, define el contrato en el Libro Tercero: Derechos Personales. Título II. Contratos en general. Capítulo 1. Disposiciones generales:

> **Artículo 957. Definición**.
>
> *Contrato es el acto jurídico mediante el cual dos o más partes manifiestan su consentimiento para crear, regular, modificar, transferir o extinguir relaciones jurídicas patrimoniales.*

El concepto, así como la doctrina y jurisprudencia de contrato, establecido a partir del Código de Vélez Sarsfield derogado, se mantiene.

El contrato es todo acto jurídico entre dos o más pates,

---

[15] El 01-08-2015, entra en vigencia, el Código Civil y Comercial de la Nación, por Ley 26.994/2014 - B.O. 08 y 10-10-2014 y queda derogado el Código de Vélez Sarsfield.

patrimonial, voluntario y lícito, que tiene por fin inmediato la adquisición, modificación o extinción de relaciones o situaciones jurídicas. (CCyC. Artículo 259°)

Siguiendo al artículo 19°de la Constitución de la Nación Argentina, el Código Civil y Comercial, establece la *libertad* en sentido amplio, siendo un objetivo formado por el entendimiento y aceptado por la *autonomía de la voluntad*, así funda que las partes son libres de celebrar un contrato dentro de los límites de la ley, el orden público, la moral y las buenas costumbres. Las normas relativas a los contratos son *supletorias*, es decir respetan la iniciativa y voluntad de las partes, se limitan a reconocer sus efectos de la voluntad o la aplicación de una regulación complementaria para el caso que esa voluntad no se haya exteriorizado, son propias del ámbito contractual donde prima la autonomía de la voluntad de las partes. La *ley imperativa* suprime la voluntad privada, se impone a los interesados los que no pueden modificarla ni sustraerse a sus consecuencias (CCyC. Artículos 958° y 962°)

Las atribuciones de los jueces no alcanzan para modificar lo dispuesto en un contrato, en el que hay un consentimiento coincidente de las partes, por lo que una obligación impuesta por un juez no reconoce como causa el contrato, sería un acto de autoridad ilegitimo, salvo expresa autorización legal (CCyC. Artículo 960°). Alguna de las causas de excepción, es el pedido al juez dando autorización para modificar el contenido del contrato por grosero desequilibrio (CCyC. Artículo 332°) o excesiva onerosidad (CCyC. Artículo 1091°) También a pedido de la parte o de oficio el juez está habilitado a modificar el contenido del contrato cuando afecta de modo manifiesto el orden público (CCyC. Artículo 1122°)

En el artículo 959° el CCyC establece que el contrato es vinculante, obligatorio para las partes, en el segundo párrafo se relaciona con el Capítulo 13° que trata de la extinción, modificación y adecuación del contrato (Artículo 1076° a 1091°)

El fundamento del principio de buena fe reside en el artículo 1198 del Código Civil de la República Argentina, a partir de la reforma efectuada por la Ley 17711 del año 1968. El postulado rige toda la vida del contrato, desde los tratos preliminares hasta la fase post-contracto y no se circunscribe a la concepción originaria de la "fidelidad de los compromisos asumidos" o "respeto a la palabra empeñada"

Referente a la buena fe en los contratos, Mosset Iturraspe (2015) dice: "*La buena fe no se agota en esta clase de fidelidad, si bien la comprende y presupone, sino que además reclama de las partes una actividad positiva, que hagan todo aquello que resulte exigible de personas probas y honestas en idénticas circunstancias, a fin de que las prestaciones contractuales sean correctamente ejecutadas, es decir que se cumpla el interés a cuya satisfacción tiende el contrato*".

El derecho a la propiedad tiene el fundamento en el artículo 17° [16], 19° [17] de la Constitución de la Nación

---

16 Artículo 17° de la Constitución de la Nación Argentina: "*La propiedad es inviolable, y ningún habitante de la Nación puede ser privado de ella, sino en virtud de sentencia fundada en ley...*"

17 Artículo 19° de la Constitución de la Nación Argentina: "*[...] Ningún habitante de la Nación será obligado a hacer lo que no manda la ley, ni privado de lo que ella no prohíbe.*"

Argentina, ya constaba en el proyecto de Código Civil de1998 que el artículo 901 explícitamente establece que "*los derechos resultantes de un contrato integran el derecho de propiedad del contratante*". [18]

Orihuela (2008) refiere que para la Corte Suprema de Justicia, interprete final de la constitución, el termino propiedad comprende todo aquello que el hombre puede tener, exceptuando su vida, su libertad, su honor.

De modo tal, que los créditos sean de dar, de hacer o de no hacer, nacidos de la relación jurídica contractual constituyen una propiedad de la cual su titular no puede ser privado, sino es en función de ley y previa indemnización.

A partir del 2015 se introducen estos conceptos en el artículo 965° del Código Civil y Comercial de la Nación. [19]

Con el Código Civil y Comercial de la Nación coexisten leyes, estatutos, etc., siendo lógico que una misma relación jurídica quede subsumida en una norma especial, las previsiones que las partes hayan elaborado y las reglas generales del Código. Este último ha tomado previsiones estableciendo las normas que se aplicarán y en qué orden.

> **Artículo 963°. Prelación normativa**
>
> Cuando concurren disposiciones de este Código y de alguna ley especial, las normas

---

[18] Proyecto de Código Civil de 1998. Artículo 901: Derecho de propiedad. Los derechos resultantes de los contratos integran el derecho de propiedad del contratante.

[19] CCyC. Artículo 965. Derecho de propiedad. Los derechos resultantes de los contratos integran el derecho de propiedad del contratante.

se aplican con el siguiente orden de prelación:

a) normas indisponibles de la ley especial y de este Código;

b) normas particulares del contrato;

c) normas supletorias de la ley especial;

d) normas supletorias de este Código.

1.- Normas indisponibles de la ley especial y de este Código

Hace referencia a la existencia de numerosos institutos especiales con su regulación particular: Defensa del consumidor, sociedades, propiedad intelectual, registro inmobiliario, entre otras leyes.

2.- Normas supletorias.

Se llama la aplicación de la norma cuando se utiliza para cubrir un vacío que tiene la ley que se pretende aplicar para la solución del caso concreto.

La supletoriedad de la norma implica acudir a un sector del ordenamiento jurídico, al que no pertenece por su naturaleza o especialidad al ordenamiento que está a cargo de la solución del caso.

La supletoriedad es aquella acción en que al ver que la ley tiene una laguna jurídica, se toma para la aplicación otra norma con el fin de resolver una controversia, es decir, la aplicación supletoria procede para integrar una norma por la omisión en la ley.

2.2.1.- Marco jurídico de la responsabilidad médica.

Considerando que la responsabilidad civil es la obligación de reparar todo daño causado a otros sin causa de justificación, la responsabilidad profesional del médico es la obligación que tiene todo médico matriculado, de responder ante la justicia por los daños ocasionados en el ejercicio de su profesión.

El médico puede ser requerido penal, civil y administrativamente.

Desde el punto de vista civil o administrativo deberá responder por los daños derivados del incumplimiento y por la inobservancia de los deberes y obligaciones inherentes a su cargo, dentro del ámbito del sanatorio, hospital o medio sanatorial en el que se desenvuelva.

Desde el punto de vista penal puede ser llamado por su accionar profesional o independientemente de su profesión como ser humano, en este último caso implicará la responsabilidad de un ciudadano, con independencia de su condición profesional.

El Código Civil y Comercial de la Nación no tiene una sección que regula la responsabilidad de los profesionales de la salud, si un artículo referido a las profesiones liberales:

> **Artículo 1768. Profesionales liberales**
>
> *La actividad del profesional liberal está sujeta a las reglas de las obligaciones de hacer. La responsabilidad es subjetiva, excepto que se haya comprometido un resultado concreto. Cuando la obligación de hacer se preste con cosas, la responsabilidad no está comprendida en*

la Sección 7ª, de este Capítulo, excepto que causen un daño derivado de su vicio. La actividad del profesional liberal no está comprendida en la responsabilidad por actividades riesgosas previstas en el artículo 1757.

Trata de la responsabilidad de los profesionales liberales, tipificando la relación médico paciente y la responsabilidad que cabría ante un daño en el desarrollo de la asistencia. Tal daño se rige por las reglas aplicables a las obligaciones de hacer.

El incumplimiento del médico se establece según el resultado de la prestación a la que se comprometió, de medios o resultados. Se plantea por imprudencia, negligencia o impericia según la norma de responsabilidad subjetiva, salvo que el médico se comprometa en obtener el resultado perseguido por el acreedor (responsabilidad objetiva)

En numerosas ocasiones para poder cumplir con su tarea profesional específica, curar o mejorar un estado patológico, los médicos se sirven de cosas que podrían ser interpretadas como riesgosas, por los medios empleados o por las circunstancias de su realización, es excluida de esa categoría por el artículo 1768° del Código Civil y Comercial de la Nación.

Cambia el enfoque cuando el daño no es debido al accionar del médico, sino el daño es debido al hecho de la cosa en sí misma, derivado de su mal funcionamiento o vicio de la cosa.

El artículo 1757, hecho de las cosas y actividades riesgosas, norma que "*Toda persona responde por el daño causado por el riesgo o vicio de las cosas, o de las actividades que sean riesgosas o peligrosas por su naturaleza, por los medios empleados o por las circunstancias de su realización. La responsabilidad es objetiva. No son eximentes la autorización administrativa para el uso de la cosa o la realización de la actividad, ni el cumplimiento de las técnicas de prevención*", pero el Código establece que *"La actividad del profesional liberal no está comprendida en la responsabilidad por actividades riesgosas previstas en el artículo 1757*", (CCyC. Artículo 1768°)

El deber de cuidado, responde a la obligación del principal, descansa en la obligación de seguridad que tiene la institución, clínica o el sanatorio, que es la de prestar los debidos cuidados médicos y corresponde a una responsabilidad contractual y objetiva. (Artículo 1758 CC y C)

2.2.1.1.- Obligaciones de hacer.

El Código Civil y Comercial de la Nación en el Tomo III, Libro III; Título I; Capítulo 3° Clases de obligaciones; Sección 2°: Obligaciones de hacer y no hacer, y define la obligación de hacer:

> **Artículo 773. Concepto**
>
> *La obligación de hacer es aquella cuyo objeto consiste en la prestación de un servicio o en la realización de un hecho, en el tiempo, lugar y modo acordados por las partes.*

La prestación en la obligaciones de hacer y en las de dar consiste en la realización de una actividad, en la obligación de hacer su objeto es la actividad misma, el compromiso puede incluir la entrega de una cosa pero sin perder la obligación de hacer. En la obligación de dar es la entrega de la cosa y el acreedor puede perseguir el cumplimiento por la fuerza pública.

La prestación del servicio debe ser efectuada "*en el tiempo, lugar y modo acordado por las partes*". El tiempo es el plazo fijado por las partes para el cumplimiento de lo acordado, el modo son las circunstancias y particularidades tenidas en cuenta para su ejecución, de acuerdo a lo establecido por las partes

El obligado a realizar un hecho debe cumplirlo en tiempo y modo acordes con la intención de las partes o con la índole de la obligación. Si lo hace de otra manera, la prestación se tiene por incumplida, y el acreedor puede exigir la destrucción de lo mal hecho, siempre que tal exigencia no sea abusiva. (CCyC. Artículo 775°)

El tiempo es el fijado por las partes; y en caso de que no se haya fijado o no surja de la naturaleza de la obligación, deberá fijarlo el juez (CCyC. Artículo 871°)

La prestación comprometida por el deudor puede ser ejecutada por un tercero, excepto cuando aquel fue elegido por sus cualidades para realizarla personalmente, lo que se presume en aquellos contratos que suponen una confianza especial. (CCyC. Artículo 776°)

2.2.1.2.- Obligaciones de no hacer.

Se establece la abstención del deudor o tolerar una actividad ajena, en el:

Artículo 778. Obligación de no hacer

Es aquella que tiene por objeto una abstención del deudor o tolerar una actividad ajena. Su incumplimiento imputable permite reclamar la destrucción física de lo hecho, y los daños y perjuicios.

Tiene un contenido negativo, consiste en la abstención de algo, que el deudor habría podido hacer. El incumplimiento imputable le permite al acreedor reclamar la destrucción física de lo hecho, además daños y perjuicios. (CCyC. Artículo 777°)

2.2.1.3.- Obligaciones de medios y resultados. Prestación de un servicio médico.

La obligación de medios implica el deber de diligencia y la obligación de actuar con todos los medios adecuados para obtener la mejoría o curación. El incumplimiento se configura cuando el deudor omite prestar esa adecuada conducta.

En la obligación de resultados, el deudor se compromete en un resultado esperado por el por el acreedor, de manera que no se cumplirá el deber si no se satisface esa finalidad.

La importancia en esta diferencia entre obligación de medios y de resultados radica en la aplicación de los factores de atribución, en la primera la imputación es la culpa, mientras en la obligación de resultados el factor de atribución es objetivo, de modo que el responsable se libera demostrando la causa ajena, salvo disposición legal en contrario (CCyC. Artículos 1722° y 1723°)

El objeto de la actividad profesional del médico es la prestación de un servicio o la realización de un hecho, en el tiempo, lugar y modo acordados por las partes. (CCyC. Artículo 773°)

La prestación de un servicio puede consistir (CCyC. Artículo 774°):

1. En la realización de una actividad con la diligencia apropiada independientemente de su éxito. El deudor asume el compromiso de una obligación de medios, dado que promete diligencia, que tiende a la obtención de un resultado sin prometer ni asegurar el resultado, la imputación es la culpa (Obligación de medios pura)
2. En procurar al acreedor cierto resultado concreto, con independencia de su eficacia (Posición intermedia)
3. En procurar al acreedor el resultado eficaz prometido. Es la obligación de resultados, el deudor se compromete en un resultado esperado por el por el acreedor, de manera que no se cumplirá el deber si no se satisface esa finalidad el factor de atribución es objetivo. (Obligación de resultados pura)

En el caso específico de la asistencia médica, el artículo 773° del Código Civil y Comercial de la Nación indica que el acto médico debe realizarse en:

- **Tiempo**: Implica el estar actualizado científicamente de acuerdo al conocimiento de la época, en que se realiza la asistencia.
- **Lugar**: La evaluación de la asistencia dependerá del lugar en que se efectúe, no es lo mismo un acto médico en un Centro Médico con alta complejidad, que en una urgencia en el medio de un lugar desértico.
- **Modo**: La forma de aplicación de los conocimientos actualizados adquiridos, con un comportamiento atento, previsor y diligente

La obligación de hacer debe ser efectuada por el médico deudor, obligado a realizarla y de acuerdo a lo pactado. En el caso que el médico fue elegido por sus conocimientos para realizarla su actividad personalmente o porque supone una confianza especial, de modo que la prestación sólo puede llevarse a cabo por ese deudor concreto y determinado.

Puede ser no personal, cuando la prestación de hacer no depende de las condiciones o cualidades personales de un concreto deudor, sino que es una actividad que podría llevar por otro médico, un integrante de un equipo, en general una empresa de limpieza que presta el servicio por cualquiera de sus empleados u otra empresa tercerizada. (CCyC. Artículo 776°)

En ambos casos, para evitar el reclamo, el obligado debe realizar lo pactado de acuerdo a la intención o índole de la obligación.

Cuando la realización del hecho pactado es incumplida, el acreedor puede exigir la destrucción de lo mal hecho, siempre que tal exigencia no sea abusiva, entendiéndose que el incumplimiento debe ser de relevancia y no una pequeña imperfección. Tal hecho, puede ser posible si se tratase de volver a su lugar un elemento protésico desplazado, por utilización de una mala técnica. De no ser así, el paciente tiene la posibilidad de hacer uso de la obligación del médico deudor de reparar con una indemnización monetaria compensadora, resarcimiento por el daño causado. (CCyC. Artículos 724° al 727°, 775° y 776°)

De existir incumplimiento de la prestación médica el acreedor puede: a) exigir el cumplimiento específico; b) hacerlo cumplir por terceros a costa del deudor; c) reclamar los daños y perjuicios. (CCyC. Artículo 777°)

En una relación contractual, como en la relación médico paciente, si el paciente se considera damnificado de un hecho dañoso y desea una reparación, le basta la prueba de ser poseedor del título de acreedor, debiendo probar que la ejecución del contrato celebrado ha sido defectuosa, le ha producido un daño y que el mismo se debió al accionar del profesional, culpa del médico.

El médico deberá probar que el contrato ha sido cumplido.

Considerado el factor objetivo de atribución, la culpa carece de importancia y no sirve la prueba de ausencia de culpa, el médico para liberarse de responsabilidad deberá probar la ruptura del nexo causal, acreditando causa ajena, caso fortuito, hecho de un tercero por quien no debe responder, o el hecho de la propia víctima, entendido como un hecho del damnificado que interrumpe total o parcialmente el nexo causal. (CCyC. Artículos 1730, 1731 y 1719, 1er párr.)

2.2.1.4.- Jurisprudencia.

Excma. Cámara Nacional de Apelaciones en lo Civil. Sala A.

Doctores: Sebastián Picasso – Ricardo Li Rosi – Hugo Molteni.

Autos: F.M.G. y otros c/ Clínica Privada Monte Grande SA s/ interrupción de prescripción.

Buenos Aires. 18 de mayo de 2020

A la cuestión planteada:

El Dr. Sebastián Picasso dijo: "...Por otra parte creo menester poner de resalto que, si bien a partir del 1 de agosto de 2015 ha entrado en vigor el nuevo Código Civil y Comercial de la Nación, los hechos ventilados en el sub lite (y por ende, la constitución de la obligación de reparar) han

acaecido durante la vigencia del Código Civil derogado…"
Del voto del Dr. Li Rosi:

"…he sostenido que en lo que se refiere a la responsabilidad de los sanatorios existe una teoría que explica la situación mediante la figura de la estipulación a favor de tercero (art. 504 del Código Civil). En consecuencia, entre la clínica (estipulante) y el médico (promitente) se celebra un contrato a favor del enfermo (beneficiario). De este doble juego de relaciones surge entonces que las responsabilidades del galeno y del ente asistencial frente al paciente son directas y de naturaleza contractual (conf. Bueres, Alberto J. "Responsabilidad Civil de los Médicos)"

Los servicios prestados, incluidos los medicales y paramedicales, se hallan incluidos en el contrato marco que las obras sociales celebran con los prestadores, comprendiéndose en ellos la estipulación a favor de terceros en los términos de lo dispuesto por el art. 504 del Código Civil. Es decir, que la obra social actuaría como "estipulante", la clínica y el médico como "promitentes" y el paciente como "tercero beneficiario" (conf. Trigo Represas, Félix A., "Derecho de las obligaciones, t. 5, p. 647).

Desde que el paciente se somete a la prestación asistencial de la obra social, aquél como beneficiario resulta aceptante de la estipulación y puede exigir el cumplimiento de la obligación contractualmente contraída por los "promitentes" (instituto asistencial o cuerpo médico profesional) quedando estos últimos civilmente responsables de los daños que el afiliado pueda sufrir como consecuencia de la deficiente prestación o "mala praxis" médica (conf. Bustamante Alsina, J. "Responsabilidad civil de las obras sociales por mala praxis en la atención médica de un beneficiario", La Ley, 1998-A, 404).

Si bien el paciente tiene una acción directa contra la entidad prestadora (instituto o clínica) y contra el médico, nacidas ambas acciones de aquella estipulación a su favor, también tiene una acción directa contra la obra social por incumplimiento o cumplimiento irregular de la asistencia debida en razón de la obligación tácita de seguridad implícita en el contrato.

Se trata, asimismo, de una responsabilidad objetiva del ente asistencial ya que, probada la culpa del médico, la responsabilidad de aquél deviene inexcusable. De ahí que el paciente debe probar tan solo la culpa del médico, no para hacer funcionar una responsabilidad refleja sino para acreditar la violación de la obligación de seguridad por parte del sanatorio (conf. Vázquez Ferreyra, Roberto A. "Responsabilidad civil de los sanatorios y culpa médica", LL, Tº 1990-E, pág. 418).

2.2.1.5.- Contrato de obras o servicios.

El Código Civil y Comercial de la Nación abandona el término de locación de obras y servicios, eliminando el género "*locación*", tal denominación es sustituida por la de contrato de obras o servicios, y en el Tomo IV; Libro III; Título IV Contratos en particular; Capítulo 6° Obras y servicios; Sección 1ª Disposiciones comunes a las obras y a los servicios, dice:

Artículo 1251. Definición

Hay contrato de obra o de servicios cuando una persona, según el caso el contratista o el prestador de servicios, actuando independientemente, se obliga a favor de otra, llamada comitente, a realizar una obra material o intelectual o a proveer un servicio mediante una retribución.

El contrato es gratuito si las partes así lo pactan o cuando por las circunstancias del caso puede presumirse la intención de beneficiar.

Se indica que partes del contrato son el *contratista o prestador de servicios y el comitente* y se hace mención a que aquel actúa en forma independiente al obligarse a favor de este. Este modo de actuar es un elemento distintivo fundamental que permite la división entre el servicio autónomo y el dependiente. (CCyC. Artículo 1252°, párr. 2°)

El legislador al incluir en el artículo "*a realizar una obra material o intelectual*" incorpora la tutela de la propiedad intelectual.

2.2.1.6.- Calificación del contrato de obras o servicios.

Hay *contrato de obra* cuando una persona, llamada contratista, se obliga a favor de otra, llamada comitente, a realizar una obra material o intelectual mediante una retribución y hay *contrato de servicios* cuando una persona, llamada prestadora de servicios, se obliga a favor de otra, llamada comitente, a proveer un servicio mediante una retribución. El *contrato es gratuito* si las partes así lo pactan o cuando por las circunstancias del caso puede presumirse la intención de beneficiar. (CCyC. Artículo 1251°)

El Código plantea la calificación para solucionar el problema que se presenta cuando las partes disienten en cuanto al tipo de vínculo que las une y además por las diferentes consecuencias en cada uno, de modo tal que:

1.- Contrato de obra: "*Se considera que el contrato es de obra cuando se promete un resultado eficaz, reproducible o susceptible de entrega*". (CCyC. Artículo 1252°)

En el contrato de obra, la obra debe ser algo tangible y que pueda ser reproducida con independencia del autor, debe ser material o intelectual. En cambio, el contrato de servicios el servicio que es intangible y desaparece al primer consumo, la obra debe contar con la posibilidad de ser reproducida con independencia de su autor

La obra intelectual está regulada Código Civil y Comercial de la Nación y por la ley 11.723, Régimen Legal de la Propiedad Intelectual. [20]

En el contrato de obra, debe haber un trabajo determinado que es lo relevante, no la persona que lo hace que no es relevante para ese trabajo que puede ser sustituida por otra para realizar la obra, excepto que se contrate a una persona determinada, un arquitecto de gran prestigio y capacidad, en consecuencia dicha obra no podía

---

[20] Ley 11.723°. Artículo 1°. — A los efectos de la presente Ley, las obras científicas, literarias y artísticas comprenden los escritos de toda naturaleza y extensión, entre ellos los programas de computación fuente y objeto; las compilaciones de datos o de otros materiales; las obras dramáticas, composiciones musicales, dramático-musicales; las cinematográficas, coreográficas y pantomímicas; las obras de dibujo, pintura, escultura, arquitectura; modelos y obras de arte o ciencia aplicadas al comercio o a la industria; los impresos, planos y mapas; los plásticos, fotografías, grabados y fonogramas, en fin, toda producción científica, literaria, artística o didáctica sea cual fuere el procedimiento de reproducción. La protección del derecho de autor abarcará la expresión de ideas, procedimientos, métodos de operación y conceptos matemáticos pero no esas ideas, procedimientos, métodos y conceptos en sí. (Artículo sustituido por art. 1° de la Ley N° 25.036 B.O. 11/11/1998)

ser subcontratada para que la realizaran otras personas, la actividad del deudor es un medio para alcanzar el objeto reproducible y susceptible de entrega.

Hay contrato de obra cuando se promete un resultado eficaz reproducible o susceptible de entrega, la actividad del deudor es un medio para alcanzar el objeto reproducible y susceptible de entrega.

2.- Contrato de servicios: Teniendo en cuenta la calificación del contrato "*hay contrato de servicios cuando la obligación de hacer consiste en realizar cierta actividad independiente de su eficacia*".

El Código Civil y Comercial, artículo 773°, establece que "*La obligación de hacer es aquella cuyo objeto consiste en la prestación de un servicio o en la realización de un hecho, en el tiempo, lugar y modo acordados por las partes*".

El Diccionario de la lengua española define eficacia como: "*capacidad de lograr el efecto que se desea o espera*".

La prestación de servicios es tratada en el artículo 774° del Código Civil y Comercial dela Nación, en el que se define que la prestación de servicios puede consistir:

- **a.** Realizar cierta actividad, con la diligencia apropiada, independientemente de su éxito;
- **b.** Procurar al acreedor cierto resultado concreto, con independencia de su eficacia; El Diccionario de la lengua española define eficacia como: "*capacidad de lograr el efecto que se desea o espera*".
- **c.** Proporcionar al acreedor el resultado eficaz prometido.

Se caracteriza al servicio como una actividad intangible que involucra una obligación de hacer y, desde el punto de vista del receptor, dicha actividad se agota con el consumo inicial y desaparece.

3.- Servicios en relación de dependencia: A diferencia de los servicios autónomos, el Código Civil y Comercial de la Nación en el artículo 1252°, deja en claro que: "*Los servicios prestados en relación de dependencia se rigen por las normas del derecho laboral*".

El trabajo dependiente se encuentra regulado en la Ley de Contrato de Trabajo (LCT) N° 20.744 y sus modificatorias que establece:

> **Artículo 21° – Contrato de trabajo.**
>
> *Habrá contrato de trabajo, cualquiera sea su forma o denominación, siempre que una persona física se obligue a realizar actos, ejecutar obras o prestar servicios en favor de la otra y bajo la dependencia de ésta, durante un período determinado o indeterminado de tiempo, mediante el pago de una remuneración. Sus cláusulas, en cuanto a la forma y condiciones de la prestación, quedan sometidas a las disposiciones de orden público, los estatutos, las convenciones colectivas o los laudos con fuerza de tales y los usos y costumbres.*
>
> **Artículo 22° – Relación de trabajo.**
>
> *Habrá relación de trabajo cuando una persona realice actos, ejecute obras o preste servicio en favor de otra, bajo la dependencia de ésta en forma voluntaria y mediante el pago de una remuneración, cualquiera sea el acto que le dé*

origen.

El artículo 1252° en su tercer párrafo "*Las disposiciones de este Capítulo se integran con las reglas específicas que resulten aplicables a servicios u obras especialmente regulados*", habla de la integración, esta se produce cuando la cuestión en tratamiento se vincula con la extensión de las obligaciones no previstas. Se refiere a las normas del Capítulo 6° Obras y servicios que serán de aplicación para el caso de ausencia de previsión legal específica (CCyC. Artículo 963°).

2.2.1.7.- Cooperación de terceros.

Cuando el contratista o prestador de los servicios haya sido elegido por sus cualidades especiales para realizarlo personalmente o en el caso que las partes hayan estipulado que fue elegido para su ejecución por sus cualidades personales, se trata obligaciones contratadas por las condiciones personales insustituibles del profesional, por lo que este no podrá solicitar la cooperación de terceros. Caso contrario si podrá solicitar la cooperación de terceros o aun recurrir a la tercerización. En todos los casos el contratista o el prestador de servicios conserva la dirección y responsabilidad, salvo en los casos que se realice una cesión de la posición contractual. (CCyC. Artículo 1254°)

Tema también es tratado en el artículo 776° del CCyC. Si la elección no fue realizada por las cualidades del deudor o por una confianza especial, podrá pedir ayuda a un tercero o bien realizar una tercerización.

Se encuentra regulada la "cesión de la posición contractual", que se configura cuando tratándose de contratos con prestaciones pendientes, cualquiera de las partes trasmite a un tercero su posición contractual, si las demás partes lo consienten antes, simultáneamente o después de la cesión. En tal caso, desde la cesión o desde la notificación a las partes, el cedente se aparta de sus derechos y obligaciones, los que son asumidos por el cesionario. (CCyC. Artículos 1636° a 1640°)

2.2.1.8.- Contrato de servicios continuados.

Los contratos de servicios autónomos pueden tener un plazo determinado o no tenerlo estipulado. Cuando el plazo no se encuentra acordado, cualquiera de las partes puede extinguir el contrato, que es un supuesto de extinción unilateral del contrato mediante un preaviso con razonable anticipación, y de acuerdo a lo normado en el artículo 1078° del Código Civil y Comercial de la Nación (CCyC, Artículo 1279°) [21]

---

[21] **Artículo 1078. Disposiciones generales para la extinción por declaración de una de las partes**. Excepto disposición legal o convencional en contrario, se aplican a la rescisión unilateral, a la revocación y a la resolución las siguientes reglas generales: **a)** el derecho se ejerce mediante comunicación a la otra parte. La comunicación debe ser dirigida por todos los sujetos que integran una parte contra todos los sujetos que integran la otra; **b)** la extinción del contrato puede declararse extrajudicialmente o demandarse ante un juez. La demanda puede iniciarse aunque no se haya cursado el requerimiento previo que pudo corresponder; en tal situación se aplica el inciso f); **c)** la otra parte puede oponerse a la extinción si, al tiempo de la declaración, el declarante no ha cumplido, o no está en situación de cumplir, la prestación que debía realizar para poder ejercer la facultad de extinguir el contrato; **d)** la extinción del contrato no queda afectada por la imposibilidad de restituir que tenga la parte que no la declaró; **e)** la parte que tiene derecho a extinguir el contrato puede optar por requerir su cumplimiento y la reparación de daños. Esta demanda no impide deducir ulteriormente una pretensión extintiva; **f)** la comunicación de la declaración extintiva del contrato produce su extinción de pleno derecho, y posteriormente no puede exigirse el cumplimiento ni subsiste el derecho de cumplir. Pero, en los casos en que es menester un

2.2.1.9.- Contrato de servicios y contrato de trabajo.

La prestación de un servicio por parte de una persona a favor de otra, puede o no configurar una relación de trabajo. Si existe *relación de dependencia* se aplican las disposiciones legales laborales y de la seguridad social y en el caso de un *contrato de servicios o de obra* se aplican las normas civiles y comerciales. (Ley 20.744, artículos 21° y 22°. CCyC. Artículos 773°, 1251° y 1252°)

No hay una definición de relación de dependencia en las normas legales, pero su concepto surge de la tarea jurisprudencial y también en la Ley de Contrato de Trabajo (LCT) N° 24.744 los artículos 21° y 22° consideran carácter laboral toda relación en la cual medie una *relación dependencia.* Así:

> **Artículo 21 – Contrato de trabajo.**
>
> *Habrá contrato de trabajo, cualquiera sea su forma o denominación, siempre que una persona física se obligue a realizar actos, ejecutar obras o prestar servicios en favor de la otra y bajo la dependencia de ésta, durante un período determinado o*

---

requerimiento previo, si se promueve la demanda por extinción sin haber intimado, el demandado tiene derecho de cumplir hasta el vencimiento del plazo de emplazamiento; **g)** la demanda ante un tribunal por extinción del contrato impide deducir ulteriormente una pretensión de cumplimiento; **h)** la extinción del contrato deja subsistentes las estipulaciones referidas a las restituciones, a la reparación de daños, a la solución de las controversias y a cualquiera otra que regule los derechos y obligaciones de las partes tras la extinción.

indeterminado de tiempo, mediante el pago de una remuneración. Sus cláusulas, en cuanto a la forma y condiciones de la prestación, quedan sometidas a las disposiciones de orden público, los estatutos, las convenciones colectivas o los laudos con fuerza de tales y los usos y costumbres.

Surgen de la lectura del artículo

1. Quién ejecuta el trabajo es una persona física;
2. Lo hace bajo la dependencia de la otra parte.

En el artículo 5° la Ley 20.744 define el concepto de empresa como: "*la organización instrumental de medios personales, materiales e inmateriales, ordenados bajo una dirección para el logro de fines económicos o benéficos*", y empresario: "*a quien dirige la empresa por sí, o por medio de otras personas, y con el cual se relacionan jerárquicamente los trabajadores*".

El artículo 21 de la LCT dice: "*Habrá contrato de trabajo, cualquiera sea su forma o denominación, siempre que una persona física se obligue a realizar actos, ejecutar obras o prestar servicios en favor de la otra y bajo la dependencia de ésta,...*", según el Diccionario de la lengua española, dependencia es subordinación a un poder y subordinación sujeción a la orden, mando o dominio de alguien.

En subordinación se distinguen tres elementos:

1.- Dependencia jurídica:

Implica una jerarquización, el concepto atiende a una cuestión funcional, de acuerdo al rol en que cada una de las partes al contratar, el trabajador pone su capacidad laboral a disposición del empleador, quien la dirige y remunera.

Es una consecuencia del contrato también que al empleador le corresponde apropiarse del fruto del trabajo producido, asumiendo a la vez el riesgo económico de la explotación.

En la dependencia jurídica hay básicamente el dictado de órdenes o instrucciones, la existencia del poder sancionatorio, la sujeción a horarios y las indicaciones al trabajador de cómo y cuándo realizar las tareas.

2.- Dependencia económica:

En sus orígenes indica que tanto el trabajador como su familia dependen de la remuneración como único medio de ingreso. Pero en ocasiones trabajador tiene otros trabajos, y por ende otras fuentes de ingreso, incluso mayores a la obtenida en la relación cuya naturaleza se quiere desentrañar.

También se ha relacionado a la faceta económica, lo ajeno del trabajador a los riesgos de la empresa y el no aporte de recursos a la producción. Así como la ganancia final del empleador.

El contrato de trabajo es bilateral, constituido por tres elementos:

a.- El trabajador que ofrece su fuerza de trabajo;

b.- El empleador que toma ese trabajo y lo utiliza en su proceso productivo; y

c.- El empleador a cambio de la tarea del trabajador paga como contraprestación el salario correspondiente.

3.- Dependencia técnica:

La subordinación técnica indica que el trabajador es el

que recibe las directivas de su empleador, en orden a que aquél posee mayor conocimiento y corre con la coordinación de la empresa.

También puede faltar sin que se altere la naturaleza de la relación.

Esta faceta es simple de descalificar cuando se trata de contrataciones de personal calificado, dado que a mayor calificación profesional, o bien en el caso de profesionales con título habilitante, es menos factible que exista indicación de cómo realizar la tarea.

De modo que lo que tipifica la relación laboral y el contrato de Trabajo es la subordinación, posición que adopta el Código Civil y Comercial de la Nación al diferenciar el contrato de obra o de servicios (Artículos 1221° y 1222°) del contrato de trabajo, prestados en relación de dependencia. (Ley 20.744)

Cada situación particular merece un adecuado análisis para decidir su encuadre jurídico, que constituye la principal tarea del juez.

2.2.1.10.- Características de una relación de trabajo subordinado.

El artículo 23° de la Ley 20.744 establece que: "*El hecho de la prestación de servicios hace presumir la existencia de un contrato de trabajo* [...]", se presume trabajo subordinado.

Debe demostrase la existencia de la subordinación o dependencia para dejar de lado la presunción, que exigen algunos autores, mientras que para otros autores es el empleador el que debe demostrar que existe contrato de prestación de servicios o de obra, que excluye la aplicación de la Ley de Contrato de Trabajo.

Existen características que la doctrina ha tenido en cuenta para tener por constituida una relación de dependencia laboral:

1. Realiza el trabajo en forma personal, no delega sus funciones.
2. Subordinación jurídica.
3. Subordinación económica.
4. Subordinación técnica.
5. Subordinación disciplinaria, el trabajador puede ser sancionado por el empleador, él que debe respetar los principios de proporcionalidad (la sanción debe ser proporcional al incumplimiento) y contemporaneidad (la sanción debe ser oportuna), comunicarlo por escrito y dentro de los parámetros que fija la ley (Ley 20.744. Artículos 67°, 68°, 69° y 70°)
6. Existe la llamada "*vocación de permanencia*" que implica trabajo habitual, aun cuando no sea todos los días, hay contrato de trabajo con prestaciones discontinuas, existe expectativa de continuidad de ambas partes.
7. La empresa establece forma y modalidades básicas de prestación de trabajo, horario, lugar, categoría.
8. Hay cierta exclusividad, puede tener otro trabajo u otros empleadores, pero hace de este trabajo su medio de vida
9. La prestación entra dentro de la esfera de propiedad del empresario quién al organizar y dirigir la empresa

se apropia de los resultados obtenidos por el trabajador en el desarrollo de su tarea. El empleador es quién asume el riesgo en el cumplimiento de la prestación del trabajador mediante el llamado "*riesgo profesional empresario*", es quién deber soportar las ganancias o las pérdidas del emprendimiento y de la prestación cumplida por el trabajador. El trabajador no asume riesgo alguno y es ajeno a los resultados obtenidos en la organización empresarial en la que se encuentra inserto.

2.2.1.11.- Jurisprudencia.

Sobre el tema el 29-09-2004, la Cámara Nacional de Apelaciones del Trabajo. Sala III. Beistegui, Mario Rubén c/San Timoteo S.A. s/despido, dijo:

> "*El hecho de que el actor, médico, trabajara en su propio consultorio, no lleva a concluir que no prestara servicios dependientes para la demandada. No empecé a la conclusión expuesta la circunstancia de que el actor percibiera honorarios en la medida en que atendiera a los pacientes, pues tal denominación no le quita carácter remuneratorio, ya que el salario es la retribución del trabajador dependiente que constituye la ventaja patrimonial (o ganancia) que recibe como contraprestación del trabajo subordinado, por lo que tienen dicho carácter todas aquellas sumas de dinero que lo beneficien incorporándose a su patrimonio. Este tipo de salario, tal como lo precisa el art. 104 de la L.C.T., puede ser considerado como una retribución* "por rendimiento", *circunstancia que lo hace esencialmente variable y subordinado al*

resultado que aquel obtenga, pero sin perder por ello su carácter salarial. Tampoco conmueve lo expuesto, la emisión de facturas por parte del apelante, ya que frente al denominado "principio de primacía de la realidad", válidamente puede concluirse que la entrega de dicha documentación constituye una exigencia formal de la empleadora para eludir la aplicación de las normas laborales que resultan indisponibles para las partes (art. 12 de la L.C.T., y en sentido análogo SD nro. 81.039 en autos: "Garcia, María Inés c/Liga Argentina contra la Tuberculosis y de Medicina preventiva y otro" del registro de esta Sala)"

2.2.1.12.- Principio de la primacía de la realidad.

El principio de la primacía de la realidad es aquel por el cual en caso de divergencia entre lo que ocurre en la realidad y lo que se ha plasmado en los documentos, debe darse prevalencia a lo que surge en la práctica. Con este principio se puede establecer la existencia o no de una relación laboral y con ello se procede a la protección que corresponde.

2.2.1.13.- Contrato de servicios continuados.

Artículo 1279. Servicios continuados

El contrato de servicios continuados puede pactarse por tiempo determinado. Si nada se ha estipulado, se entiende que lo ha sido por tiempo indeterminado. Cualquiera de las partes puede poner fin al contrato de duración indeterminada; para ello debe dar preaviso con razonable anticipación.

En los casos de contrato de prestación de servicios autónomos puede tener un tiempo estipulado de vigencia, de no haberlo se considera por tiempo indeterminado.

Con un preaviso con razonable anticipación, cualquiera de las partes puede extinguir el contrato siguiendo las siguiendo las disposiciones establecidas en el artículo 1078° del Código Civil y Comercial de la Nación. [22]

2.3.- Formas de inicio de la relación médico paciente.

La responsabilidad civil es la obligación de reparar todo daño causado a otros sin causa de justificación.

La actividad profesional del médico es sumamente compleja y de enorme trascendencia, lo que influye en el tratamiento de la responsabilidad jurídica del médico, así como la determinación del régimen jurídico aplicable a la actuación médica, cuando un paciente sufre perjuicio y lo adjudica a la asistencia recibida.

La profesión médica se ejerce en distintas modalidades, a partir de las cuales surge el régimen jurídico aplicable, así se puede distinguir:

- Ejercicio individual independiente
- Ejercicio dependiente privado
- Ejercicio dependiente público

En este esquema resulta claro que la probabilidad de establecer relaciones con el médico puede ser de carácter

[22] Ver Capítulo 2°. Punto 2.2.1.9. Nota 21.

privado entre el paciente y el facultativo o bien entre el paciente y la persona física o jurídica de la que depende el facultativo, a la que se encuentra subordinado en una relación de dependencia laboral-administrativa.

De modo tal que el prestador de un servicio médico puede ser una persona física, el médico, o jurídica, sociedad comercial, obra social u otras, que se dedican a atender la salud de otras personas.

El tomador del servicio médico también puede ser una persona física que quiera atención o jurídica, sociedad comercial u otra, que requiera atención del servicio médico para tercera persona o personas

La relación entre el médico y el paciente puede iniciarse de varias formas. Una de ellas es cuando el paciente y sus familiares concurren a solicitar la asistencia a un médico determinado, con ejercicio de la profesión individual e independiente, y ambas partes, médico y paciente, en forma voluntaria acuerdan la asistencia, estableciendo una *relación directa, contractual.*

Una variante de la forma de inicio en la relación directa, surge cuando se efectúa por la voluntad unilateral del médico, ocurre cuando éste auxilia a una persona en estado de inconsciencia, estableciéndose una *relación extracontractual.*

Hay autores, entre ellos Peytel (1935), que entienden que las obligaciones del médico ante su paciente son derivadas no tanto en un contrato y si del orden que se obliga de otorgar asistencia al enfermo, su posible falta a las reglas del arte de curar no constituye incumplimiento de obligación contractual, sino incumplimiento de las obligaciones legales y profesionales, sería la violación del deber general de no dañar.

Mossett Iturraspe (1985) consigna: "*No debemos olvidar que la atención médica debe llevarse a cabo de acuerdo con las reglas del arte y la ciencia médica, de conformidad con los conocimientos que el estado actual de la medicina suministra, con la finalidad de obtener la curación del paciente, observando el mayor cuidado y diligencia y previsión, tanto en el diagnóstico como en el tratamiento.*"

2.3.1.- Responsabilidad contractual y extracontractual

Algunos doctrinarios, como Borda (1994), han sostenido en su tiempo, que la responsabilidad civil del médico era de tipo "extracontractual", basándose en las disposiciones que contenía el artículo 1109° del Código Civil de Vélez Sarsfield; entendían que al margen de su posible vinculación contractual, siempre existiría para los facultativos un deber de comportarse con ajustes a las reglas del arte o profesión que les está impuesto por el mero hecho del ejercicio de la medicina.

Desde hace varias décadas, se ha hecho casi total el ejercicio en los profesionales de la salud en una *relación laboral contractual* con una institución (hospital, sanatorio, obra social, prepaga, etc.) para prestar sus servicios profesionales. Estas empresas tienen una actividad de servicios coordinados, planificados y organizados por una dirección común, que incorporan profesionales a su fuerza de trabajo, configurando un verdadero contrato laboral.

Cuando una persona física prevé que él o su grupo familiar, puede llegar a necesitar atención médica, contrata con una institución prestadora de servicios médicos (Hospital, obra social, institución de medicina prepaga, etc.) la asistencia la recibirán de los profesionales que de ella dependen. Ante un daño en la atención recibida, el eventual reclamo contra la institución será contractual, pero tendría que ser extracontractual la que se dirigiera contra el profesional dependiente del centro asistencial y causante del daño.

La distinción entre ambos tipos de responsabilidad civil, contractual y extracontractual pareciera estar claramente delimitada, definiéndose a la responsabilidad contractual como aquella que tiene su presupuesto en el incumplimiento de las obligaciones derivadas de un contrato, y la responsabilidad extracontractual como aquella que tiene como presupuesto en un daño sin relación contractual previa.

El Código de Vélez Sarsfield sigue el modelo francés, con una postura dualista entre la responsabilidad contractual y la extracontractual. Interpretaba que los intereses en juego eran distintos, la responsabilidad contractual tutelaba solamente intereses de las partes de un derecho relativo, el de crédito, la extracontractual protegía derechos absolutos y se ponía en movimiento ante una violación de la ley, que comprometía el interés general.

Con la sanción en el año 2014 del nuevo Código Civil y Comercial de la Nación, se acepta la idea que la distinción de contractual y extracontractual se encontraba en crisis, y establece la unidad del régimen de responsabilidad civil, cerrando definitivamente la cuestión al establecer que la responsabilidad civil son conceptos unívocos para ambas órbitas, configurando una única *Teoría General de la Obligación*, ya sea por el daño derivado del incumplimiento de una obligación preexistente, o por la violación al principio que prohíbe dañar al otro.

La modificación tiene varios determinantes, siendo el que más se destaca el cambio de eje de la responsabilidad civil, que pasó de castigar a un responsable a pretender resarcir todo daño injustamente sufrido, careciendo de sentido que la reparación de perjuicios que son idénticos, esté sujeta a un régimen distinto según el que ese daño sea resultado de una obligación o de la violación del deber general de no dañar.

La modificación efectuada en el nuevo Código Civil y Comercial de la Nación no incluye el contrato en el hecho ilícito, ni desconoce la diferencia entre ambos. En este sentido Yzquierdo Tolsada (1993) manifiesta unificar la responsabilidad no implica diluir la distinta estructura del contrato y del hecho ilícito, sino simplemente unificar las consecuencias de ambos, sometiéndolas, salvo casos de excepción, a las mismas reglas.

En los fundamentos del Código Civil y Comercial de la Nación no existe homogeneidad, pero establece cualquiera que sea la fuente del deber de reparar el daño, el incumplimiento de una obligación o del deber general de no dañar, la responsabilidad se rige, en principio, por las mismas reglas, de acuerdo al artículo 1716° del CCyC.

Lo unificado:

1. El plazo de prescripción liberatoria (Artículos 2561° CCyC) [23]

---

[23] Artículo 2560. Plazo genérico. El plazo de la prescripción es de cinco años, excepto que esté previsto uno diferente en la legislación local.

2. Extensión del resarcimiento (Artículo 1726° CCyC)
3. Curso de los intereses accesorios a la obligación de reparar (Artículo 1748 CCyC)
4. Daños a la persona (Artículos 1757°y 1758° CCyC)
5. La legitimación para reclamar la reparación del daño moral (Artículo 1737° CCyC)
6. Régimen aplicable a los casos con pluralidad de responsables (Artículo 1751° CCyC)

Diferencias que subsisten:

1. Distinción entre el valor de prestación y los mayores daños;
2. Configuración de la antijuricidad;
3. Configuración del factor de atribución;
4. Rol del caso fortuito;
5. Previsibilidad del daño contractual;
6. Ejecución de la obligación por un tercero;
7. Edad a la que se adquiere el discernimiento;
8. Ley aplicable a los casos con elementos internacionales.

Artículo 2561. Plazos especiales. El reclamo del resarcimiento de daños por agresiones sexuales infligidas a personas incapaces prescribe a los diez años. El cómputo del plazo de prescripción comienza a partir del cese de la incapacidad. El reclamo de la indemnización de daños derivados de la responsabilidad civil prescribe a los tres años. Las acciones civiles derivadas de delitos de lesa humanidad son imprescriptibles.

2.3.2.- Inicio directo de la relación médico paciente.

El inicio directo de la relación médico paciente, es una relación de conductas humanas, donde cada uno cumple un determinado rol. El paciente tiene el derecho de recibir de parte del facultativo asistencia médica y simultáneamente, asume el deber de retribuirle por ella, mientras que el médico tiene el derecho a percibir un honorario y al mismo tiempo, el deber de prestar el correspondiente servicio de atención médica.

El médico cumple la tarea de trabajador intelectual, tal es su consideración actual, siendo objeto de contratación, con una contraprestación en dinero.

Esta forma de ejercicio de la medicina correspondería el ejercicio individual independiente. Así entendido, el inicio de la relación médico-paciente asume la forma contractual, aun cuando este contrato entre el médico y el paciente, no tiene por qué ser formal, siendo generalmente verbal.

Debe entenderse al contrato como un acontecimiento no prohibido por la ley, que produce el nacimiento, modificación o extinción de relaciones o situaciones jurídicas, entre dos o más partes, que en forma voluntaria, es decir con discernimiento, intensión y libertad, consienten en manifestar un acto exterior que lleva a crear, regular, modificar, transferir o extinguir relaciones jurídicas patrimoniales. [24]

En la práctica el contrato médico paciente se plasma por hechos concluyentes como el acudir a un médico para ser asistido y de someterse al tratamiento, implican ya por parte

---

[24] Código Civil y Comercial de la Nación: Artículos 957° y 257° al 260°.

del enfermo una proposición y ejecución de contrato, que el médico implícitamente acepta, sometiéndose ambas partes, como en cualquier otro contrato, a las consecuencias de su incumplimiento.

Una variante de la forma de inicio en la relación directa, surge cuando se efectúa por la voluntad unilateral del médico, ocurre cuando éste auxilia a una persona en estado de inconsciencia, estableciéndose una relación extracontractual.

Estos actos pueden llevar a la realización o no, de un determinado hecho, en cuyo caso serán actos jurídico positivos o negativos. (CCyC. Artículo 259°)

Los contratos representan un acto jurídico positivo, cuando requiere realizar o ejecutar una acción, para cumplir el efecto jurídico deseado, como el contrato de compra-venta, prestación de un servicio. (CCyC. Artículo 774°)

Los contratos son actos jurídicos negativos, cuando demanda la abstención de hacer, el caso del franquiciante no puede autorizar otra unidad de franquicia en el mismo territorio, excepto con el consentimiento del franquiciado. (CCyC. Artículo 1517°)

2.3.3.- Inicio indirecto de la relación médico paciente.

En los casos el paciente solicita y contrata la asistencia médica con una institución (hospital, sanatorio, obra social u otra) abonando para ello una cuota dineraria o no, se establece una relación indirecta entre el médico y el paciente. Correspondería al ejercicio de la medicina dependiente público o privado.

En estos casos la relación médico paciente, desde el punto de vista organizativo y económico, pasa a ocupar una segunda línea consecuencia de la contratación de los servicios del médico por un tercero.

Se debe tener presente que la relación médico paciente es de suma importancia, tanto en el inicio de la relación directa como indirecta, en ambos casos debe permitir no solo llegar a un diagnóstico definitivo exitoso por la amplia colaboración de ambos, sino, además que el paciente se sienta copartícipe en toda la asistencia,

El médico puede incurrir en culpa en los casos que no verifica, no sigue el proceso, no investiga las posibilidades de error y las corrige, si el diagnóstico es equivocado porque el médico no está al día en su ciencia o porque no hizo un estudio suficiente del enfermo. En este caso se debe analizar la posible existencia de culpa o no del médico, si no la hubo no habrá responsabilidad, si existió el profesional deberá responder por ello.

La obligación del efector de salud es más amplia, en este sentido, ha dicho la jurisprudencia sobre la Ley de Defensa del Consumidor, N° 24.240:

> "*[...] es de aplicación a los servicios médicos porque esta establece que quedan obligadas todas las personas físicas o jurídicas de naturaleza pública o privada que, en forma profesional aun ocasionalmente, produzcan, importen distribuyan o comercialicen cosas o prestan servicios a consumidores o usuarios*". [25]

La obligación del principal, que asume el establecimiento asistencial, no se agota en proveer los medios y médicos

---

[25] C. Nacional Civil Com. Fed., Sala III, 26/09/2006, RCyS, 2006-685.

necesarios, sino la atención de un servicio médico en su totalidad, para llegar a un resultado que el acreedor espera, este no está garantizado ya que es una prestación de medios.

Picasso y Vázquez Ferreyra (2009) señalan: "*[...] la relación entre la clínica, el paciente y el médico no puede analizarse como una estipulación a favor de terceros, porque los dos centros de interés principales son los del paciente que paga y los de la entidad médica que presta el servicio. El problema a resolver se vincula entonces con esta relación jurídica y no con la que se entabla entre el médico y la clínica con efectos subsidiarios hacia terceros. El paciente no es tercero, sino parte. Por lo demás, en la estipulación a favor de terceros, el tercero adquiere un beneficio cuya extensión está vinculada al contrato base, mientras que en el contrato médico hay una contraprestación y no un mero beneficio, y la extensión del vínculo se determina en función de aquella reciprocidad. Si fuera un mero beneficiario, el paciente solo podría adherir y no discutir nada, y se desvincularía la noción de consentimiento informado. Por ello, en virtud a la estructura del vínculo obligatorio, debe entenderse que la clínica responde contractualmente y de modo directo por el incumplimiento, sin importar que la prestación haya sido materialmente cumplida por un médico dependiente de aquella.*"

2.4.- Calidad de asistencia médica, resultados y litigios.

La buena relación médico con el paciente ha sido y sigue siendo una fundamental para llegar a un diagnóstico y encarar un tratamiento con buen pronóstico.

La organización administrativa de las esferas privadas o estatales de atención de la salud, genera preocupación en muchos médicos acerca de la actitud y aptitud de la organización administrativa y aun financiera podrían tener en la relación médico paciente

Los factores administrativos y organizativos del establecimiento asistencial, su nivel de cortesía desde el ingreso del paciente y las personas que lo acompañan, los tiempos razonables de espera, el confort y la gestión de higiene y seguridad, así como la familiaridad en el entorno, disminuye la tensión de los pacientes e indica respeto e importancia en la terea a desarrollar, disminuyendo la angustia que crea el ingreso para la atención médica

La relación que se entabla durante el acto médico es consensuada, el paciente busca la ayuda del médico y este acepta a la persona como paciente, realizando ambos un acto voluntario.

Sin embargo, ese concepto no refleja la profunda significación de la relación entre al médico y el paciente, dado que el paciente suele revelar secretos, preocupaciones y temores a los médicos, que aún no han comentado a sus familiares o amigos. La relación se caracteriza por mutuo conocimiento, confianza, lealtad y respeto.

La entrevista médica es el medio principal de atención médica, la mayor parte del tiempo es ocupado en conversaciones, que tiene como funciones recopilar información, realizar un examen psicofísico, llegar a un diagnóstico, explicar la conveniencia de una terapéutica y sus alternativas, o variantes y acordar cual terapéutica emplear.

Un paciente que no confía en el médico o no le agrada, no revelará la información completa. Si se encuentra ansioso no comprenderá la información con claridad. Por lo tanto, la relación determina la calidad y la integridad de la información obtenida y comprendida. Es la mayor influencia en la satisfacción del paciente y, por lo tanto, contribuye al mantenimiento de la práctica, la prevención del agotamiento y es el principal determinante del cumplimiento del tratamiento. Los pacientes estimulados en el encuentro médico para hacer preguntas y participar en su atención tienen mejores resultados en sus tratamientos y mayor satisfacción.

Stewart y Col. (1979) estudiaron la relación entre el conocimiento del profesional sobre el estado emocional del paciente, con las dolencias físicas. Comprobaron que las dolencias físicas se resolvían en mayor cantidad de pacientes, cuanto mayor era el conocimiento del médico sobre el estado emocional del paciente.

Stewart (1995) analizó cómo la comunicación entre el médico y el paciente afectó los resultados. Señaló que el manejo y la calidad de la comunicación durante la toma de antecedentes afectan los resultados, comprobando que influye en la salud emocional el paciente, en la frecuencia con la que el paciente regresará a ese mismo médico y en la resolución de los síntomas.

Vicent y Col. (1994) en un estudios realizado sobre 227 pacientes y sus familiares que realizaron acciones legales por negligencia médica, informan que más del 70% de los encuestados decidieron realizar acciones legales no solo por la lesión original, sino también por el manejo insensible y la mala comunicación después del incidente original. Menos del 15% se consideraron satisfechos cuando recibieron explicaciones. Los pacientes que emprendieron acciones legales querían una mayor honestidad, una apreciación de la gravedad del trauma que habían sufrido y garantías de que los profesionales habían aprendido de sus experiencias.

Pichert y Col. (1999) realizan un estudio en el Vanderbilt University Medical Center, Nashville, entre diciembre de 1991 y noviembre de 1998, registrando 6.419 informes que contenían 15.631 quejas individuales. Las quejas se asociaron: 29% con percepciones negativas de atención y tratamiento; 22% falta de adecuada comunicación; 20% fallas en la facturación y pago; 13% escasa muestras de humanidad del personal; 9% dificultades para el acceso al personal y 7% escasa limpieza o seguridad del medio ambiente.

Vitolo (2018) refiere que en Argentina "*Se estima que hay cerca de 25.000 casos activos y el promedio de demanda se acerca a los dos millones de pesos. En el caso de profesionales de alto riesgo, como los obstetras y los anestesiólogos, este promedio supera los 4 millones de pesos, con reclamos que pueden superar los 20 millones. Ante la escalada inflacionaria, los jueces también tienden a sentenciar por mayores montos en los casos que consideran que hubo responsabilidad profesional. Estos aumentos están dados fundamentalmente por los rubros "gastos a futuro" (mayores costos de la atención de pacientes con secuelas) y "daño moral". Ya hay condenas que, sumando capital, intereses y costas, llegan a los 30 millones de pesos...*"

Capítulo 3.

3.1.- El error médico.

El Diccionario de la Lengua Española entiende por error: 1ª acepción: Concepto equivocado, juicio falso; 2ª acepción: Acción desacertada o equivocada.

Kohn, Corrigan y Donaldson (1999) definen el error médico como:

> "*Falla de una acción planeada para ser completada según la intención (error de ejecución) o el uso de un plan equivocado para alcanzar un objetivo (error de planeamiento)*"

Vial del Río (2003) se refiere al error como:

> "*La falsa representación de la realidad determinada por la ignorancia, es decir, por no haber tenido la parte conocimiento de todas las circunstancias que influyen en el acto concertado, o por equivocación, es decir, por no haber valorado exactamente la influencia de dichas circunstancias.*"

El error médico es el daño provocado al paciente por la acción u omisión del médico en el ejercicio de su profesión, sin intención de hacerlo, o bien, la conducta incorrecta en la práctica médica, como consecuencia de la decisión de aplicar un criterio equivocado, del cual se deriva la obligación de responder por los daños ocasionados.

El Código Civil y Comercial Comentado de Herrera, Caramelo y Picasso (2016), entiende por error el falso conocimiento de la realidad de las cosas, hay un vicio de la voluntad que afecta la intención, de no haber tenido un falso conocimiento de las cosas, la persona jamás hubiera celebrado el acto.

La actividad sanitaria ha tenido grandes avances, consecuentemente se ha hecho más compleja y esto ha desencadenado algunos efectos no deseados.

Diversas son las causas a las que se puede atribuir el error médico, algunas de ellas son: el exceso de trabajo y largas jornadas laborales de los médicos; estrés de multitarea, demasiados pacientes, escaso personal, la burocracia; el progreso de los conocimientos médicos y tecnológicos; la especialización médica que podría implicar el descuido de aspectos generales y la mala relación médico-paciente, entre otras.

3.1.1.- Tipos de errores médicos.

DIAGNÓSTICO

- **Error o retrazo en el diagnóstico.**
- **Incumplimiento de las pruebas indicadas.**
- **Utilización de estudios complementarios inadecuados.**
- **Incumplimiento de adecuados controles.**

TRATAMIENTO
- **Error al realizar un procedimiento.**
- **Error en el método de uso de un medicamento.**
- **Error al administrar un medicamento.**
- **Error en la dosis de un medicamento.**
- **Retardo evitable en el tratamiento.**
- **Retardo evitable en la respuesra ante un estudio anormal.**

PREVENTIVO
- **Falta de tratamiento profiláctico.**
- **Seguimiento inadecuado del tratamiento.**

OTROS
- **Fallas en la comunicación.**
- **Fallas en el equipo.**
- **Fallas en el sistema.**

Fuente: Leape, L.; Lawthers, A.G.; Brennan, T.A.; et al. (1993) Preventing Medical Injury. *Quality Review Bulletin*

3.1.2.- Error, responsabilidad y el Código Civil y Comercial.

El invocar el error en el incumplimiento o mal cumplimiento de un contrato, prestación nacida de él, representa descuido y la ley exige a los contratantes buena fe, cuidado y previsión. (CCyC. Artículo 961°)

La prueba de la *"razón para errar"* está a cargo del deudor. En el terreno contractual, como el médico no asegura la cura, la recuperación de la integridad física, ni la vida del enfermo, se libera de responsabilidad demostrando que el daño se produjo a pesar de haber cumplido con su deber. Debe probar el cumplimiento del contrato, caso contrario se origina la presunción de culpa en la insatisfacción de la acreencia, y además, convencer al juez de la presencia de hechos ajenos, extraños, fuera de su conducta, causas que se encuentran en la salud del paciente, que le han hecho creer algo que no era verdad, que el paciente le ha ocultado la realidad, complicaciones sobrevinientes, imprevisibles, que él cumplió con lo pactado que actuó con diligencia, conocimiento científico y empleó todo los medios necesarios para solucionar la patología.

El resultado adverso del tratamiento médico puede ser obra del médico y el paciente, culpa común de ambos. Culpa concurrente, en la que al médico le faltó pericia, diligencia o celo y al paciente hizo abandono del tratamiento, descuido, despreocupación.

El fracaso del tratamiento no importa un obrar culposo por parte del médico, debido a que en el ejercicio de toda profesión supone riesgos, limitaciones científicas y otras circunstancias imposibles de controlar. Se debe valorar en base a las circunstancias existentes al momento de la práctica cuestionada, en que profesional actuó a través de uno de los caminos posibles y científicamente válidos, de acuerdo con los elementos y las circunstancias del caso, no juzgar a la luz de los resultados adversos que motivan el reclamo.

El acreedor de la prestación médica sólo debe demostrar la existencia de un contrato, expreso o tácito, de la cual nace la relación médico paciente, que no ha sido cumplido y el daño.

Cuando el médico deudor asegura la finalidad para satisfacer los deseos del acreedor, obligación de resultado, la no obtención del resultado debido configurará, por sí misma, su incumplimiento. En este caso el médico deberá acreditar las causales de eximición para no resultar condenado a la reparación, demostrando la ruptura del nexo causal, alegando hecho de la víctima, hecho de un tercero por quien no debe responder, caso fortuito o fuerza mayor, etc.

Si el enfermo con su conducta provoca el daño y demanda por responsabilidad a su ex médico, le será suficiente que el médico, para liberarse, manifestar que la relación, se extinguió por voluntad unilateral del enfermo, que dejó el tratamiento, que no volvió al consultorio, que no acató las indicaciones, se apartó del tratamiento. (CCyC. Artículos 1719° y 1729°)

3.1.2.1.- Error y la nulidad del acto.

Para que el error cause la nulidad del acto, debe tratarse de: a) error esencial; y b) ser el móvil determinante de la voluntad de quien ha errado. Cuando se trata de actos jurídicos bilaterales o unilaterales recepticios, para que el error cause la nulidad, debe ser reconocible por el destinatario. (CCyC. Artículos 265° y 266°) [26]

El error puede clasificarse en error de hecho y error de

[26] La palabra "recepticio" procede del latín "receptio", alude a la acción y efecto de recibir. En derecho, un acto jurídico recepticio es aquel en que la declaración de voluntad que contiene, debe dirigirse a un destinatario determinado para ser eficaz, lo que supone su comunicación o notificación a este.

derecho. La clave para determinar uno u otro, es establecer que naturaleza tiene la realidad respecto de la cual se yerra.

- **El error hecho**: es el que se refiere al elemento del acto que se ha tenido como propósito al tiempo de su celebración (Cosa, hecho o persona)
- **El error de derecho**, trata sobre la aplicación e interpretación de una determinada norma jurídica al negocio que se celebra.

Como el error es un acto voluntario con conocimiento equivocado de la realidad. En el **error de hecho** en el acto no está afectado el discernimiento, ni la libertad, pero afecta la intención por lo que no es voluntad plena, equivale a acción sin voluntad y no es el querer del sujeto. Pero el Código para evitar que se utilice el error de hecho para beneficiarse, dice esencial.

El Código Civil y Comercial de la Nación en el artículo 267°, establece los supuestos de error esencial:

a. <u>El error en la naturaleza</u>: estar en desacuerdo con la naturaleza del acto, entendiendo diferentes cosas al momento de acordar.
b. <u>Error sobre el objeto</u>: diferencias respecto de la esencia del acto.
c. <u>Error en la cualidad sustancial del bien</u>: refiere al conjunto de propiedades inherentes a algo, sin la cual no se hubiese contratado.
d. <u>Los motivos personales relevantes</u>: al pertenecer al fuero interno de cada sujeto, los motivos sólo pueden llevar a una anulación cuando surjan expresa o implícitamente del acto ya que, de lo contrario, se estaría perjudicando a la otra parte.

e. Error en la persona con la cual se celebró o a la cual se refiere el acto: se refiere a la identidad o cualidad de sujetos o partes del negocio, no en el nombre en tanto se realice con la persona con la que se quería celebrar el negocio.

El **error de derecho** no puede ser invocado para anular los actos, salvo que como excepción esté autorizada en el ordenamiento jurídico. La ley se considera conocida por todos, sin que los particulares puedan invocar su ignorancia para eludir la aplicación de ella. Este principio constituye la base de todo el orden social. Una circunstancia excepcional sería el caso del heredero aparente o poseedor de la herencia de buena fe. (CCyC. Artículo 8°y 2315°)

Error esencial. Hay otros errores llamados esenciales, que revisten una gravedad importante, pero no al punto de hacer nulo el acto, sino anulable, lo que significa que el acto existe mientras la parte interesada no pida judicialmente que se declare su nulidad. En este caso el error es relevante y vicia la voluntad, si fue determinante para realizar el acto, como ocurriría en el matrimonio, o en los contratos de sociedad o mandato. Otro error esencial es "el error in sustancia" que recae sobre la cualidad sustancial del objeto, que no permiten el cumplimiento del fin económico social para el que fue adquirido.

Acción u omisión dolosa: En derecho el dolo es utilizado con diferentes significados. En Derecho civil se refiere al ilícito civil, el incumplimiento de las obligaciones, por vicio de la voluntad, que consiste en realizar una maniobra engañosa, omisión o reticencia que produzca una inejecución. La característica del dolo como vicio de la voluntad radica en el engaño que se emplea para lograr que otro celebre un acto jurídico. El Código Civil y Comercial de la Nación establece:

> ***Artículo 271. Acción y omisión dolosa***. *Acción dolosa es toda aserción de lo falso o disimulación de lo verdadero, cualquier artificio, astucia o maquinación que se emplee para la celebración del acto. La omisión dolosa causa los mismos efectos que la acción dolosa, cuando el acto no se habría realizado sin la reticencia u ocultación.*

3.1.2.2.- El error como vicio de la voluntad.

El error puede ser esencial, se refiere al elemento del acto, o accidental, es aquel que recae sobre circunstancias secundarias o accidentales y no es suficiente para provocar invalidez.

El error de hecho esencial, es el acto que partiendo de un vicio interno de la voluntad, produce un falso conocimiento de las cosas que afecta la intención del sujeto que actúa. Para que provoque la nulidad del acto el error debe caer sobre el acto o el objeto del mismo y en los unilaterales o bilaterales receptivos, ser reconocido por el destinatario. No basta que sea un error de hecho debe ser esencial, evitando así, que cualquier error sin entidad perjudique la estabilidad de los actos jurídicos. (CCyC. Artículo 265°)

El error puede clasificarse en error de hecho y error de derecho. La clave para determinar uno u otro, es establecer que naturaleza tiene la realidad respecto de la cual se yerra.

El error hecho: es el que se refiere al elemento del acto que se ha tenido como propósito al tiempo de su celebración (Cosa, hecho o persona)

El error de derecho, trata sobre la aplicación e interpretación de una determinada norma jurídica al negocio que se celebra.

Como el error es un acto voluntario con conocimiento equivocado de la realidad. En el error de hecho en el acto no está afectado el discernimiento, ni la libertad, pero afecta la intención por lo que no es voluntad plena, equivale a acción sin voluntad y no es el querer del sujeto.

Pero el Código para evitar que se utilice el error de hecho para beneficiarse, dice esencial y establece los supuestos de error esencial:

a) El error en la naturaleza: estar en desacuerdo con la naturaleza del acto, entendiendo diferentes cosas al momento de acordar.

b) Error sobre el objeto: diferencias respecto de la esencia del acto.

c) Error en la cualidad sustancial del bien: refiere al conjunto de propiedades inherentes a algo, sin la cual no se hubiese contratado.

d) Los motivos personales relevantes: al pertenecer al fuero interno de cada sujeto, los motivos sólo pueden llevar a una anulación cuando surjan expresa o implícitamente del acto ya que, de lo contrario, se estaría perjudicando a la otra parte.

e) Error en la persona con la cual se celebró o a la cual se refiere el acto: se refiere a la identidad o cualidad de sujetos o partes del negocio, no en el nombre en tanto se realice con la persona con la que se quería celebrar el negocio. (CCyC. Artículo 267°)

El error de derecho no puede ser invocado para anular los actos, salvo que como excepción esté autorizada en el ordenamiento jurídico.

La ley se considera conocida por todos, sin que los particulares puedan invocar su ignorancia para eludir la aplicación de ella. Este principio constituye la base de todo el orden social. Una circunstancia excepcional sería el caso del heredero aparente o poseedor de la herencia de buena fe. (CCyC. Artículos 8° y 2315°)

3.1.2.3.- El error médico. ¿Daño previsible?

El error humano, se repite en forma incesante en cada una de las acciones del hombre y en todos los campos y actividades.

Una de las áreas de investigación más estudiadas dentro del campo de los factores humanos del error, es la correspondiente al "error del piloto" en la industria aeronáutica.

United Airlines puso en marcha el programa llamado Gestión de Recursos de la Tripulación (CRM) en 1981, que se entiende como la administración de recursos en la cabina de vuelo. Este sistema se aplica al proceso de formación de las tripulaciones para reducir tal error, haciendo un mejor uso de los recursos humanos en la cabina de vuelo (Helmreich, Merritt, y Wilhelm, 1999).

Reason (1990) refiere que en la anatomía de un evento se encuentra el individuo o equipo en un ambiente de trabajo, sometido a una variedad de condiciones, conducta individual inapropiada, liderazgos sin idoneidad, administración incompetente y debilidades organizacionales. Hay que agregar variables que determinan el comportamiento humano, como factores sociales, ambientales, psicológicos. A ese escenario, solo falta una acción iniciadora y que el evento o incidente se presente.

Los errores médicos, que suelen ser llamados eventos adversos, son los resultados deficientes para los pacientes.

Los estudios de pacientes han demostrado que los eventos adversos son comunes, pero pocos datos describen el momento en que ocurren desde el momento de ingreso al centro asistencial.

El daño al paciente durante la atención médica es una de las principales causas de morbilidad y mortalidad a nivel internacional.

El Comité del Instituto de Medicina de Estado Unidos de América del Norte (2000) publica: "Errar es *humano", y menciona* que dos estudios de muestras grandes de ingresos hospitalarios, uno en Nueva York con datos de 1984 y otro en Colorado y Utah con datos de 1992, encontraron que la proporción de ingresos hospitalarios que experimentaron un evento adverso, definido como lesiones causadas por el tratamiento médico, fue del 58% en Nueva York y del 53% en Colorado y Utah.

Algunos autores consideran que el término "error" es negativo y perpetúa la cultura de culpar, además de evocar sentimientos de culpa, ira y depresión. Hoy se usa indistintamente la palabra "incidente", que es una falla en la toma de decisiones que puede causar o que causa un evento adverso; éste es una lesión gestada por el manejo médico y no por condiciones subyacentes del paciente.

Kohn y Col. (1999) consideran que un *evento adverso atribuible* a un error es un evento adverso prevenible, y un *evento adverso negligente* es un evento adverso prevenible que satisface los criterios legales para determinar negligencia.

El Centers for Disease. Control and Prevention. National Center for Health Statistics (1999) pone de relieve el impacto económico en Estados Unidos de norte América de estos eventos mencionando el costo anual total:

a. Eventos adversos negligente entre 37,6 a 50 billones de dólares.
b. Eventos adversos prevenibles entre 17 y 29 billones de dólares.

Estos datos no son exclusividad de un país estudios realizados en los hospitales del estado de Victoria, Australia, por Ehsani, Jackson y Duckett (2006) determinaron la incidencia de eventos adversos en pacientes ingresados entre los años 2003 y 2004. Durante el período de tiempo designado, ingresaron 979.834 pacientes, con esa muestra 67.435 (6,88%) tuvieron al menos un evento adverso.

Los pacientes con eventos adversos permanecieron alrededor de 10 días más y tenían más de siete veces más riesgo de muerte intrahospitalaria que aquellos sin complicaciones.

El costo total de los eventos adversos en este conjunto de datos en los años 2003 y 2004 fue de $ 460,311 millones de dólares australianos, lo que representa un 18,6% adicional del presupuesto hospitalario total para pacientes hospitalizados.

En los últimos años, el enfoque de los eventos adversos se ha desplazado de culpar a los individuos por los errores, al enfoque de sistemas.

El enfoque de sistemas asume que las personas cometerán errores y que el sistema que las rodea debe proporcionar una red de seguridad para estos errores. Por lo tanto, los esfuerzos para eliminar los eventos adversos deben dirigirse hacia un sistema en particular.

A raíz del informe del Instituto de Medicina de 2000 "*Errar es humano*", se han realizado muchos estudios importantes sobre los eventos adversos, algunos de ellos en todo el país. Aunque muchos de estos estudios utilizaron métodos similares, informan incidencias sustancialmente diferentes.

Para dar el paso importante hacia las soluciones, es necesario obtener una comprensión más detallada de este problema:

¿Qué porcentaje de eventos se pueden prevenir?

¿Dónde ocurren la mayoría de los eventos?

¿Qué tipo de evento es el más frecuente?

Esto permitirá identificar las categorías de eventos adversos que son más susceptibles para intervenir y mejorar la seguridad del paciente.

Cinco años después del informe del Instituto de Medicina (IOM) Leape y Berwick, (2005) decían que el Instituto "*pidió un esfuerzo nacional para hacer que la atención médica sea segura. Aunque el progreso desde entonces ha sido lento, el informe del IOM realmente "cambió la conversación" y se centró en el cambio de sistemas, estimuló a una amplia gama de partes interesadas a participar en la seguridad del paciente y motivó a los hospitales a adoptar nuevas prácticas seguras. Es probable que el ritmo del cambio se acelere, particularmente en la implementación de registros médicos electrónicos, la difusión de prácticas seguras, la capacitación del equipo y la divulgación completa a los pacientes después de una lesión.*"

Hasta la fecha se sigue trabajando en el tema para solucionar los errores médicos, pero hay que mencionar que las opiniones son contradictorias respecto de las estadísticas que se mencionan sobre la cantidad de errores médicos.

Mazer y Nabhan (2019) refieren que: "*el título del artículo de Makary y Daniel: "Error médico: la tercera causa principal de muerte en los EE. UU. "Es breve, definitivo y provocador. El título ha demostrado ser fácil de repetir palabra por palabra en todos los medios...Las estimaciones derivadas de datos de patología forense en la ciudad de Nueva York sugieren que las complicaciones terapéuticas son la décima causa principal de muerte, no la tercera, y la mayoría de las complicaciones podrían atribuirse a riesgos predecibles del tratamiento médico en lugar de errores inequívocos*". Agregan que: "*Se difunden comúnmente dos afirmaciones sobre muertes por errores médicos. Primero, que los errores médicos prevenibles causan hasta 440.000 muertes al año, que se originaron en un manuscrito de 2013 de John James, y segundo, el error médico es la tercera causa principal de muerte en los EE. UU., promocionado en un comentario de 2016 por Martin Makary y Michael Daniel, que estimó las muertes evitables en 251,454 por año... estas estadísticas continúan extendiéndose por los medios académicos y no profesionales. En el momento de escribir este artículo, el artículo de James había sido citado 407 veces y el artículo de Makary y Daniel 467 veces...En comparación, una crítica detallada y contemporánea de estas dos estimaciones escrita por los editores en jefe de BMJ Quality and Safety, había citado solo 16 veces*".

El estudio al que hacen referencia Mazer y Nabhan, es el realizado por Shojania y Dixon-Woods (2016) tomando un solo punto del trabajo analítico, dicen: "*Algunas de las estimaciones de muertes por error médico ampliamente citadas, incluidas las estimaciones del IOM (Instituto de Medicina de Estado Unidos), Makary y Daniel y James, se basan en estudios que, de hecho, no se propusieron estimar la tasa de mortalidad relacionada con el error médico. En cambio, estos estudios primarios buscaron medir la prevalencia de daños causados por la atención médica (es decir, eventos adversos) De acuerdo con su propósito principal, estos estudios no incluyeron una metodología para emitir juicios sobre el grado en que los eventos adversos jugaron un papel en las muertes que se produjeron posteriormente. Por ejemplo, un paciente ingresado en la unidad de cuidados intensivos con insuficiencia orgánica multisistémica por sepsis podría desarrollar una erupción por un antibiótico al que ha presentado una reacción alérgica en el pasado. Este paciente ciertamente ha experimentado un evento adverso prevenible. Pero, si el paciente finalmente muere de disfunción orgánica progresiva una semana después de que se cambió el antibiótico, el error médico probablemente no causó la muerte. Un error que ha ocurrido cerca de una muerte no es una base suficiente para concluir que el error es la causa de la muerte*".

3.1.3.- Jurisprudencia.

Cámara Nacional de Apelaciones en lo Civil- Sala J.

Buenos Aires, 19 de agosto de 2020.

Autos caratulados "F., J. J. c/ Obra Social de los Empleados de Comercio y Actividades Civiles y otros".

La Dra. Beatriz A. Verón dijo:

"...3.5.- Sentado lo expuesto, considero que en autos la prueba de la culpa prestacional ha sido satisfecha (art. 377 del rito, art. 1735 CCyC) lo que en definitiva confiere basamento a la imputación de responsabilidad efectuada por J. J. F. contra los accionados... arribo a dicha conclusión pues el perito médico... fue claro y categórico al informar que "*...la causa del hemoperitoneo como del coleperitoneo fue el desprendimiento de los clips colocados en el conducto cístico y en la arteria cística/hepática*" (pág. 20), y aseveró que resulta "*evidente*" la existencia de "*una falla en la colocación de los clips en el hilio vesicular con desprendimiento de dichos clips, lo cual ocasionó un sangrado y fuga de bilis (bilirrafia)*"... Al profundizar en tal análisis -central o medular por cierto- el galeno razonó que "*...el desprendimiento de algún clip podría ser un evento posible, sin embargo el desprendimiento de 6 clips, ocasionando el posterior sangrado y fuga de bilis, manifiesta una falla en la colocación de los mismos*", razón por la que cabe considerar que la patología por la que en el sub examine se reclama indemnización, se ha materializado entonces en el mismo acto quirúrgico, en tal oportunidad tuvo lugar la mala praxis imputada al médico interviniente Dr. R. G.... pudiendo inferirse por tanto que el procedimiento quirúrgico no fue realizado con la debida pericia... La realización de una ecografía o tomografía abdominal durante el transcurso de la evolución postoperatoria, en dicho contexto, podría haber detectado la presencia de líquido libre en la cavidad abdominal, aunque no se cuenta con elemento alguno de los controles postoperatorios ("No hay constancia en autos, ni en las historias clínicas aportadas al expediente, de los controles postoperatorios por consultorios externos")...las consecuencias de la demora en la detección de complicaciones luego de la Colecistectomía Laparoscópica, se traduce en el cuadro clínico de ingreso a la Clínica Espora el día 21 de septiembre de 2014..."

"...3.8.- En suma, a tenor de las circunstancias fácticas señaladas y razones de derecho desarrolladas, la atribución de responsabilidad efectuada en el fallo atacado resulta ajustada a derecho, por lo que su confirmación se impone".

"...La Dra. Gabriela M. Scolarici adhiere al voto precedente."

3.2.- Carga de la prueba.

En las obligaciones de medios, para demostrar el incumplimiento el acreedor deberá demostrar la culpa del deudor, lo que importará probar tanto el factor de atribución (Imprudencia, negligencia, impericia) como el incumplimiento. Pueden existir normas que se opongan a este principio, como ocurre en la responsabilidad de los tutores o curadores o cuando el juez se encuentra facultado para aplicar la teoría de las cargas probatorias dinámicas, ponderando cuál de las partes se halla en mejor situación para aportarla. (CCyC. Artículos 1734° y 1756°)

En general el médico no compromete o asegura un resultado, se obliga a la elección de los medios más adecuados para alcanzar esa finalidad. Ante esta situación será el paciente o sus familiares sobre los que recaerá la carga de la prueba.

El actor deberá demostrar el estado clínico en que se encontraba el paciente y de acuerdo a ese estado, el médico no ha empleado la terapéutica más eficaz y científicamente probada que existe y que deberá documentar, para la curación del paciente. Además que con las pruebas que presente, debe poner en evidencia que el accionar del médico fue equivocado y ocasionó daños, con secuelas parciales permanentes, con pérdida de chance o bien provocó la muerte.

El médico deberá decir que se ha cumplido con lo que se trató, actuando en forma diligente, adecuada técnica, con los conocimientos idóneos, actualizados y adecuada pericia en los tratamientos médicos y quirúrgicos empleados.

En la obligación de resultado, al acreedor le bastará con demostrar la no satisfacción de su interés para que aparezca acreditado el factor de atribución objetivo, el factor de atribución esta subsumido por el incumplimiento. (CCyC. Artículo 1723°)

El médico podrá eximirse alegando hecho de la víctima, hecho de un tercero por quien no debe responder, caso fortuito o fuerza mayor, que la cosa que causó el daño no era riesgosa, o fue usada en contra de la voluntad del dueño o guardián; que no había relación de dependencia, etc.

La persona que se siente damnificada de una mala praxis médica tiene dificultades para aportar pruebas para demostrarla, dado que los profesionales de la medicina tienen el conocimiento científico y el manejo de la historia clínica. Por esta razón, el legislador viendo estas diferencias entre los consumidores y los proveedores de servicios ha regulado la inversión de la carga de la prueba.

En este sentido la Ley de Defensa al Consumidor N° 24.240/1993, modificada por la 26.361/2008 regula que: "*Los proveedores deberán aportar al proceso todos los elementos de prueba que obren en su poder, conforme a las características del bien o servicio, prestando la colaboración necesaria para el esclarecimiento de la cuestión debatida en el juicio*". El artículo 2° de la misma establece que: "*No están comprendidos en esta ley los servicios de profesionales liberales que requieran para su ejercicio título universitario y matrícula otorgada por colegios profesionales reconocidos oficialmente o autoridad facultada para ello, pero sí la publicidad que se haga de su ofrecimiento*".

Queda claro que la empresa proveedora del servicio médico, debe aportar todos los elementos de prueba que obren en su poder y sobre todo, acreditar un factor eximente de responsabilidad si considera que no es responsable.

La prestación de un servicio puede consistir:

1. En realizar actividad con la diligencia, independientemente de su éxito, se compromete a aplicar los mejores esfuerzos y adecuados conocimientos. (CCyC. Artículo 774°, inciso a)

   En este caso el damnificado tendrá que demostrar la culpa del médico y este que actuó acorde a las reglas y conocimientos de la ciencia.

2. Procurar al acreedor cierto resultado concreto, con independencia de su eficacia. (CCyC. Artículo 774°, inciso b)

   El paciente solo debe probar el incumplimiento no la culpa, y el médico que actuó acorde a las reglas y conocimientos de la ciencia.

El paciente deberá demostrar el incumplimiento. El médico para liberarse de responsabilidad deberá probar la ruptura del nexo causal, acreditando causa ajena, caso fortuito, hecho de un tercero por quien no debe responder, o el hecho de la propia víctima, entendido como un hecho del damnificado que interrumpe total o parcialmente el nexo causal

3. Procurar al acreedor el resultado eficaz (CCyC. Artículo 774°, inciso c) Tanto el paciente como el médico deberán demostrar lo mismo que en el punto 2.

En los puntos 2 y 3, correspondiente a los incisos b y c, el legislador hace una distinción entre obligaciones de resultado concreto y de resultado eficaz, carece de toda consecuencia práctica, dado que ambas definen una misma modalidad de ejecución, incumplimiento y de responsabilidad obligacional.

La carga de la prueba recae, finalmente, en quien está en mejores condiciones de probar. (CCyC. Artículo 710°)

3.2.1.- Carga de la prueba. Eximentes.

Cuando el propio damnificado tiene una conducta idónea para producir total o parcialmente daño, es un hecho de la víctima y la responsabilidad del agente puede ser excluida o limitada. También el agente se eximirá por caso fortuito o fuerza mayor. Para eximirse en el hecho de un tercero por el que no deba responder debe reunir los caracteres del caso fortuito. (Artículo 1729, 1730 y 1731 CC y C)

El médico deudor queda eximido del cumplimiento y de responsabilidad, si la obligación se ha extinguido por imposibilidad de cumplimiento objetiva y absoluta no imputable al obligado, siempre teniendo en cuenta la buena fe y la prohibición del ejercicio abusivo de los derechos. (Artículo 1732 CC y C)

Aunque ocurra el caso fortuito o la imposibilidad de cumplimiento, el deudor es responsable en los siguientes casos: a) Si ha asumido el cumplimiento aunque ocurra un caso fortuito o una imposibilidad; b) Si de una disposición legal resulta que no se libera por caso fortuito o por imposibilidad de cumplimiento; c) Si está en mora, a no ser que ésta sea indiferente para la producción del caso fortuito o de la imposibilidad de cumplimiento; d) Si el caso fortuito o la imposibilidad de cumplimiento sobrevienen por su culpa; e) Si el caso fortuito y, en su caso, la imposibilidad de cumplimiento que de él resulta, constituyen una contingencia propia del riesgo de la cosa o la actividad; f) Si está obligado a restituir como consecuencia de un hecho ilícito. (Artículo 1733 CC y C)

3.2.2.- Cargas probatorias dinámicas.

En los últimos tiempos se han generado líneas de pensamiento tendientes al alivio del que sufrió un perjuicio en forma injusta. De tal forma, surge la idea de las *"cargas probatorias dinámicas"*, que libraría al acreedor de la dificultad para probar daños causados por conductas negligentes, muy especialmente frente a algunas enfermedades, tarea compleja aún para sectores científicos, lo cual lleva a que se frustre la indemnización pretendida.

Teniendo en cuenta estos conceptos, el nuevo Código Civil y Comercial de la Nación, establece que el juez puede determinar quién tiene que probar, considerando el que se encuentre en mejores condiciones para hacerlo. Se supone que el profesional goza de una superioridad técnica y además lleva registros que le permiten estar en mejores condiciones de probar su no culpa. (CCyC. Artículo 1735°)

Surgen críticas considerando que vulnera el régimen de distribución de la carga de la prueba y que viola el derecho a la defensa en juicio de la parte a la que le asigna la carga de la prueba que no estaba a su cargo

Pero la cargas probatorias dinámicas son una excepción, solo podrá ser utilizada cuando se trate de probar el factor subjetivo de atribución, y para hacerlo, está en el Código Civil y Comercial de la Nación Artículo 1735°, el juez debe comunicar a las partes que va a recurrir a esta teoría en el caso particular, y debe permitir a los litigantes ofrecer y producir los elementos de convicción que hagan a su defensa.

El Código Civil y Comercial Libro Tercero: Derechos Personales; Título I: Obligaciones en general; Capítulo 4: Pago, establece:

El simple retraso en la ejecución de la prestación profesional pactada, configura el incumplimiento imputable al deudor. El simple retraso material en la ejecución de la prestación profesional, demostrado por el actor, corresponde al médico para exonerarse probar su no culpa. Pero el acreedor se encuentra también en mora toda vez que por un hecho o por una omisión culpable, hace imposible o impide la ejecución de la obligación, por ejemplo, rehusando aceptar la prestación debida en el lugar y tiempo oportuno, no encontrándose en el lugar convenido para la ejecución o rehusando concurrir a los actos indispensables para la ejecución. (CCyC. Artículo 886°)

En los casos de incumplimiento absoluto de prestación diligente por parte del médico, se presume inejecución total por culpa.

La mora automática no rige respecto de las obligaciones:

a) sujetas a plazo tácito; si el plazo no está expresamente determinado, pero resulta tácitamente de la naturaleza y circunstancias de la obligación, en la fecha que conforme a los usos y a la buena fe, debe cumplirse;

b) sujetas a plazo indeterminado propiamente dicho; si no hay plazo, el juez a pedido de parte, lo debe fijar mediante el procedimiento más breve que prevea la ley local, a menos que el acreedor opte por acumular las acciones de fijación de plazo y de cumplimiento, en cuyo caso el deudor queda constituido en mora en la fecha indicada por la sentencia para el cumplimiento de la obligación.

En caso de duda respecto a si el plazo es tácito o indeterminado propiamente dicho, se considera que es tácito. (CCyC. Artículo 887°)

3.2.2.1.- Jurisprudencia.

Cámara Nacional de Apelaciones en lo Civil
Sala/Juzgado: E.

Fecha: 21-ago-2020

D. L. L. y otro c/ R. J. y otros s/ daños y perjuicios

El Tribunal dijo:

"...En materia de responsabilidad médica, el principio es que la prueba corre por cuenta de quien imputa culpa al galeno, demostrando la existencia de

negligencia manifiesta o errores graves de diagnóstico...”

“...sin perjuicio del deber del médico de aportar los elementos necesarios que hagan a su descargo, como fluye del art. 377 CPCCN y lo ha señalado con acierto Morello, al analizar la que se dio en llamar “la carga probatoria dinámica” o el deber de «cooperación» que han de asumir los profesionales cuando son enjuiciados, que hace que quien se encuentre con aptitud y comodidad para prestar su ayuda a esclarecer la verdad, lo haga...”.

Fuente: Microjuris (05-10-2020) La mala praxis se paga....Consultado el 03/08/2021, de https://aldiaargentina.microjuris.com/2020/10/05/71951/

3.3.- Relaciones entre acción civil y penal.

Con cierta frecuencia los reclamos por responsabilidad médica transcurren tanto en el ámbito penal como en el civil, esto es debido a que el acto ilícito civil configura, a su vez, un delito del derecho criminal.

En el reclamo civil corresponde establecer el resarcimiento derivado del accionar ilícito del agente y, en el segundo, imponer una sanción del tipo represiva, conforme a las disposiciones del ordenamiento punitivo.

Bustamante Alsina (1997) sostenía que si bien ambas corresponden a una misma conducta antijurídica, esta constituye dos ilicitudes diferentes cuando la acción ilícita se integra conceptualmente con las consecuencias que en cada hipótesis le vienen impuestas. Agrega, que no se trata de un mero debate teórico, sino que de ella deriva el diverso tratamiento legislativo de cada una de esas ilicitudes, inspirado sea en el mero interés particular del damnificado que tiene en vista el ilícito civil, o del interés público que compromete la ilicitud penal

El Código Civil y Comercial (CCyC) mantiene la posición y norma; "*La acción civil y la acción penal resultantes del mismo hecho pueden ser ejercidas independientemente. En los casos en que el hecho dañoso configure al mismo tiempo un delito del derecho criminal, la acción civil puede interponerse ante los jueces penales, conforme a las disposiciones de los códigos procesales o las leyes especiales*". (CCyC. Artículo 1774°)

El artículo confiere a la parte la posibilidad de optar por promover la acción en una u otra jurisdicción, pero deja a salvo lo que puedan disponer las normas procesales locales en cuanto a la autonomía procesal, no sustancial, de ambos litigios.

El Código Penal de la Nación Argentina (CPNA) permite a los jueces que fijen en las sentencias la indemnización del daño material y moral causado a la víctima, a su familia o a un tercero (CPNA. Artículo 29°)

De iniciarse acciones independientes por un mismo hecho, los procesos respectivos siempre tendrán algún tipo de relación entre sí. En estos casos, el proceso penal tendrá una decisiva preponderancia sobre el proceso civil, en la medida de la influencia que ejerce la cosa juzgada de aquél sobre la decisión que haya de dictarse en este último.

Con el fin de evitar el dictado de sentencias contradictorias se ha previsto en el Código: "La suspensión del dictado de la sentencia civil. *Si la acción penal precede a la acción civil, o es intentada durante su curso, el dictado de la sentencia definitiva debe suspenderse en el proceso civil hasta la conclusión del proceso penal, con excepción de los siguientes casos:* ***a)*** *si median causas de extinción de la acción penal;* ***b)*** *si la dilación del procedimiento penal provoca, en los hechos, una frustración efectiva del derecho a ser indemnizado;* ***c)*** *si la acción civil por reparación del daño está fundada en un factor objetivo de responsabilidad*". (CCyC. Artículo 1775°)

Se estructura un sistema de prevalencia de la sentencia penal sobre la civil, pero el Código abunda en el tema, dado que es preciso determinar, una vez dictada la sentencia penal, cuáles serán sus efectos en la posterior decisión a dictarse en la acción resarcitoria. Así se establece que:

> "**Condena penal**. *La sentencia penal condenatoria produce efectos de cosa juzgada en el proceso civil respecto de la existencia del hecho principal que constituye el delito y de la culpa del condenado*". (CCyC. Artículo 1776°)

Así establecido, la discusión no puede encararse nuevamente en el litigio por daños, quedando establecida la existencia del hecho y la autoría. Saux (1999) aclara que deja al margen aspectos tales como la concurrencia culposa de la víctima y un tercero, la magnitud del daño sufrido y la relación de causalidad entre el hecho y el daño.

Es decir en sede civil sí podrá valorarse la extensión de la reparación, en base a la prueba a producirse sobre la entidad del daño por el que se reclama; la eventual participación de la propia víctima en la producción o alcances del perjuicio, causalidad concurrente, y la responsabilidad objetiva de terceros (ej.: titular del establecimiento asistencial, obra social, empresa de medicina prepaga, etc.), que generalmente participarán de la reparación en forma solidaria o concurrente.

En la norma se aclara que: "*Si la sentencia penal decide que el hecho no existió o que el sindicado como responsable no participó, estas circunstancias no pueden ser discutidas en el proceso civil...*". (CCyC. Artículo 1777°)

Pero: "*...Si la sentencia penal decide que un hecho no constituye delito penal o que no compromete la responsabilidad penal del agente, en el proceso civil puede discutirse libremente ese mismo hecho en cuanto generador de responsabilidad civil*". (CCyC. Artículo 1777°), en este caso resulta susceptible de un nuevo análisis, en sede civil, de aquello que se refiere a una interpretación jurídica

En los casos en que la ley declara al autor de un hecho típico y antijurídico impune, pese a que no concurra en su favor ninguna causa que excluya la culpabilidad, se denominan excusas absolutorias penales. "*Las excusas absolutorias penales no afectan a la acción civil, excepto disposición legal expresa en contrario*". (CCyC. Artículo 1778°)

Así, en los casos de injuria o calumnia queda exento de pena por retractación pública, antes de contestar la querella o en el acto de hacerlo (CPNA. Artículo 117°) pero deja subsistentes las consecuencias civiles de su delito. Lo mismo sucede con el artículo 185 del Código Penal de la Nación Argentina.

Ante una sentencia penal posterior a la sentencia civil no produce ningún efecto sobre ella, excepto en el caso de revisión. La revisión procede exclusivamente, y a petición de parte interesada, y cuando a) si la sentencia civil asigna alcances de cosa juzgada a cuestiones resueltas por la sentencia penal y ésta es revisada respecto de esas cuestiones, excepto que derive de un cambio en la legislación; b) en el caso previsto en el artículo 1775 inciso c) si quien fue juzgado responsable en la acción civil es absuelto en el juicio criminal por inexistencia del hecho que funda la condena civil, o por no ser su autor; c) otros casos previstos por la ley. (CCyC. Artículo 1780°)

3.4.- El centro asistencial.

Calvo Costa (2014) menciona que la postura clásica sostenida por la jurisprudencia en argentina, corriente existente con anterioridad a la sanción y entrada en vigencia del nuevo Código Civil y Comercial de la Nación, se inclina a estimar que entre el paciente, el médico y el establecimiento asistencial de salud mediaba una estipulación a favor de tercero. El establecimiento asistencial, el estipulante, y el médico, el promitente, celebran un contrato a favor del paciente, quien resultaría ser el tercero beneficiario de la estipulación. Su fundamentación se encuentra en el artículo 1027° del CCyC.

El mismo autor, Calvo Costa (2016) sostiene que esta postura parte del hecho que el médico tiene independencia técnica, en virtud de la cual no puede considerarse que se trate de un subordinado de la entidad asistencial, cuando hablamos de la ejecución de su actuar profesional. Por lo cual, las normas que regulan la responsabilidad del principal por el hecho del dependiente, no encontrarían aplicación, y la responsabilidad vendría siendo determinada objetivamente con base en la obligación de seguridad de prestar asistencia médica mediante los profesionales de su institución.

Picasso y Sáenz (2015) refieren que el Código Civil y Comercial implicó la pérdida de cierta utilidad práctica de la figura de estipulación a favor de tercero, por la unificación de los regímenes de responsabilidad civil contractual y extracontractual, lo que trae como consecuencia la imposibilidad de argumentar o acreditar en defensa de la entidad asistencial, la ausencia de culpa en la selección o en la vigilancia del médico.

Agrega Calvo Costa (2016) que en el caso en que alguno de los pacientes padezca daños y perjuicios como consecuencia de la mala prestación del servicio médico por parte de un ente asistencial, la responsabilidad de éste está supeditada al incumplimiento de la obligación asumida por el médico frente al paciente. Debe establecerse la responsabilidad del médico u otro personal del establecimiento, para luego poder tenerse por acreditado el incumplimiento de la obligación de seguridad del establecimiento de salud. Continúa diciendo que el contrato entre las Empresas de Medicina Prepaga y el afiliado, futuro paciente, obliga la empresa a brindar a través de su personal médico, una asistencia acorde a las exigencias de la medicina moderna. El afiliado y el real prestador del servicio asistencial no han entablado una relación contractual directa, y ello llevaría a deducir que se encuentran bajo la postura clásica que la respuesta a la mala prestación del servicio está en el referido artículo 1027 del CCyC.

En oposición aparece la postura actual e imperante, donde la medicina prepaga es un contrato de consumo, resguardado por las normas proteccionistas en la materia, que considera que la obligación del efector de salud es amplia, porque presta servicios a consumidores o usuarios, en este sentido la jurisprudencia ha manifestado, que la Ley de Defensa del Consumidor N° 24.240 "*...es de aplicación a los servicios médicos porque ésta establece que quedan obligadas todas las personas físicas o jurídicas de naturaleza pública o privada que, en forma profesional aun ocasionalmente, produzcan, importen distribuyan o comercialicen cosas o prestan servicios a consumidores o usuarios*" [27]

Confirma que la obligación principal que asume el establecimiento asistencial, no se agota en proveer los medios y los profesionales necesarios para su cumplimiento, sino que requiere la prestación del servicio médico en su totalidad, para que en forma diligente logre obtener el resultado esperado por el acreedor, el cual obviamente no se encuentra garantizado, ya que se trata de una obligación de medios.

Lorenzetti (2011) señala que "*la relación entre la clínica, el paciente y el médico no puede analizarse como una estipulación a favor de terceros, porque los dos centros de interés principales son los del paciente que paga y los de la entidad médica que presta el servicio. El problema a resolver se vincula entonces con esta relación jurídica y no*

---

[27] Cámara Nacional Civil y Comercial Federal, Sala III, 26/09/2006, RCyS, 2006-685; vid. asimismo SCJ Mendoza, Sala 1, 11/10/1995, JA, 24/5/06, voto de la Dra. Kemelmajer de Carlucci; esta Cámara, Sala L, 02/02/2012. C. de A., O. c/ Obra Social del Personal Rural y estibadores de la República Argentina y otros, L. No 568.586. Consultado el 14-06-2021, de http://www2.jus.mendoza.gov.ar/listas/ proveidos/vertexto.php?ide=7606509530

con la que se entabla entre el médico y la clínica con efectos subsidiarios hacia terceros. El paciente no es tercero, sino parte. Por lo demás, en la estipulación a favor de terceros, el tercero adquiere un beneficio cuya extensión está vinculada al contrato base, mientras que en el contrato médico hay una contraprestación y no un mero beneficio, y la extensión del vínculo se determina en función de aquella reciprocidad. Si fuera un mero beneficiario, el paciente solo podría adherir y no discutir nada, y se desvirtuaría la noción de consentimiento informado. Por ello, en virtud de la estructura del vínculo obligatorio, debe entenderse que la clínica responde contractualmente y de modo directo por el incumplimiento, sin importar que la prestación haya sido materialmente cumplida por un médico dependiente de aquella".

Mayoritariamente se descarta la aplicación de la estipulación a favor de terceros y considera que la clínica es la única deudora de las prestaciones médicas, y en tal carácter responde en forma directa por su incumplimiento. Siempre teniendo en cuenta que la prestación a cargo de los médicos es de medios, puesto que solo se comprometen a la realización de un comportamiento diligente para alcanzar el resultado esperado por el paciente.

Picasso y Sáenz (2015) refieren el hecho que la Empresa de Medicina Prepaga introduzca en la relación a terceros, médicos o entidades de salud, para la ejecución del contrato que se comprometió en realizar, en nada altera su responsabilidad y de haber incumplimiento en la contraprestación, sea por hecho propio o por el tercero, sigue siendo su responsabilidad por haber sido la Empresa de Medicina Prepaga, quien contrató con el paciente. Afirma que el afiliado a la medicina prepaga no se vincula con el galeno por su libre elección, sino por la confianza que tiene en la empresa con la que contrató. Debe tomarse en cuenta el principio de buena fe, bajo el cual no se concibe que el acreedor, afiliado, suscribiera el contrato de servicio asistencial, si el deudor, empresa, quien selecciona a los médicos que estarán a cargo del diagnóstico y tratamiento, no fuese a hacerse responsable por las fallas en dicho servicio.

Calvo Costa (2016) agrega, que la conducta que va a desempeñar el médico en la atención del paciente, no es más que la ejecución de la prestación principal que asumen los establecimientos. Por ello, cuando esta es llevada a cabo de modo defectuoso e imputable a la culpabilidad o dolo del profesional, la citada obligación de medios se halla incumplida, y puede concluirse que los establecimientos médicos, empresas de medicina prepaga u obras sociales han incumplido con la obligación principal asumida y deben responder frente al paciente. Refiriéndose a las Obras Sociales resalta que prevalece la responsabilidad en los casos de prestación deficiente del servicio como resultado de la negligencia de los galenos y demás profesionales de la salud intervinientes, que figuran en las listas que la obra social pone a disposición del afiliado para su elección. Por el contrario, si el profesional o el establecimiento médico que incurriere en culpa, es libremente elegido por el afiliado sin que haya estado entre las opciones presentadas por la obra social; ésta se exime de responsabilidad.

3.4.1.- Relación jurídica entre el centro asistencial y el médico.

En la forma en que los centros o empresas asistenciales

deben responder por los daños que causa la mala praxis de los médicos que trabajan en ellas, está influenciada por el tipo de relación jurídica que los une.

Es abundante la literatura jurídica, económica y médica que trata de la responsabilidad civil entre los prestadores de salud y los pacientes o bien entre médico y paciente, pero muy escasa en la relación jurídica entre los centros o empresas asistenciales (hospital, clínica, sanatorio, obra social, medicina prepaga) y el médico.

La relación del médico con el centro o empresa asistencial difiere de un establecimiento a otro. Esto obliga, para tener conocimiento de tal relación, para obtener testimonio de cómo están relacionados jurídicamente con cada centro asistencial.

Según la relación jurídica que entablen dependerá el grado de responsabilidad que tendrá el médico y el centro asistencial, frente a un posible reclamo del paciente Por ello, al surgir un reclamo se deberá analizar el caso en particular, para establecer el tipo de relación contractual realizada por ese médico con el establecimiento asistencial en el cual se produjo el reclamo.

Dejando para un tratamiento aparte a los médicos residentes, en general existen tres tipos distintos de relaciones entre los médicos y los establecimientos o empresas de salud:

1. Médicos vinculados laboralmente con el centro o empresa asistencial, hospital, clínica, sanatorio, obra social, medicina prepaga;
2. Médicos vinculados al centro o empresa asistencial a través de contratos de honorarios por prestación médica realizada, que en virtud del mismo, forman parte del grupo de profesionales del establecimiento;

3. Médicos que se relacionan como independientes con el centro asistencial y contratando un espacio en el mismo.

3.4.2.- Médicos vinculados laboralmente con el centro asistencial.

El médico se vincula jurídicamente con el centro o empresa asistencial, hospital, clínica, sanatorio, obra social, medicina prepaga y en función de tal relación presta servicios a los pacientes que ésta reciba, a cambio de una remuneración periódica, es un clásico contrato de trabajo, representando los servicios prestados en relación de dependencia que se rigen por las normas del derecho laboral, Ley de Contrato de Trabajo (LCT). (CCyC. Artículo 1252°; LCT, artículos 21° y 22°)

Respecto a la relación de dependencia hay quienes opinan que caracteriza al derecho del trabajo y se extiende a toda actividad humana, tanto en la producción de bienes como de servicios, con aplicación del derecho común en forma supletoria. Los civilistas se inclinan por la tipificación dentro de los contratos de obras y servicios.

Se destaca el hecho que el artículo 23° de la LCT presume la existencia de un contrato de trabajo, salvo que, "*por las circunstancias, las relaciones o causas que lo se demostrase lo contrario*". Tal hecho queda a cargo del empleador y el mismo artículo dice, tal "*presunción operará igualmente aun cuando se utilicen figuras no laborales, para caracterizar al contrato*", en tal forma opera como presunción antifraude.

Los facultativos tienen autonomía científica para tomar los

medios de acción que estimen pertinentes que lleven a recuperar la salud del paciente, pero se encuentran con subordinación y dependencia formal siendo sometidos a las reglamentaciones y directivas internas propias de un contrato de trabajo: lugar de trabajo, libro de asistencia, horarios de atención, turnos en la prestación de servicios.

En los casos de responder por los daños sufridos por los pacientes asistidos en el centro asistencial, responderá el médico y el establecimiento indirectamente por el hecho de los médicos contratados y directamente por las negligencias en la organización y funcionamiento.

Resumiendo los centros asistenciales serán civilmente responsables, ya sea indirectamente por el hecho culpable de sus dependientes, o directamente, por consideración a una negligencia en la organización misma del funcionamiento que obstaculice o impida acto médico.

3.4.3.- Médicos contratados por honorarios y prestación realizada.

Hace unas décadas que los centros asistenciales han adoptado para su organización interna los contratos por honorarios y por prestación realizada por cada médico. Manifiestan que privilegian la contratación de los servicios de médicos por medio de este tipo de contratos, dada la mayor flexibilidad que ofrece a los facultativos, permitiéndoles desarrollar su actividad para distintos centros asistenciales, aumentar la cantidad de pacientes vistos y al centro asistencial tener menos cargas que las que supone un contrato de trabajo.

Tocornal, M. (2013) afirma que "*es habitual que gran parte de los médicos no tengan una relación de subordinación y dependencia formal al establecimiento de salud. Se escrituran otro tipo de contratos, como arrendamiento o prestación de servicios inmateriales, comodatos, asociaciones, etc., pero, por lo general, no contratos de trabajo con su staff médico. Se trata de una situación recurrente, a través de la cual el establecimiento de salud se beneficia y lucra de los médicos y su buena imagen sin asumir la correspondiente responsabilidad frente a terceros en caso de negligencia médica en la atención de salud*".

3.4.4.- Médicos relacionados como independientes.

El Diccionario de la lengua española define independiente como: "*Que no tiene dependencia, que no depende de otro. Autónomo*", es el médico que carece de vínculos formales de subordinación o dependencia con el centro asistencial, Al ser autónomos sus acciones u omisiones negligentes no repercutirían en la responsabilidad civil de los sanatorios, ya que no pesaría sobre los empresarios de salud deberes de elección, vigilancia o control sobre los cuales fundamentar una eventual responsabilidad civil por los daños que se ocasionen a los pacientes a consecuencia de su actuar en dependencias del centro asistencial.

Todos los centros asistenciales ven que en la tarea asistencial realizada por estos médicos autónomos en sus dependencias, una forma de evitar la responsabilidad civil que pudiere caberles por los daños a pacientes que se pudieran generar en sus establecimiento de salud.

Pero, esta forma de actuar de los centros asistenciales ingresando cada vez más médicos independientes o autónomos para evadir responsabilidad civil. Pero se desvanece el fundamento al considerar, que si bien no se ha realizado un contrato de trabajo, ni un contrato de honorarios, todos ellos requieren una previa acreditación interna de parte del centro asistencial, sin la cual no podrían realizar acto médico alguno, pues carecen de habilitación que los faculta para intervenir dentro de esas instituciones. El médico pierde la independencia, dado que el centro asistencial aprueba sus antecedentes y calidad profesional para el ingreso, adquiriendo el control y vigilancia de su accionar dentro de su espacio físico.

3.4.5.- Jurisprudencia.

Corte Suprema de Justicia de la Nación

Jueces Ricardo Lorenzetti, Elena Highton de Nolasco y Carlos Fernando Rosenkrantz

Buenos Aires, 24 de abril de 2018.

Causa: CSJ *9/2014* (50-RI/CS1 y otro Recursos de hecho) Rica, Carlos Martín c/Hospital Alemán y otros s/despido.

"Considerando: 1°) Que la Sala VII de la Cámara Nacional de Apelaciones del Trabajo confirmó la sentencia dictada por la señora jueza de primera instancia que había admitido la demanda contra la Asociación Civil "Hospital Alemán" y Médicos Asociados Sociedad Civil -en adelante, "Hospital Alemán" y "MASC", respectivamente- tendiente al cobro de una indemnización por despido injustificado..."

"...El tribunal a *quo* tuvo por acreditado que el actor, de profesión médico neurocirujano, prestó servicios en el ámbito del Hospital Alemán en el marco de un contrato de trabajo...".

"...5°) Que, según surge de las constancias obrantes en la causa, el Hospital Alemán y MASC suscribieron un contrato de prestación médica en virtud del cual esta última sociedad se obligó a atender a los asociados del Plan Médico del Hospital Alemán. Los servicios prestados por el actor consistían en la realización de prácticas médicas a pacientes del mencionado plan de salud con patologías correspondientes a su formación y especialidad profesional -neurocirugía-, como también a quienes contaban con cobertura de diferentes empresas de medicina prepaga y obras sociales vinculadas contractualmente con el Hospital Alemán (conforme declaraciones de fs. 859, 864 Y 949). En ese marco, el tribunal *a quo* tuvo por configurada la relación de carácter laboral del artículo 23 de la Ley de Contrato de Trabajo..."

"...al tiempo en que los litigantes se relacionaron contractualmente regía el artículo 1623 del Código Civil que preveía la posibilidad de contratación en los términos del contrato de locación de servicios, cuya vigencia es igualmente indiscutible al estar contemplada en los artículos 1251 y siguientes del Código Civil y Comercial de la Nación. Por otro lado, la aseveración del tribunal *a quo* se opone a la normativa laboral debido a que el propio artículo 23 de la Ley de Contrato de Trabajo -que solo contiene una presunción *iuris tantum* y no *iure* et de *iure*- admite que la prestación de servicios se cumpla bajo una forma jurídica ajena a la legislación del trabajo, siendo la locación de servicios autónomos un contrato civil típico y habitual en el ámbito de los servicios profesionales.

"...7°) Que el actor era uno de los socios de la "Asociación de Médicos y Profesionales del Hospital Alemán" (en adelante, "AMPHA"; fs. 658), una asociación civil constituida por los profesionales médicos que se desempeñan en dicho hospital. Oportunamente, la AMPHA redactó una serie de normas (fs. 658) denominadas "Guía de la Actividad del Cuerpo Profesional del Hospital Alemán" (en adelante, la "Guía") para regular las relaciones de los médicos (como el actor) a ella asociados y el Hospital Alemán en el cometido común de prestar servicios médicos a terceros....".

"...El derecho concedido por las normas de la Guía a todos los médicos que participan en la elección de otros médicos y constituyen el conjunto del que se eligen los Jefes de Servicio pone de manifiesto que dichos profesionales tenían una injerencia directa en la organización misma del factor trabajo para la prestación de servicios médicos. Dicho más precisamente, los médicos tenían una injerencia directa en la elección de los me-dios personales para el logro del fin económico -la prestación de servicios médicos a cambio de dinero- que ellos personalmente y a través de AMPHA se proponían. El hecho de que los médicos tuvieran esta injerencia directa debió haber sido evaluado por el tribunal *a quo...*"

"...De lo anterior surge que la institución no estaba facultada para introducir por su sola voluntad cambios en una modalidad esencial del contrato de trabajo como la relativa a las normas que los médicos debían seguir para realizar las prestaciones comprometidas (artículos, 64, 65 Y 66 de la Ley de Contrato de Trabajo) c) En tercer lugar, las normas de la Guía disponen que los médicos solo reciben una contraprestación por los servicios efectivamente prestados y nada reciben si no realizan prestaciones. Más aun, esas normas establecen que los médicos pueden ellos mismos fijar el *quantum* de dicha contraprestación...".

"...de la relación entre el actor y el hospital ponen de manifiesto que los profesionales médicos como el actor tenían una injerencia directa en la organización de los medios personales con los que prestaban los servicios a los que se habían comprometido (participaban en la elección de los profesionales que integraban cada servicio, aceptaban el modo de designación de los Jefes de Servicio y de Departamento, participaban en el establecimiento de las normas que debían seguirse al realizar prestaciones y en la fijación de la contraprestación)... los médicos tenían también una injerencia directa en la determinación de las pautas que establecían cómo debían efectuarse las prestaciones. Por, último, tales profesionales como el actor asumían conjuntamente con el Hospital Alemán el riesgo de que el fin económico que buscaban a través de la oferta de servicios de prestación médica no se lograse al punto de que habían consentido cobrar solo si realizaban prestaciones a terceros...".

"...El actor era monotributista (informe de la AFIP a fs. 635/638) y emitía facturas...La AFIP, que oportunamente realizó una inspección en el Hospital Alemán, concluyó que no existía relación dependiente con el actor...Los testigos, por otro lado, coincidieron en que los profesionales encomendaban al hospital y al MASC el cobro de las prácticas por ellos realizadas (testigos Oviedo a fs. 941, Bercellini a fs. 947, D'Osvaldo a fs. 949, Rezzo a fs. 974) pero los honorarios eran liquidados por el Hospital Alemán solo una vez que eran percibidos de las obras sociales o sistemas prepagos (informe pericial, fs. 819) y eran depositados en la cuenta bancaria designada por el médico contra entrega de un recibo...El Hospital Alemán no participaba de los honorarios del actor...A ello hay que agregar que el demandante no invocó ni probó que haya gozado de licencias o vacaciones pagas, que la AFIP informó que muchos profesionales del Hospital Alemán atendían a algunos pacientes particulares en consultorios

externos...Todo ello indica también que algunas circunstancias, que por sí mismas no son decisivas para la existencia de una relación laboral (como el hecho de que el actor concurriera todos los días a trabajar, que "trabajara en el establecimiento de propiedad del Hospital Alemán y que sus honorarios hayan sido su única fuente de ingresos), no son suficientes para concluir, en función del contexto descripto, que la relación era dependiente.
Fuente: Centro de Información Judicial (24 de abril de 2018) La Corte Suprema decidió que no toda prestación de servicios de un particular para una empresa reviste carácter laboral. Consultado el 04-08-2021, de https://www.cij.gov.ar/nota-30041-La-Corte-Suprema-decidi--que-no-toda-prestaci-n-de-servicios-de-un-particular-para-una-empresa-reviste-car-cter-laboral.html

3.4.6.- Médicos residentes.

La residencia es un sistema remunerado de capacitación de postgrado, de tiempo completo y con dedicación exclusiva.

Los primeros antecedentes de internados médicos fueron centroeuropeos, pero tal como conocemos en la actualidad el sistema de residencias médicas, se originaron a fines en 1889 en el hospital John Hopkins de Baltimore, Maryland, asociado a la Facultad de Medicina de Baltimore. Alrededor de 1910 que comienza a ser reconocido por la sociedades médicas norteamericanas.

En la República Argentina, el Profesor Titular doctor Tiburcio Padilla a cargo del Instituto de Semiología, que funcionaba en la Sala IV del antiguo Hospital de Clínicas y por sugerencias de su discípulo Doctor Pedro Cossio, introdujo en 1944 los cargos de médicos residentes menor y mayor, a los que podían acceder los ex practicantes internos del hospital, una vez graduados como médicos.

En 1957 se implementaron por primera vez las residencias en cirugía en los hospitales municipales de la Ciudad Buenos Aires, extendiéndose posteriormente a las otras especialidades.

La Ley N° 22.127, establece el Sistema Nacional de Residencias de la Salud, que en su artículo 16° dice:

> "*A los efectos de lo dispuesto en el Artículo 14° la ejecución de los actos de progresiva complejidad encomendados al residente en cumplimiento de los programas de residencias, se desarrollarán bajo su propia responsabilidad profesional, sin perjuicio de la que eventualmente pueda recaer sobre el instructor que hubiera dispuesto su realización*".

El artículo 14 de la Ley N° 22.127 norma que los profesionales de los establecimientos incorporados participan en la enseñanza de los médicos residentes para capacitarlos, adjudicando y supervisando los actos que realicen de progresiva responsabilidad y complejidad.

El Ministerio de Salud por resolución N° 1993/2015 en su esfera administrativa consigna: "*La residencia es un modelo formativo que implica la ejecución personal, bajo supervisión, de actos profesionales de acuerdo a la autonomía y responsabilidad que va adquiriendo el residente, de acuerdo con los objetivos fijados en el programa de aprendizaje. La supervisión será directa sobre todos los actos en el primer año y evolucionará a supervisión indirecta en años superiores de acuerdo al grado de competencias adquirido. La supervisión será directa en todos los casos en los que el residente adquiera nuevas destrezas y aborde nuevas prácticas.*" (Artículo 7°)

En el artículo 34° Evaluaciones dice: "*Debe estar sistematizada y documentada en registros de desempeño y evaluará el desarrollo de las competencias y grados de autonomía de los residentes a través de sus conocimientos teórico-prácticos*".

Ante un reclamo por algún daño sufrido, resulta difícil determinar responsabilidades ante las complejas relaciones jurídicas entre el residente, sus supervisores, residentes de año superior, jefes de residentes, médicos de planta y jefes de servicio y los centros con docencia en donde se desempeñan.

Asín Cardiel (1995) dice que es sistema basado en la asistencia tutelada, controlada y supervisada por el superior jerárquico, tiene lógicamente que llevar consigo cierto grado de autonomía para el médico en formación, cuyas actuaciones no siempre pueden ser controladas por sus jefes.

Es imposible en la práctica que el staff responsable pueda controlar absolutamente todos los actos del médico residente y tampoco puede estar este último pidiéndole al tutor que lo supervise en funciones que puede perfectamente hacer sólo de acuerdo a su plan de residencia.

El concepto de la residencia médica se basa en la asunción progresiva de responsabilidades a lo largo de los años de formación. El médico residente debe conocer sus limitaciones y hacer un uso racional de su propia autonomía formativa, fruto de sus años de residencia al superar las correspondientes evaluaciones. Por otra parte, hay que recordar que el médico residente es un médico matriculado habilitado para ejercer la profesión y que actúa bajo su propia responsabilidad profesional, acorde a lo establecido por la Ley del Ejercicio de la medicina, odontología y actividades de colaboración, N° 17.132/67, Decreto Reglamentario N° 6.216/67.

4.4.6.1.- Responsabilidad del médico residente.

Si se produce un daño motivado por la actuación el médico residente que estaba autorizado por su nivel de preparación, es decir competencia determinada por su evolución en el aprendizaje, aun sin haberse extralimitado, es responsable de su actuación. Mayor responsabilidad si realizó su tarea sin ninguna ayuda y sin consultar con su instructor que, por el nivel alcanzado, no ejercía una instrucción indirecta.

Diferente sería si la situación se genera cuando el residente solicita ayuda y el supervisor no lo asiste. Hay casos en los que el supervisor no tiene manera de impedir ni de detectar el acto generador del daño provocado por el residente que actuó dentro de las funciones.

4.4.6.2.- Jurisprudencia.

Sala Primera de la Excma. Suprema Corte de Justicia

Mendoza, 06 de noviembre 2013.

Causa n° 104.625, caratulada: "C.R. EN J 146.311/12.825 A.M.A. Y Otra. C/ G.I. Y OTS. P/ D. Y P. (CON EXCEP. CONTR. ALQ.) S/ INC. CAS."

La Corte dijo:

"...*En términos sencillos, el residente no puede, sin el aval de su superior, ordenar la habilitación del quirófano ni operar solo, más, insisto, la recriminación es por errar en la aplicación del caudal de conocimientos adecuados exigidos para un médico de su clase, en no efectuar ningún estudio diferencial para confirmar o no la sospecha diagnóstica de un cuadro que ya llevaba 4 días de evolución; la apendicitis era un diagnóstico razonable......El análisis expuesto determina que no corresponde eximir de responsabilidad a un médico residente por la sola circunstancia de investir esa categoría, pues habrá que analizar en cada caso cuál ha sido su participación personal en el acto médico y/o si actuó dentro de la órbita de sus facultades o realizó una práctica contraria a la impartida por su superior...Se ha resuelto, en un supuesto en que se responsabilizó al médico residente, al ente asistencial y a la fiscalía de estado de la Provincia de Buenos Aires: "Cabe responsabilizar al médico residente por la muerte de una paciente en virtud de haber omitido adoptar las diligencias tendientes a prevenir las derivaciones y el agravamiento previsible del cuadro infeccioso que presentaba aquélla, el cual le ocasionó un paro cardiorespiratorio, pues sin perjuicio de la responsabilidad que pudieron haber tenido los superiores del condenado, desde el punto de vista profesional su actuación ha sido personal y genera las responsabilidades propias del ejercicio de la medicina, máxime si se contempla que no se trataba de una residencia del primer año de capacitación" ("Ravaneira Atilio y otro c/ Fontanella julio y otros", 18/5/04, Cámara Primera de Apelaciones en lo Civil de Mar del Plata, Sala II, Cita online: AR/JUR/5123/2004, pub en LLBA 2005-junio, 603)...*".

Dr. Alejandro Pérez Hualde; Dr. Jorge H. Nanclares

Constancia: Que la presente resolución no es suscripta por el Dr. Omar Palermo, por encontrarse fuera de la provincia en Misión Oficial (art. 88 ap. III del C.P.C.). Secretaría, 06 de noviembre de 2.013. [28]

3.5.- Telemedicina.

A partir del último tercio del siglo XX comienza un cambio tecnológico acelerado y la expansión del uso intensivo de las tecnologías de la información y de las comunicaciones (TIC).

Cuando se habla de *TIC o Tecnologías de Información y Comunicaciones*, se hace referencia a un grupo diverso de prácticas, conocimientos y herramientas, vinculados con el consumo y la transmisión de la información, desarrollados a partir del vertiginoso cambio tecnológico que ha experimentado la humanidad en las últimas décadas, sobre todo a raíz de la aparición de Internet.

Lo anterior ha revolucionado la manera de vivir, permitiendo la invención de nuevos bienes **y** servicios, de nuevos métodos de comercialización, así como medios alternativos para el flujo de la información.

Las virtudes de las TICs no son difíciles de enumerar, mayor velocidad, capacidad y distribución de la información, permiten conectarse a usuarios de distintas partes del planeta, usando computadoras y otros aparatos especializados, para emprender diversas transacciones comerciales, trabajo a distancia o simplemente conversar o jugar.

---

[28] Diario Judicial.com 30/01/14.

Pero no todo es positivo con las TICs, también ha fomentado una dispersión de información, sin legitimación del conocimiento, como ocurre con internet, fomentando ignorancia, así como exposición de la vida íntima de las personas, conductas adictivas e ilícitas, aislamiento social, etc.

Estas herramientas han sido utilizadas avanzando paulatinamente en las áreas de salud, en esta forma han irrumpido la telesalud y telemedicina como herramientas que facilitan el acceso a los servicios de salud, tanto a poblaciones alejadas de los centros de atención, como a quienes residiendo cerca, les resulta difícil acceder o requieren controles constantes por parte de sus profesionales tratantes.

3.5.1.- Telesalud.

En mayo de 2005, durante la 58° Asamblea de la OMS, los ministros de Salud de los 192 países miembros de las Naciones Unidas, reunidos en Ginebra, aprobaron la resolución sobre Cibersalud.

En mayo de 2018, la OMS a través de una resolución de la Asamblea Mundial de la Salud se instaba a los ministerios de salud a *"evaluar la utilización de las tecnologías digitales para la salud y dar prioridad, según proceda, al desarrollo, evaluación, aplicación, ampliación y mayor uso de las tecnologías digitales"*

Entre los diferentes elementos que configuran el mosaico de la llamada "Salud Digital", la telemedicina, entendida como la utilización de las TIC´s para la transferencia de información médica, es la que ha despertado mayor interés.

Hay autores que consideran los términos de telesalud y telemedicina, similares y que pueden ser usados indistintamente. No obstante Telesalud es un concepto más amplio que la telemedicina. Telesalud brinda educación, diagnóstico y tratamiento relacionados con la salud y también aumenta la conciencia sobre diversos problemas de salud, como campañas de salud, formación en gestión, educación sanitaria, vigilancia, etc.

Según la OMS: "*La Telesalud involucra la entrega de servicios de salud usando TICs, especialmente cuando la distancia es un obstáculo para los servicios de salud.*"

La Telesalud comprende:

1. **Telemedicina (o teleconsultoría)** es la modalidad de atención que a través del uso de canales tecnológicos, que permite la resolución de problemas de salud a distancia.
2. **Telegestión**: se ocupar de administración, organización y funcionamiento, realizada a distancia, permite trabajar en forma operativa y colaborativa con los diferentes equipos sanitarios, promocionando la vinculación intersectorial e interinstitucional.
3. **Teleducación**: consiste en un formato innovador para la formación y educación continua, tanto de los equipos de salud como de la comunidad en general a través de las TICs.
4. **Teleinvestigación**: es el proceso sistemático, organizado y objetivo destinado a alcanzar nuevos conocimientos fehacientes sobre un hecho o fenómeno, mediado por las TICs.

3.5.1.1.- Telemedicina.

Existen numerosas definiciones de telemedicina, la Organización Mundial de la Salud dice que la telemedicina es:

> "*La prestación de servicios de salud, donde la distancia es un factor crítico, por parte de todos los profesionales de la salud el uso de tecnologías de la información y la comunicación para el intercambio de información válida para el diagnóstico, y tratamiento, y la prevención de enfermedades y lesiones, investigación y evaluación, y para la educación continua de los proveedores de atención médica, todo ello con el fin de promover la salud de individuos y comunidades*".

La Telemedicina aporta:

1.- Base de datos.

La información del paciente, historia clínica, imágenes, es guardada, almacenada, en la instalación de origen. A solicitud puede ser enviada de manera segura a un prestador en un sitio distante para su revisión. Esta forma de medicina permite que las imágenes o datos se interpreten posteriormente, sin la necesidad de que el paciente y el médico estén en la misma sala reunión.

2.- Monitorización a distancia.

Son también llamados Telemonitoreo o Televigilancia, generalmente son pacientes crónicos, se realiza el registro de parámetros biológicos mediante dispositivos especiales. Datos como frecuencia cardíaca y respiratoria, temperatura, presión arterial, glucemia, etc., que son enviados a sus médicos tratantes.

Esta forma de atención permite reducir la duración del tiempo de internación hospitalaria, fortaleciendo el rol de otros profesionales como enfermeros y kinesiólogos.

3.- Asistencia médica especializada.

Sistemas de "teleconsulta", consulta "on line" o consulta "virtual", son videoconferencias en vivo, que permiten el audio de dos vías y la información visual que se transmitirá entre el paciente y el médico o entre dos profesionales de la salud en tiempo real [29] (teleinterconsulta). Esto es también conocido como telemedicina sincrónica.

Así existen:

A.- Telegestión.

Posibilidad de realizar a distancia citas, solicitud de estudios o de resultados, consultas documentales de archivos de otros profesionales de la misma o distinta especialidad o entre la atención primaria y la especializada. También aspectos relacionados con la facturación y enfoque digitales para la vigilancia y notificación del nivel de stock, consumo y distribución de productos médicos.

B.- Telecapacitación.

Formación a distancia de profesionales, compartir y difundir buenas prácticas; generación de conocimientos a través de las acciones, etc.

C.- Teleasistencia.

---

[29] Una aplicación en tiempo real es un programa que nos permite establecer una comunicación bidireccional, dinámica y fluida, entre un servidor y los usuarios que tienen acceso a dicho servidor.

Es la utilización de las herramientas de la salud digital, sistemas de videoconferencias, de transmisión de datos e imágenes, de inteligencia artificial, aplicaciones móviles, drones, etc., para la prevención, diagnóstico o tratamiento de distintas enfermedades agudas y crónicas.

Incluye la teleradiología, teledermatología, telesalud mental, telepatología, telecardiología, telecirugía, etc.

Como ejemplo del tema en tratamiento resulta importante lo descripto Marescaux y Col. (2001) "*El 7 de septiembre del 2001 se inició la Cirugía a distancia mejor conocida como Telecirugía; cuando el Dr. Jackes Marescaux, Jefe de Cirugía Digestiva del Hospital Universitario de Estrasburgo, enfundado en un impecable traje gris oscuro, manejo desde New York en un edificio de Manhattan, los telemandos de un robot que extirpo laparoscópicamente la vesícula biliar, en 54 minutos, a una paciente de 68 años situada a 7,000 km de distancia en una sala de operaciones del Hospital Universitario de Estrasburgo, Francia*".

3.5.2.- La medicina del sistema digital.

El avance de nuevas tecnologías digitales afecta significativamente las formas de socialización, de creación y transmisión del conocimiento humano y hasta la esencia de la producción de bienes y de la prestación de servicios.

En el ámbito de la salud se plantean cambios profundos y se incorporan prácticas e instrumentos que ponen en crisis las formas de cuidado tradicionales, que obligan a repensar ciertas concepciones jurídicas tradicionales, del campo del derecho de daños y del derecho de consumo, o al menos a revalorizar las conductas humanas en tales ámbitos.

Resulta de interés la diferenciación que propone Atienza Merino (2001) entre telemedicina estática o de almacenamiento y telemedicina interactiva. En la *telemedicina estática* los datos y las imágenes de la exploración clínica de los pacientes se almacenan en archivos que son enviados posteriormente al ordenador del especialista quien, después de estudiar el caso clínico, emite un diagnóstico y, en su caso, un tratamiento. La *telemedicina interactiva* se caracterizaría por el establecimiento de sesiones de videoconferencia en tiempo real, entre dos profesionales o incluso entre un médico y determinado paciente, lo que requiere una red a prueba de fallos, rápida y potente.

En la Declaración de la Asociación Médica Mundial sobre responsabilidades y normas éticas en la utilización de la telemedicina, adoptada por la 51ª Asamblea General, en Tel Aviv, Israel, octubre de 1999 (En archivo) Dice, algunos puntos de lo expresado:

8.- La principal aplicación de la telemedicina es la situación donde el médico tratante necesita la opinión o consejo de otro colega, a solicitud o con el permiso del paciente. Sin embargo, en algunos casos, el único contacto del paciente con el médico es a través de la telemedicina. Idealmente, todos los pacientes que necesitan ayuda médica deben ver a un doctor en una consulta personal y la telemedicina debe limitarse a situaciones donde el médico no puede estar físicamente presente en un tiempo aceptable y seguro.

12.- Cuando se utiliza la telemedicina directamente con el paciente, el médico asume la responsabilidad del caso en cuestión. Esto incluye el diagnóstico, opinión, tratamiento e intervenciones médicas directas.

17.- Las reglas corrientes del consentimiento y confidencialidad del paciente también se aplican a las situaciones de telemedicina. La información del paciente y de otro tipo puede transmitirse al médico o a otro profesional de la salud, sólo si lo solicita el paciente o con su consentimiento informado y lo aprobado por éste. La información transmitida debe ser pertinente al problema en cuestión. Debido a los riesgos de filtración de información inherentes a ciertos tipos de comunicación electrónica, el médico tiene la obligación de asegurar que se hayan aplicado todas las normas de medidas de seguridad establecidas para proteger la confidencialidad del paciente.

18.- El médico que utiliza la telemedicina es responsable de la calidad de la atención que recibe el paciente y no debe optar por la consulta de telemedicina, a menos que considere que es la mejor opción disponible. Para esta decisión el médico debe tomar en cuenta la calidad, el acceso y el costo.

22.- El médico que utiliza la telemedicina debe estar autorizado a ejercer la medicina en el país o estado donde reside y debe ser competente en su especialidad. Cuando utilice la telemedicina directamente con un paciente ubicado en otro país o estado, el médico debe estar autorizado a ejercer en dicho estado o país, o debe ser un servicio aprobado internacionalmente.

3.5.3.- Telemedicina en la República Argentina.

Hasta hace unas décadas, en la República Argentina, la consulta médica no presencial, era objeto de severo reproche. Tal posición era apoyada por disposiciones legales, la ley para el ejercicio de la medicina, odontología y actividades de colaboración de las mismas, N° 17.132/67, en su artículo 19°, inciso 7°, establece que:

> "*Las prescripciones y/o recetas deberán ser manuscritas, formuladas en castellano, fechadas y firmadas*".

Con la extensión en el uso de las tecnologías de la información y la comunicación (TICs), comenzó a instalarse programas hospitalarios que facilitaban servicios de segunda opinión, diagnóstico en pacientes de localidades que no cuentan con especialistas.

Existen varias normas de interés para la telemedicina, el Código Penal de la Nación Argentina, artículo 153°, castiga el que: "*...abriere o accediere indebidamente a una comunicación electrónica, una carta, un pliego cerrado, un despacho telegráfico, telefónico o de otra naturaleza, que no le esté dirigido; o se apoderare indebidamente de una comunicación electrónica, una carta, un pliego, un despacho u otro papel privado...*".

El Código Civil y Comercial de la Nación en el Capítulo 3ro Derechos y actos personalísimos, protege a la persona humana, su dignidad, imagen e integridad, entre otros derechos sobre la salud.

No existe actualmente un marco legal que regule la telemedicina, si varios intentos de impulso para el desarrollo de la telemedicina entre otros, el de la Secretaría de Comunicaciones por Resolución 2504/1998, Boletín Oficial 19/11/1998, donde se convoca a una audiencia pública para tratar sobre el desarrollo de la telemedicina. La misma

Secretaría realiza la misma convocatoria en 1999, Boletín Oficial 03-03-1999.

En el año 2020 a raíz de la pandemia de COVID-19 y en el marco del aislamiento social, preventivo y obligatorio, dispuesto por el Decreto de Necesidad y Urgencia 297/2000 del Poder Ejecutivo, y mientras dure la cuarentena allí dispuesta, el Ministerio de Salud de la Nación dicta la Resolución 696/2020. Por tal Resolución autoriza, con carácter excepcional, la prescripción de medicamentos utilizando recetas, en la que conste "Receta de emergencia Covid-19", excluidos los estupefacientes, y ser remitidas en formato de mensaje de texto, a través de aplicaciones de mensajería vía web, mail o fax.

En el mismo tenor la Superintendencia de Servicios de Salud, con fecha 01-04-2020 y publicada en el Boletín Oficial del 02-04-2020, uso de "Plataformas de Teleasistencia y Teleconsulta".

El 11 de agosto de 2020, se publica en el Boletín Oficial, la Ley sobre Recetas electrónicas o digitales, N° 27.553, que modifica la Ley de Ejercicio de la Medicina, Odontología y actividades de colaboración (N°17.132), Ley del Ejercicio Profesional de la Psicología (N° 23.277), Ley del Ejercicio Profesional de la Actividad Farmacéutica (N°17.565), Ley de Estupefacientes (N° 17.818) y Ley de Drogas (19.303)

La Ley N° 27.553/2020 permite la confección de recetas electrónicas o digitales y habilita la modalidad de Teleasistencia para el ejercicio de la medicina y actividades relacionadas. Además modifica el inciso 7°, del artículo 19° de la ley 17.132, el que quedará redactado de la siguiente manera:

> **7°.** "Prescribir o certificar en recetas manuscritas, electrónicas o digitales, en las que debe constar

la siguiente información en idioma nacional: nombre, apellido, profesión, número de matrícula, domicilio, número telefónico y correo electrónico cuando corresponda. Solo pueden anunciarse cargos técnicos o títulos que consten registrados en la autoridad de aplicación competente y en las condiciones que se reglamenten. Las prescripciones y/o recetas deben ser formuladas en idioma nacional, fechadas y firmadas en forma manuscrita, electrónica o digital. En caso de ser redactadas electrónicamente, la firma y demás requisitos técnicos y legales deben adecuarse a la legislación vigente. En caso de utilizar la firma digital, la misma debe adecuarse a la ley 25.506, de firma digital, adhiriendo al régimen e intermediando una autoridad certificante".

Además, Incorpora el artículo 2° bis al título I de la ley N° 17.132, el que quedará redactado de la siguiente manera:

Artículo 2° bis: Se habilita la modalidad de teleasistencia para el ejercicio de la medicina, odontología y actividades de colaboración de las mismas, garantizando los derechos establecidos en la ley 26.529 de Derechos del Paciente. La teleasistencia puede desarrollarse solo para prácticas autorizadas a tal fin, de acuerdo a protocolos y plataformas aprobadas para la misma por la autoridad de aplicación

Se debe garantizar que el tratamiento, recolección y almacenamiento de datos de los pacientes en estos sistemas, den cumplimiento a la Ley N° 25.326 de

Protección de los Datos Personales, la Ley N° 26.529 de Derechos del Paciente y demás normativas vigentes en la materia. Cabe destacar que en materia de datos personales y en especial respecto a los datos relacionados con la salud, es fundamental contar con el consentimiento informado de los pacientes de forma previa a cualquier tratamiento.

3.5.4.- Telemedicina y riesgos.

La telemedicina no representa un avance científico dentro de la medicina, sino el uso *Tecnologías de Información y Comunicaciones (TICs) por los servicios sanitarios, por lo que se debe aceptar que se trata de un instrumento de trabajo que utilizan la medicina y los servicios sanitarios.*

Partiendo desde este pensamiento, será necesario, aparte de la aparatología, la capacitación de médicos, enfermeros y todo el equipo de salud, sumado a la contratación ingenieros, informáticos. Estos ingenieros tendrán a su cargo la selección de software correspondiente, solución de los problemas técnicos que se presenten, la protección de datos personales en relación con los derechos de los pacientes.

Los profesionales son los que dan vida a la telemedicina y actuación de éstos conforme a la *Lex Artis*, es esencial para explicar el nexo causal y la realización del riesgo en el resultado dañoso e imputar la responsabilidad.

Pero en la telemedicina se agrega otras causales de posibles responsabilidades.

Carranza y Col. (2008) refieren que: "*En los últimos años hay un elevado número de publicaciones referentes a sistemas de telemedicina y mencionan el gran avance en las nuevas tecnologías de comunicaciones. Pero existe una carencia de publicaciones que realicen un estudio de la efectividad en las transmisiones, o que hayan estudiado las posibles interferencias del sistema de telemedicina con las tecnologías inalámbricas actualmente instaladas en los domicilios, routers inalámbricos, dispositivos PDA (Personal digital Assistant o ayudante personal digital), bluetooth, microondas, etc.*"

Estos dispositivos son cruciales para mantener seguros a muchos pacientes, es muy importante proteger los datos que estos dispositivos transmiten. Debido que cuando los pacientes aceptan que se les implanten dispositivos médicos en su domicilio, para transmitir la información médica necesaria, estos dispositivos y sensores pueden indicar cuándo el paciente está en casa, detectar interacciones con la familia, otras actividades del paciente, que él preferiría mantener en privado.

Los profesionales de la salud deben estar muy atentos para garantizar que no se guarde PHI (Información médica protegida) en los dispositivos y que cada dispositivo tenga la capacidad de limpiarse de forma remota en caso de robo o extravío. Dado que el dispositivo, la aplicación o el programa pueden no pertenecer directamente al proveedor, o puede haber un retraso en las actualizaciones de seguridad, conexiones inseguras o falta de transparencia en las redes públicas, que podrían hacer que los sistemas de salud sean susceptibles a ataques.

Los proveedores de telemedicina deben ser conscientes de los riesgos y definir sus expectativas con los proveedores de dispositivos externos para asegurarse de que los dispositivos estén a la altura de sus estándares y asegurarse de tener discusiones sobre las estrategias para responder a cualquier amenaza que pueda surgir.

Forrester Granade (1997) plantea el caso de conflicto por

responsabilidad en una atención médica a distancia, donde el medico está matriculado en una región y el paciente reside en otra jurisdicción. Para determinar dónde ocurrió la supuesta negligencia y a que tribunal debe entender en la causa, primero debe determinarse dónde se llevó a cabo la práctica médica.

Como la práctica médica está regulada por cada estado es lógico que los médicos de fuera del estado, que practican en el estado a través de la telemedicina, se le pueda exigir que cumpla con sus leyes y regulaciones, y puede estar sujeto a su jurisdicción. Pero también es lógico, pensar que las mismas leyes que existen para proteger la salud y la seguridad de los ciudadanos del estado, no debe impedir que los ciudadanos accedan a la atención que necesitan, independientemente de dónde se encuentre el proveedor. La jurisprudencia que involucra cuestiones jurisdiccionales de negligencia médica indica que se trata en el lugar donde se encuentra la ubicación del paciente. Sin embargo esto no es unánimemente aceptado.

Se menciona un caso por negligencia médica de un ciudadano de Idaho contra un médico de Dakota del Sur. El ciudadano de Idaho originalmente fue tratado en Dakota del Sur, y al mudarse a Idaho llamó al médico de Dakota del Sur para solicitar una copia de una receta, para que le sea enviada por correo. El ciudadano de Idaho demanda por las lesiones sufridas mientras tomaba la droga. El tribunal determinó que no se cometió ningún agravio dentro del estado de Idaho suficiente para establecer jurisdicción sobre el médico de Dakota del Sur. El tribunal declaró que "*si el apelado fue culpable de negligencia, fue a través de actos de diagnóstico y prescripción realizada en Dakota del Sur. El envío de las recetas para Indaho no constituía una nueva receta. Era simplemente la confirmación de un diagnóstico y una prescripción antigua*". [30]

Una preocupación entre los proveedores es si el hecho que el médico no posea una matrícula para ejercer en cada jurisdicción, una indicación realizada a través de telemedicina, podría dar lugar a responsabilidad.

3.5.5.- Telecirugía.

Johnson y Somu (2016) relatan que el concepto de cirugía a distancia fue explorado en la década de 1970 por la Administración Nacional de Aeronáutica y del Espacio (NASA) de los Estados Unidos, que tenía un interés particular en tratar a los astronautas en el espacio, basándose en el concepto de cirugía remota o telecirugía

Con los avances en las telecomunicaciones y la cirugía robótica a lo largo de las décadas de 1980 y 1990 llevaron a que la cirugía telerobótica se considerara una opción práctica.

Desde esta primera cirugía telerobótica en 2001 [31], se han integrado nuevas tecnologías que permitieron que desde el 2019 y Tian y Col (2020) informan que realizaron cirugías espinales telerobóticas basadas en la red 5G en 12 pacientes en seis hospitales de seis ciudades diferentes de China.

A pesar de las mejoras tecnológicas introducidas, se produce un intervalo de riesgo por la latencia de la señal, se

---

[30] Wright v. Yackley, 459 F.2d 287, 289 (9th Cir. 1972) "*Sosteniendo que en los casos que involucran servicios personales, la atención se centra en el lugar donde se presta el servicio*".

[31] Ver Capítulo 3, 3.5.1.1. – punto 3. C.- Teleasistencia.

refiere a la cantidad de tiempo desde la entrada del médico a la consola para llegar al robot o la velocidad a la que viaja la señal desde las cámaras al médico, permitiéndole ver las estructuras. La latencia es un cuestión importante, especialmente cuando se trata de tejidos frágiles porque el retraso en la señal podría significar la diferencia entre la cirugía apropiada y daño al paciente.

Marescaux (2013) manifiesta que la velocidad de trasmisión de los datos es la amenaza principal en las operaciones controladas a distancia, particularmente cuando se trata de grandes distancias o la infraestructura de retrasmisión es insuficiente. La telecirugía es fascinante pero aún no está madura y está llena de desafíos significativos, incluidos la velocidad de trasferencia de datos, plataformas robóticas quirúrgicas con poco peso, y costo-efectividad.

Bonaci y Col. (2015) analizando la vulnerabilidad del sistema de telecirugía, dice que ataques basados en redes y comunicaciones representan la forma más factible de comprometer el sistema. El punto de ataque más probable parece estar entre la red enlace ascendente y un robot quirúrgico, dado que la comunicación probablemente será inalámbrica, los atacantes en el campo podrán interrumpir el enlace o manipular los contenidos del tráfico. Clasifican los ataques según su impacto en los cirujanos:

- **Modificación de la intención**: ocurren cuando un atacante impacta directamente en las acciones previstas por el cirujano, al modificar sus mensajes mientras los paquetes están en tránsito. El cirujano no tiene control sobre ellos. Estos ataques son relativamente fáciles para observar cuando se ejecuta, a través de movimientos inusuales del robot.

- **Manipulación de intenciones**: ocurren cuando un atacante modifica los mensajes de retroalimentación que se origina en un robot. Se supone que los mensajes de un cirujano y su intención son válidos. Estos ataques son más difíciles de montar, simplemente por la cantidad de datos que transmite el robot, pero si se ejecuta correctamente, son difíciles de detectar y prevenir, por ser muy sutiles. Como se supone que la retroalimentación es válida para el cirujano, éste actúa de acuerdo a lo que recibe y puede terminar involuntariamente en resultados perjudiciales para el paciente.
- **Ataques de secuestro**: En estos ataques, una entidad maliciosa hace que el robot ignore por completo las intenciones del cirujano y en su lugar, realice otras acciones, potencialmente dañinas. Algunos posibles ataques incluyen tomas temporales como permanentes del control del robot, estos ataques pueden ser discretos o muy notorios.

Esto lleva a la posibilidad de problemas legales, sumado a que las leyes difieren entre las fronteras estatales y nacionales.

Capítulo 4.

4.1.- El bien jurídico.

El pensamiento de la Ilustración considera que todos los hombres gozan de libertad e igualdad, que en virtud del contrato social, los ciudadanos ceden parte de ellas al Estado, necesarias para tener una convivencia libre y pacífica. El Estado, intervendrá en ejercicio de la potestad penal que se le ha dado, solamente en la medida de que aquella finalidad de paz y libertad no se pueda conseguir.

La cesión otorgada al Estado lo faculta y obliga para intervenir la esfera jurídica de los gobernados, siempre acorde a la ley, con la finalidad de protección de los principios indispensable para la vida en sociedad, que constituyen los bienes jurídicos.

Jescheck (1981) decía que los bienes jurídicos son: *"[...] aquellos bienes vitales imprescindibles para la convivencia humana en Sociedad que son, por tanto, merecedores de protección a través del poder coactivo del Estado representado por la pena pública"*.

En base a la cesión realizada por los hombres al Estado, en 1832, el criminalista y filósofo alemán Anselm Von

Feuerbach (Traducido por Zaffaroni y Hagemeier en 1989) desarrolla su teoría considera que el delito es una lesión a un derecho subjetivo ajeno. Respecto de la **teoría de derecho subjetivo de Feurbach**, Hormazábal Malarée (2006) sostuvo que era una adecuación del contrato social al derecho penal, según esta teoría los hombres ante la inseguridad que significa vivir aislados, se organizan en sociedades confían al Estado la conservación del nuevo orden creado, que actúa como garante de las condiciones de vida en común.

Con este pensamiento Feuerbach establece que el Estado debe limitar su actuación a defender y garantizar las libertades de los individuos centradas en el derecho subjetivo, que si son extralimitados por su titular y se lesionan los derechos de otro, provoca el accionar del Estado. Considera al ilícito como una: *"[...] acción contraria a los derechos de otro, conminada en una ley penal*", primer antecedente de bien jurídico, que Feuerbach denomina derecho subjetivo ajeno.

Dentro de la ciencia jurídico penal alemana Johann Michael Franz Birnbaum en el año 1834, comienza un análisis crítico de la teoría de derecho subjetivo de Feuerbach, y concluye que el delito no lesiona derechos subjetivos, sino bienes, introduciendo el concepto de **bien jurídico**; los bienes están en la naturaleza de las cosas, no son creados por el derecho, les han sido dados al hombre por la naturaleza o la sociedad, y así se distinguen delitos naturales y sociales

Hacia la mitad del siglo XIX se consideró como ciencias a las naturales y matemáticas, dado que eran las únicas que se podía verificar un método experimental con posibilidad de comprobación. Lo jurídico no podía cumplir los requisitos de un objeto estable con posibilidad de verificación, por lo que no podía ser considerado ciencia.

Se replantea lo jurídico tratando de aplicar el método de las ciencias naturales, esta corriente de pensamiento positivista cambia el método deductivo el inductivo, así del derecho de la realidad hacia la norma, cambia y primero hace la norma y trata de aplicarla a la realidad.

El positivismo se divide en dos corriente una formal normativa del bien jurídico sostenida por Binding y otra naturalista, sociológica defendida por Von Liszt.

Binding en el año 1872 retoma la teoría del bien jurídico de Birnbaum, en una Alemania fraccionada en numerosos estados, con retraso económico respecto al resto de Europa. Se busca la unificación del estado Alemán y su fortalecimiento ampliando su poder punitivo y toda conducta que el Estado considere la pone bajo pena.

Fernández (2004) expresa que el positivismo normativo de Binding es permisivo para el Estado, surge del juicio de valor del legislador, sin ningún límite. Bien jurídico será todo aquello que el legislador considere válido para la vida en comunidad, la norma refiere todo aquello que el Estado considera necesario para sus objetivos, la ley expresa la voluntad del Estado, única susceptible de protección. Considera el delito como un acto de desobediencia.

Oponiéndose a Binding, Von Liszt (1881) expresa:

> *"[...] un bien jurídico no es un bien del Derecho, sino un bien de los hombres, reconocido y protegido por el derecho"* y *"Nosotros llamamos bienes jurídicos a los intereses protegidos por el Derecho. Bien jurídico es el*

interés jurídicamente protegido. Todos los bienes jurídicos son intereses vitales del individuo o de la comunidad. El orden jurídico no crea el interés, lo crea la vida; pero la protección del Derecho eleva el interés vital a bien jurídico".

Agrega el concepto que la norma penal y la pena pública, tienen por misión defender el bien jurídico, de manera que el bien jurídico expresa en el derecho penal, la idea de protección de los presupuestos de orden social, lo que se traduce en protección del Estado

Con el neokantismo de Mezger se produce un giro importante donde el bien jurídico representa una formación conceptual orientada por su fin, la causa final. Centra su atención en la capacidad para instituirse en un criterio de interpretación a partir del valor protegido

En la actualidad la doctrina penal mayoritaria considera al bien jurídico como punto de partida para fundamentar e interpretar el derecho penal, útil para evaluar el orden punitivo

Muñoz Conde (1993) considera que el bien jurídico penal es un límite al *ius puniendi* del Estado, sirve como propuesta programática de carácter político criminal, cuya observancia exige al legislador, que limite su actividad a la creación de normas penales que protejan exclusivamente bienes jurídicos.

Las teorías constitucionalistas formulan criterios capaces de imponerse de manera necesaria al legislador, limitándolo a la hora de crear el ilícito penal. En esta forma el poder punitivo del Estado, se encuentra condicionado a la protección y seguridad de las condiciones de vida de la sociedad y es la Constitución la que indica los valores fundamentales y la vinculación jurídica obligatoria del legislador a la protección de bienes jurídicos previos al ordenamiento penal.

Hormazábal Malarée (2006) en el análisis de las teorías sociológicas, dice que el punto de partida es sobre lo que puede prohibir el legislador a los gobernados bajo la imposición de una pena, si se tiene en cuenta que la única finalidad es la de asegurar a las personas el libre desarrollo de su personalidad, que la Constitución considera como presupuesto de una existencia humana digna.

En las corrientes sociológicas los juicios vigentes sobre los bienes y comportamientos lesivos de los mismos, constituyen un límite que el legislador debe respetar a la hora de disponer la tutela penal.

Resumiendo, siguiendo a Von Liszt (1881) se puede decir que:

> "*Todos los bienes jurídicos son intereses vitales del individuo o de la comunidad. El orden jurídico no crea el interés, lo crea la vida; pero la protección del Derecho eleva el interés vital a bien jurídico*"

La doctrina cuando se refiere al concepto de bien jurídico trata el objeto de protección, que no debe confundirse con el objeto material del delito, considerando el hurto el objeto material del delito es el elemento sustraído, el bien jurídico es el patrimonio.

El bien jurídico es aquel interés valorado socialmente por su vinculación con la persona y su desarrollo, vida, salud, integridad, libertad, indemnidad, patrimonio. Pero también son bienes jurídicos, los bienes supraindividuales, los intereses valorados por toda la comunidad, administración pública, administración de Justicia, el medio ambiente, la salud pública, etc.

Es también un límite al poder punitivo del Estado, dado que la persecución penal a las personas, solo dependerá de los delitos penales consagrados y reconocidos por la ley.

El bien jurídico cumple además una función político-criminal, al establecer límites a la acción del legislador cuando define conductas como delitos. Esto debido a que no es posible que el legislador cree delitos carentes de bien jurídico, en el sentido de conceptuar como delito expresiones sobre ideologías políticas, las convicciones religiosas, etc., y no contra realidades valoradas socialmente.

4.2.- Lex Artis y mala praxis.

Se plantea que la ejecución del acto médico siempre debe realizarse conforme a la *Lex artis*. El término *Lex Artis* es una construcción jurisprudencial que se ha ido perfilando en varias sentencias a lo largo de los años. Proviene del latín que significa *ley del arte o regla de la técnica de actuación de la profesión de que se trate*.

Como algunas profesiones, como en el caso de la medicina, cuentan para su ejercicio con reglas de acuerdo con el estado del saber de esa misma ciencia, en tal forma, marcan las pautas dentro de las cuales han de desenvolverse los profesionales médicos, siempre que se den iguales condiciones de modo, tiempo y lugar, pero no puede aplicarse a situaciones no conocidas para la medicina.

De Las Heras García (2005) define la Lex Artis como la aplicación de las reglas generales médicas a casos iguales o parecidos o la actuación conforme al cuidado objetivamente debido. Importante resaltar que no cabe la aplicación de la Lex Artis a situaciones no estudiadas, no conocidas o imprevistas en la ciencia médica, sino todo lo contrario, pues una condición de la Lex Artis es que cualquier médico actuaría de igual forma cuando se dieran las mismas condiciones.

El concepto de Lex Artis, estándar de actuación, podría ser aplicada a casi cualquier profesión. Se ha utilizado de manera particular para referirnos al adecuado desarrollo de la práctica médica. Cuando a Lex Artis se agrega Ad hoc [32], es para una situación específica o para un caso específico. Por lo que *Lex artis ad hoc* debería entenderse como el estándar de actuación para el caso específico.

Si la actuación se adecua a las reglas técnicas pertinentes, se habla de "un buen profesional", y de una *buena "praxis"* (Del Griego: Práctica) en el ejercicio de una profesión, caso contrario será una *mala "praxis"*. La diversidad de situaciones y circunstancias concurrentes en la actividad médica ha generado una multiplicidad de reglas técnicas en su ejercicio, hasta el punto de que se ha hablado de que "*para cada acto, una ley*".

Las singularidades y particularidades de cada supuesto influyen, pues, de manera decisiva en la determinación de la regla técnica aplicable al caso. De ahí que la doctrina y la

---

[32] Diccionario de la lengua española. Loc. Lat. Significa "para esto". Que es apropiado, adecuado o especialmente dispuesto para un determinado fin.

jurisprudencia hablen de lex artis ad hoc como módulo rector o principio director de la actividad médica.

La lex artis ad hoc, es un criterio que permite al juzgador valorar si el médico tuvo la diligencia adecuada en el caso concreto. Para poder hacer esa actividad el juez, que no es un profesional de la medicina, se vale de los informes de peritos médicos.

Los actos médicos que producen un daño en el cuerpo o en la salud del paciente, ocasionado por un evento no intencional, producto de la atención médica, imputable a esta y no a una enfermedad de base o condición de salud del paciente, que podrían haber sido previsto con los conocimientos actuales de la medicina, constituyen una *mala Praxis.*

Para González (2007), una mala praxis no es más que un acto médico indebido, el cual no ha sido desarrollado con la técnica normal requerida, por lo que genera responsabilidad ética, administrativa, civil o penal, dependiendo de la naturaleza del acto indebido y de la legislación nacional vigente al momento de producirse.

Iraola y Gutiérrez (2005) refieren que existirá mala praxis en el área de la salud, cuando se provoque un daño en el cuerpo o en la salud de la persona humana, parcial o total, temporal o permanente, como consecuencias de un accionar profesional médico realizado con imprudencia, negligencia, impericia en su profesión o arte de curar o por inobservancia de los reglamentos o deberes a su cargo.

4.2.1.- Jurisprudencia.

Juzgado Nacional en lo Criminal y Correccional N° 6°.

Capital Federal.

Sentencia 22 de Mayo de 2020. Id SAIJ: FA20060023

Magistrado María Alejandra Provitola.

El Tribunal dijo:

"La hipótesis del caso sugirió desde el inicio que la médica tratante no adoptó los recaudos adecuados a su *lex artis* al momento de la prescripción y administración de tal medicamento, no alertó a la paciente y/o a su familia directa sobre los posibles efectos o contraindicaciones, se ausentó del lugar de su residencia habitual por vacaciones sin adoptar un plan de contingencia y seguimiento adecuado al caso y omitió, a la par de todo ello, completar los asientos de la historia clínica de forma completa y adecuada."

"La omisión de cuidado imputable al profesional que se exhibía como garante inmediato de la lex artis, constituye la conducta que habría podido de manera probable o posible, evitar el peligro de descompensación y muerte de la paciente, en un marco de avance de su dolencia sin arbitrarse a tiempo tratamiento alguno. Por ello, corresponde confirmar la resolución mediante la cual se decretó el procesamiento del hacer responsable en orden al delito de homicidio culposo."

4.3.- Responsabilidad penal del médico.

Bonnet (1980) define la responsabilidad profesional como:

> "*La obligación que tiene toda persona que ejerce el arte de curar de responder ante la justicia por los actos perjudiciales resultantes de su actividad*

profesional".

Gisbert Calabuig (1998) entiende la responsabilidad profesional médica como:

> "*La obligación que tienen los médicos de reparar y satisfacer las consecuencias de los actos, omisiones y errores voluntarios, e incluso involuntarios dentro de ciertos límites, cometidos en el ejercicio de su profesión.*"

La medicina no goza de plena infalibilidad y exactitud y a pesar que el médico aplique toda su pericia y conocimiento actualizados, no se puede asegurar la exitosa evolución del enfermo.

Un resultado adverso, daño a la vida o salud del enfermo, en el marco del acto médico, por sí solo no es mérito suficiente para la pretensión jurídica de responsabilidad contra el facultativo. Es necesario evaluar un conjunto los elementos y circunstancias que permitan concluir que el siniestro está asociado a la *infracción del deber de cuidado*, así como a la *actuación fuera del riesgo permitido.*

En este sentido Gomez Rivero (2003) ha dicho "*la exigencia de responsabilidad al médico presenta siempre graves dificultades porque la ciencia que profesan es inexacta por definición, confluyen en ella factores variables totalmente necesaria libertad del médico que nunca debe caer en audacia o aventura*".

Para que un médico sea imputable una mala praxis, debe evaluarse:

Una acción u omisión: **Conducta médica**;

Penalmente reprochable: **Típica**;

Contrario a las normas: **Antijurídica**;

Capacidad para comprender la antijuridicidad de su conducta: **Imputable**;

Que pudo conducirse de otra manera y no lo hizo: **Culpable**, y

Bajo conminación de una sanción penal: **Punible**.

4.4.- El delito.

El Diccionario de la Lengua Española, en su tercera acepción, entiende por delito:

"*Acción u omisión voluntaria o imprudente penada por la ley*".

Carrara (1889-1890) sostuvo que: "*El delito es la infracción de la ley del estado, promulgada para proteger la seguridad de los ciudadanos, y que resulta de un acto externo del hombre, positivo o negativo, moralmente impotable y socialmente dañoso*"

Zaffaroni (2007) dice que la *teoría del delito* es un sistema porque representa un conjunto ordenado de conocimientos y Bacigalupo (1985) son hipótesis, enunciados que pueden probarse, atestiguarse o confirmarse solo indirectamente a través de sus consecuencias.

El objeto del estudio de la teoría del delito es todo aquello que da lugar a la aplicación de una pena o medida de seguridad.

La Teoría del delito es un sistema de hipótesis que exponen, a partir de una determinada tendencia dogmática, cuáles son los elementos que hacen posible o no la aplicación de una consecuencia jurídico penal a una acción humana.

Materialmente delito es el acto que ofende gravemente el orden ético-cultural de una sociedad determinada en un momento dado y que por ende merece sanción.

Se puede de definir al delito como:

Una conducta humana, típica, antijurídica, imputable, culpable y punible.

En tal forma el análisis de un hecho que se presume constituye infracción penal, es analizado constatando una *conducta humana*, una acción u omisión, luego si ese comportamiento es relevante para el derecho penal, *tipicidad*, afirmación que conducirá a verificar si dicho proceder penalmente trascendente se halla en contradicción con el ordenamiento jurídico, *antijuridicidad*, y finalmente establecer si es, y en qué medida reprochable su ejercicio al autor, *culpabilidad*.

El llamado *delito preterintencional* se produce en las situaciones en las que el actor persigue un determinado fin con su actitud, pero esta produce un resultado que queda fuera de ese fin. La acción esta voluntariamente dirigida a un resultado y en el despliegue de la misma se origina un resultado de mayor gravedad; hay dolo respecto al resultado que se pretendió alcanzar y culpa respecto del resultado más grave (Homicidio preterintencional).

4.5.- Conducta médica.

El médico puede incurrir en responsabilidad al ejercer su actividad, por una acción o una omisión. Resulta compleja la situación cuando se trata de realizar la calificación de una conducta como activa u omisiva y en su caso de comisión por omisión, más aun en la intervención de varios profesionales. Es estos casos establecer la división del trabajo de cada uno resulta de suma importancia.

Desde un concepto normativo, las opiniones sobre la distinción entre omisión y acción pueden ser ordenadas en dos grandes grupos

Por una parte y entre ellos Dopico Gómez-Aller (2006), considera que existe una diferencia material de contenido, entre una y otra forma de conducta. Para estos autores, la diferencia entre una conducta activa y la omisiva significa que el desvalor del injusto (o de conducta) que se genera con una u otra forma de actuación es distinto, considerando que la conducta omisiva es menos desvalorada, que la activa. Para que a una omisión se le pueda imputar un resultado lesivo igualándola en pena a la conducta activa generadora de ese mismo resultado, se exigirá que se cumplan una serie de requisitos más estrictos; se exige, un mayor desvalor de acción.

Éste es el punto de partida de la teoría de la posición de garante y, también, tiene consecuencias importantes en la concepción de la comisión por omisión.

Por otra parte, como Paredes Castañón (1995), entienden que tal diferencia es sólo formal, que entre acción y omisión no hay una diferencia sustancial y la comisión por omisión se requiere que entre la omisión y la acción exista una identidad estructural y material. Se puede considerar que la distinción entre omisión y acción es de carácter normativo, ya que son acciones.

Bacigalupo (1999) considera a la acción como un comportamiento exterior evitable, al afirmar que "*la acción,*

(...), es todo comportamiento exterior evitable, es decir, un comportamiento que el autor hubiera podido evitar si hubiera tenido un motivo para hacerlo, así el autor que dispara sobre su víctima y le produce la muerte, hubiera podido evitar esa acción si hubiera querido; pero no hubiera podido evitar lesionar a otro, al es empujado por una avalancha de personas".

En determinados casos es sencillo establecer si se trata de una conducta activa u omisiva, como en el caso de una persona herida, en un descampado, incapaz de valerse por sí misma, una persona sin peligro para sí, lo dejase abandonado a su suerte. (CPNA. Artículos 106° a 108°)

El carácter activo u omisivo vendrá dado por la comparación de la concreta conducta realizada con la norma penal, formulada en un sentido positivo o negativo. A partir de esta premisa, *la conducta será activa (acción) si infringe una norma prohibitiva, mientras que será omisiva (omisión) si infringe una norma de mandato.*

Lo realmente importante es si el resultado lesivo se puede imputar objetivamente a la conducta de un individuo y si dicha conducta ha infringido o no, el deber de cuidado.

4.6.- Concepto de acción.

Existe consenso en considerar a la acción como un suceso en el mundo externo, que materializa una manifestación del espíritu de una persona.

Concepto de acción en diferentes corrientes doctrinarias:

4.6.1.- El concepto natural de acción del sistema clásico.

(De la Teoría del delito causal naturalista - Franz von Liszt, Ernst von Beling)

Define la acción como impulso nervioso voluntario, el cual produce un movimiento corporal, que ocasiona modificación en el mundo exterior.

El concepto de acción de Von Liszt encierra a *"todo movimiento corporal causado por un acto voluntario"*, La acción consiste en la realización de un cambio en el mundo exterior atribuible a una voluntad humana.

Como expone Zaffaroni (2001), los partidarios de la teoría causal naturalista establecieron con simpleza que acción es la *"voluntad de apretar el gatillo"*. Zaffaroni agrega que conducta es un hacer voluntario final. Tiene un aspecto interno, proposición del fin y selección de los medios, y un aspecto externo, puesta en la causalidad.

Es una construcción subjetiva (ideación, deliberación, resolución) y otra objetiva, exteriorización y ejecución del delito. En donde acción, tipo y antijuridicidad conforman el injusto con la parte objetiva del delito, y la culpabilidad psicológica representa el aspecto subjetivo, siendo la imputabilidad el presupuesto de esta. Niega la posibilidad de justificar alguna acción, cuya valoración jurídica solo puede tener cabida dentro del análisis de la antijuridicidad, y siempre desde un punto de vista objetivo. El contenido de voluntad, el querer del autor, era un problema que se enviaba para que sea discutido en la culpabilidad.

Mir Puig (2016) señala que este concepto de acción es incapaz de dar una explicación de la: "...omisión que no causa nada, que no es un movimiento corporal que cause una modificación en el mundo exterior"

Con posterioridad Von Liszt, citado por Roxin (2016) modifica su concepto de acción, para señalar que la acción es conducta voluntaria hacia el mundo exterior.

Beling, citado por Zaffaroni (2001) sostiene que debe entenderse por acción "*un comportamiento corporal producido por el dominio sobre el cuerpo; ello es, un comportamiento corporal voluntario, consistente ya en un hacer, ya en un no hacer (omisión), ello es, distensión de los músculos*".

4.6.2.- El concepto causal valorativo.

(De la Teoría del delito causal valorativa - Edmund Mezger)

Se aparta del formalismo causal clásico, a la acción física introduce el elemento humano de la voluntad. Cambia de una acción netamente objetiva, al considerar elementos subjetivos y estableciendo la necesidad de analizar en el tipo un contenido de valor o de intencionalidad.

Concibe a la antijuridicidad no sólo como una oposición formal a la norma jurídica sino además de forma material, según el daño que causara a la sociedad, de donde se abre la posibilidad de graduar el injusto de acuerdo con la gravedad del daño causado y de establecer nuevas causas de justificación. Por lo que respecta a la culpabilidad se considera como un juicio de reproche al autor del delito y no solamente desde el punto de vista psicológico.

4.6.3.- El concepto de acción del finalismo.

(*De la Teoría del delito finalista – Hans Welzer*)

El finalismo de Welzel comenzó a partir de la década de 1930, con la formulación del concepto de acción.

La concepción finalista de Welzel (1987 y 2003) afirma que la "*acción humana es el ejercicio de la actividad final*", considera la acción en dos etapas, la primera se desarrolla en la esfera interna, voluntaria, el autor selecciona el fin que desea alcanzar, los medios necesarios para su realización y el cálculo de los efectos accesorios vinculados a los factores causales considerados juntos al logro del fin. La segunda se desarrolla en el mundo exterior, en la cual cumple las operaciones pensadas cuyo resultado es el fin propuesto.

Jescheck (1981) señala que "*en el supuesto de un disparo mortal, primero el autor elige su víctima, luego selecciona el arma, apunta con ella y, a continuación, apretando el gatillo, realiza su voluntad homicida*".

Fernández Carrasquilla (1995) dice que la acción es actividad final humana, el hombre voluntariamente se representa la realización de un objetivo y con su previo conocimiento de las leyes naturales, puede anticipar el curso y los resultados de su actividad, dentro de ciertos límites. También seleccionar los medios causalmente necesarios para alcanzar el fin y poner en marcha el proceso causal exterior que conduzca a la realización del objetivo.

Para Hartmann, citado por Maurach (1995) "*la acción está constituida por la dirección del "suceder real" hacia lo "deseado", hacia la meta, por interposición de propias determinantes*".

Existe en el finalismo la omisión, existe voluntad y finalidad que son los presupuestos que este concepto exige. La voluntad del policía es la que determina la inhibición del movimiento o de la conducta que debió realizar para brindar auxilio, y su finalidad fue la de seguir leyendo su diario.

En la antijuridicidad distingue el aspecto formal y el material, lesión o puesta en peligro del bien jurídico.

Desaparece el concepto de imputabilidad que es absorbido por la culpabilidad, un juicio de reproche

4.6.4.- Concepto social de acción.

(*De la teoría del delito del funcionalismo sociológico o radical - Günther Jakobs*)

El acto de comunicación que la pena supone no está dirigida solo el delincuente, sino al conjunto de los ciudadanos que tienen expectativas sobre lo que expresa la norma (norma jurídico penal = expectativa normativa) mostrándoles que el defecto está en el otro.

Para esta escuela "acción" es comportamiento y realización de un resultado socialmente relevante.

Eb. Schmidt, citado por Roxin (2016) define la acción como "*conducta voluntaria hacia el mundo externo social*".

Jescheck (1981) señala que la acción es comportamiento humano relevante socialmente, en que debemos entender por comportamiento "*toda respuesta del hombre a una exigencia situacional reconocida o, al menos, reconocible, mediante la realización de una posibilidad de reacción de la que dispone gracias a su libertad*".

El mismo autor señala que la característica fundamental del comportamiento activo es la finalidad y la omisión es la acción esperada y no realizada.

Jakobs (2010) refiere que al comprender que el hecho contradice la norma y la pena entendida como una respuesta al hecho, confirma la norma, se encuentra relación entre delito y pena. "*La pena es una muestra de la vigencia de la norma a costa de un responsable. De ahí surge un mal pero la pena no ha cumplido ya su cometido con tal efecto, sino sólo con la estabilización de la norma lesionada*". Agrega, que el Derecho Penal es el mantenimiento de la configuración social básica y que la decepción de las expectativas y el consiguiente conflicto surgido, así como la necesidad de reaccionar frente a la infracción que ello supone a las normas, "*han de interpretarse como sucesos en el sistema de la relación social*".

4.6.5.- La concepción negativa de la acción.

Herzberg, citado por Bacigalupo (1999) desarrolla la concepción negativa de la acción y establece que punto decisivo de las llamadas teorías negativas de la acción lo constituye el "*principio de evitación*" que permite imputar un resultado a una persona, si no lo ha evitado pudiendo hacerlo y siéndole exigida esa evitación por el Derecho. Utilizará este principio como base del concepto de acción (que abarca tanto la comisión como la omisión) y dirá que "*la acción del derecho penal es el no evitar evitable en posición de garante*".

Partiendo de la base indiscutida de que en los delitos de

omisión se requiere como presupuesto una posición de garante, la extiende a los delitos comisivos, en cuanto que "*en el movimiento corporal delictivo la persona se actualiza como foco potencial de peligro*" y de esta forma se hace responsable de la evitación del resultado.

Jakobs, G. (2010) define acción como "realización evitable del resultado" constituyendo resultado ya la ejecución de un movimiento corporal (delitos de mera actividad), o bien una consecuencia situada más allá de este movimiento corporal (delitos de resultado). Para éste autor la "evitación" (el dolo o la imprudencia) vincula el resultado con la motivación: solo importan los resultados que son conocidos (dolo) o al menos cognoscibles (imprudencia) como consecuencia de un proceso motivacional, el cual consiste en "las direcciones de impulsos voluntariamente ajustados o (en los automatismos) voluntarias y ajustables sin ulterior actividad corporal. Entiende que omisión y acción son iguales "normativamente", no obstante ser diferentes en el plano ontológico.

4.6.6.- El concepto personal de acción de Roxin.

(*De la Teoría del delito del funcionalismo moderado - Claus Roxin*)

Para Roxin (2006) la "acción" es ante todo una "manifestación de la personalidad", con lo cual señala que a los efectos penales toda actuación del sujeto para que pueda ser considerada acción, debe ser gobernada por la voluntad, la conciencia y debe poder atribuirse al sujeto como centro anímico-espiritual. En el actuar humano, el sujeto no hace otra cosa que demostrar su posición ante el mundo, como expresión de su personalidad sometida al control del "yo".

Por lo anterior, excluye del concepto de acción los casos de actos reflejos, los actos ejecutados durante el sueño o durante un ataque convulsivo, por cuanto todas ellas son manifestaciones en las cuales la voluntad del sujeto no ha dominado el actuar. En igual forma descarta los pensamientos y los deseos como una acción, por cuanto ellos permanecen en la esfera interna del sujeto.

El funcionalismo estudia a la sociedad como la encuentra e intenta comprender como cada elemento de la sociedad se articula con los demás, formando un todo y ejerciendo una función dentro de esa sociedad.

Roxin (2006) parte de la concepción de von Liszt, que trata de superar propugnando la penetración de la política criminal en el Derecho Penal. Reconoce los elementos del delito propuestos por la teoría finalista, tipicidad, antijuridicidad, culpabilidad, pero con una orientación político-criminal, puesto que los presupuestos de la punibilidad deben estar orientados por los fines del Derecho penal. Dice que la dogmática penal debe cumplir con una doble finalidad: seguridad, fiabilidad en la aplicación del Derecho Penal y reducción de la intervención penal hasta los límites estrictamente necesarios por fines de prevención.

Honig propuso un análisis de la relación causal entre el resultado y el comportamiento del autor, en el que se establecería si el suceso "*en las circunstancias dadas, podría ser visto como configurado por la persecución de un fin*", como sostenía Roxín.

Roxin sostenía la relación causal entre el resultado y el comportamiento del autor, y establecer si el suceso "*en las circunstancias dadas, podría ser visto como configurado por la persecución de un fin*". Para Honig "*la cuestión jurídica fundamental propiamente dicha no consiste en averiguar si se dan determinadas circunstancias, sino en establecer los criterios conforme a los cuales queremos imputar determinados resultados a una persona*".

Kindhäuser (2007) manifiesta que para lo anterior, Honig creó la teoría de la imputación objetiva, según la cual la producción causal de un resultado sólo podría ser imputada "*si existía la posibilidad de que el resultado fuera intencionalmente evitado*". En nada se tienen en cuenta los conocimientos y las capacidades del sujeto. Se realiza un doble juicio de imputación, uno a nivel del tipo en el que se comprueba "*si un destinatario de la norma dotado de la capacidad de acción de una figura estandarizada habría producido o no, orientándose a la consecución de un fin, evitar el resultado*" y un segundo momento, a nivel de la culpabilidad en que se realiza un análisis en concreto del autor para determinar si, de acuerdo a su capacidad de acción estaba en posición de evitar el resultado.

La imputación es objetiva en la teoría de Honig, pues para su realización nada tiene que ver los conocimientos y las capacidades del sujeto, mismas que se valorarían en la culpabilidad, *se realiza un doble juicio de imputación, uno de tipo en el que se comprueba "si un destinatario de la norma dotado de la capacidad de acción de una figura estandarizada habría producido o no, orientándose a la consecución de un fin, evitar el resultado". El segundo a nivel de la culpabilidad, en que se realiza un análisis del autor para determinar si, de acuerdo a su capacidad de acción estaba en posición de evitar el resultado.*

4.7.- Concepto de omisión.

En la evolución del concepto de omisión es posible distinguir concepciones negativas y positivas.

4.7.1.- Concepciones negativas.

Para von Beling (2000) la omisión es inactividad corporal voluntaria, contención de los nervios motores dominada por la voluntad. Es un concepto poco claro que para aceptar una omisión implique inmovilidad corporal.

Luego, complementa este concepto de omisión agregando que la omisión es no hacer algo posible.

En el concepto causal de la acción no podía ser incorporada la omisión, Von Liszt decía que para los delitos de omisión era suficiente un elemento análogo a la causalidad del hacer; es decir el salvavidas que ve que un niño se ahoga y lo deja ahogar, equivale a haberlo empujado determinando así su muerte. Transforma la omisión en un hacer.

Von Liszt (1881) señala que "*...solamente hablamos de una omisión en la vida ordinaria, cuando teníamos fundamento para esperar un acto posible de parte de una persona*".

Surge una división en los autores en lo que respecta al concepto de posibilidad. Unos con un criterio general, como Bacigalupo (1999), entienden "*que si el hombre medio en la situación del autor habría podido realizar la acción, el sujeto que no la realiza omite, aunque personalmente no pudiera llevarla a término*". Otros con un criterio individual toman en consideración los conocimientos y capacidades personales del sujeto en cuestión y de si éste en la situación puntual de que se trate, habría podido cumplir con la acción exigida.

Para los finalistas sostienen que la omisión consiste en un no hacer referido necesariamente a una acción y así Welzel (1987) señala que "*no existe una omisión en sí, sino sólo la omisión de una acción determinada*", la "*omisión no significa un mero no hacer nada, sino un no hacer una acción posible subordinada al poder final del hecho de una persona concreta*".

4.7.2.- Concepciones positivas.

En las concepciones positivas existen dos grupos, un grupo entre los que figura Silva Sánchez (2003) que sostiene que la positividad de la omisión radicaría en un ser de otro modo, es decir, "*por una forma diferente del ser, por una forma distinta de objetivación de la voluntad, con independencia de expectativa y de juicios de terceros*", es una positividad ontológica. Otro grupo, consideran que la positividad de la omisión radica en un plano normativo, para los cuales la omisión no consiste solamente en no hacer una acción posible, sino que, además, esa acción debe haber sido esperada o exigida de alguna forma. En este sentido von Liszt (1881) señala que "*solamente hablamos de una omisión en la vida ordinaria, cuando teníamos fundamento para esperar un acto posible de parte de una persona*".

Jescheck (1981) dice que "Omisión no significa no hacer nada; sino no hacer algo determinado y esperado".

La omisión es el delito, una falta voluntaria, consistente en la abstención de una actuación que constituye un deber legal, como la asistencia a quien se encuentra en peligro manifiesto y grave. Es el comportamiento voluntario de no hacer algo que el ordenamiento jurídico especificaba que el sujeto hiciese.

Para que se configure esta omisión se deben considerar estos elementos:

1. Inactividad o abstención voluntaria. Se da en los delitos de simple actividad.
2. Resultado antijurídico, es decir, la producción de resultado que el que omite tiene el deber de impedir.
3. Relación de causalidad. Es el resultado antijurídico que debe ser consecuencia del comportamiento de abstención

En los delitos de omisión se puede distinguir:

4.7.2.1.- Delito de simple omisión.

Es el no hacer lo que la ley manda, vulnerando una norma imperativa. Como omitir prestar auxilio:

Código Penal de la Nación Argentina (CPNA).

Artículo 106°.-

El que pusiere en peligro la vida o la salud de otro, sea colocándolo en situación de desamparo, sea abandonando a su suerte a una persona incapaz de valerse y a la que deba mantener o cuidar o a la que el mismo autor haya incapacitado, será reprimido con prisión de 2 a 6 años.

La pena será de reclusión o prisión de 3 a 10 años, si a consecuencia del abandono resultare grave daño en el cuerpo o en la salud de la víctima.

Si ocurriere la muerte, la pena será de 5 a 15 años de reclusión o prisión.

4.7.2.2.- Delito de comisión por omisión.

Hacer lo que no se debe, dejando de hacer lo que debería haber hecho, como:

1. Dejar de amamantar.
2. Enfermera que deja de alimentar al paciente para que muera.
3. Abandono de hijos menores.

4.7.2.3.- Jurisprudencia.

Corte Suprema de Justicia de la Nación, Capital Federal.

(Rosenkrantz (según su voto) Highton de Nolasco (en disidencia) Maqueda. Lorenzetti. Rosatti)

Brahim, Roberto Waldemar y otros c/ Sanatorio Privado María Mater S.C.A. y otros s/ daños y perjuicios

Sumario N° A0080078. Sentencia de 10 de setiembre de 2020

Disidencia de la jueza Highton de Nolasco:

"*Debe dejarse sin efecto la sentencia que admitió la demanda incoada contra el médico y el establecimiento asistencial por los perjuicios derivados de las graves secuelas con que ha quedado la hija de los actores con motivo de la atención médica brindada durante el parto, toda vez que la perito respondió negativamente al ser interrogada acerca de la posibilidad de que hubiera existido abandono del paciente, falta de recaudo en las precauciones médicas para evitar el daño, falta de control del personal médico y de la obstétrica en la evolución del caso o incumplimiento de elementales principios del arte obstétrico*".

4.7.3.- Clases de omisión.

Respecto a si el delito de omisión tiene o no una regulación legal, un grupo de autores, entre ellos Roxin (2006), Mir Puig, (2016), la distinción entre las clases de omisión se realiza acudiendo a un criterio de naturaleza jurídico-positiva, así, el delito de *omisión propio* es aquel que tiene una tipificación legal expresa. Por otro lado, el delito de *omisión impropia* es aquel que ha sido creado al margen de la ley, Welzel (2003) dice por la jurisprudencia y la doctrina, en base a un tipo establecido por la ley que solo se remite a la acción.

Al faltar la tipificación legal expresa de la omisión es preciso que esta se castigue por el marco penal de un tipo comisivo. Welzel adhiere a este criterio y señala que el delito de omisión propia es aquel en que el Derecho penal establece "*un grupo de disposiciones*" que imponen "*pena simplemente a la infracción de un deber de actuar*" y que junto a estos mandatos de acción establecidos por la ley, existe además un vasto grupo de mandatos que obligan a evitar la inminente lesión de bienes jurídicos, "*sin estar sancionados expresamente por la ley*".

La distinción se realiza teniendo en cuenta que en las omisiones propias están tipificadas en el Código Penal, mientras las impropias no se encuentran tipificadas.

Maurach (1995) ha dicho que el delito de omisión propio es aquel que se agota en "*la no-ejecución de la actividad ordenada por la norma; la acción típica estribará simplemente en que el autor no ha sido activo en la dirección ordenada*".

Jescheck (2014) nos dice que "*lo acertado es...considerar los delitos propios de omisión como hechos penales que se agotan en la no realización de la acción requerida por la ley*"

Algunos autores prefieren la denominación de omisión pura y comisión por omisión. La omisión pura es aquella que tiene lugar cuando el sujeto incumple un deber de actuar, sancionándose si se produzca o no un resultado y, de producirse éste, cualquiera que sea su gravedad.

Los delitos de comisión por omisión guardan paralelismo con los delitos comisivos de resultado, ya que al igual que en estos últimos, se exige la producción de un resultado y su imputación a la omisión realizada.

Mir Puig (2016) y otros prefieren la nomenclatura omisión pura y comisión por omisión por considerar que es la mejor forma de evitar las confusiones que se derivan de la polisemia adquirida a lo largo del tiempo por los términos de omisión propia e impropia.

Otros autores consideran insuficiente esta distinción bipartita de las omisiones, por entender que no abarcan todas las posibles clases que se pueden presentar. Así, se ha desarrollado una distinción tripartita que tiene una amplia acogida en la doctrina, entre otros a Silva Sánchez (2003) que establece tres categorías en los delitos de omisión: delitos de omisión pura, delitos de omisión y resultado, y delitos de comisión por omisión.

Los **delitos de omisión pura** son los delitos que la infracción penal se comete por el solo hecho de no realizar la acción debida.

Los **delitos de comisión por omisión** son aquéllos en

los que a la omisión se le imputa el resultado en los mismos términos en los que se le imputaría a una acción.

Los **delitos de omisión y resultado**, Silva Sánchez (2003) incluye aquellas omisiones en las que sobre el sujeto en cuestión recae un especial deber de protección del bien jurídico. El autor de la omisión está obligado a actuar por especiales circunstancias que lo sitúan en lo que se conoce como posición de garante respecto a ese bien jurídico. Sin embargo, no se le imputa el resultado lesivo sufrido por el bien jurídico. Así pues, esta categoría constituiría una mezcla entre los delitos de omisión pura y los delitos de comisión por omisión.

4.7.3.1.- Comisión por omisión o delito de omisión impropia.

El delito de omisión impropia es aquél en que además de existir un no hacer, no realización de la acción ordenada por la ley, se exige que se produzca un determinado resultado, el cual será imputado al autor de la omisión en virtud de la ley o por una equivalencia estructural y normativa entre acción y omisión.

En el delito de omisión impropio no se vulnera una norma prohibitiva, sino que una regla, un mandato que ordena la realización de una determinada acción que evite la producción de un resultado lesivo a un bien jurídico. Por la gravedad del resultado producido y la existencia de una posición de garante, se imputa ese resultado al que omite *como si lo hubiese causado activamente él mismo*, pero reconociendo que no lo ha causado directamente. Por tanto, puede decirse que en el tipo legal se contiene un mandato y una prohibición.

Pero para limitar a los autores posibles se exige la

concurrencia de una posición de garantía que origina un deber de actuación y de evitación, que impone el deber de actuar positivamente en la protección de ese bien jurídico. De esta forma, solo ciertas personas se encontraran en el deber de conjurar los peligros que se presenten y evitar que se conviertan en un proceso lesivo de estos. Esta posición de garantía como lo señala la mayoría de la doctrina será un elemento no escrito del tipo legal.

4.7.4.- Jurisprudencia.

Cámara Nacional de Apelaciones en lo Criminal y Correccional - Sala 6.

Señores Jueces Ricardo Matías Pinto, Julio Marcelo Lucini, Mario Filozof. Secretario Letrado: Carlos E.G. Williams

Causa Nro. 6245/2010 "P. C. L. s/procesamiento" Interlocutoria Sala 6ª. - (AL) Juzgado de Instrucción n° 31.-

Buenos Aires, 19 de junio de 2014.-

"*...apelación interpuesta a fs. 690/691vta.por el Dr. Mariano Goyeneche Argibay, letrado defensor de C. P. contra el punto II del auto de fs. 662/682 que dispuso su procesamiento en orden al delito de homicidio culposo previsto y reprimido por el artículo 84 del Código Penal de la Nación...*"

"...los registros médicos efectuados por la atención de la niña a las 00.25 horas (Dr. L.), y las 01.30 horas del 29/11/07 (Dra P.)... "en el caso de la consulta del día 29 de noviembre de 2007, a las 00.25 horas, el motivo de consulta fue dolor abdominal y el síndrome febril... Los indicadores que ha manifestado el Dr. L. (ver fs. 221), regular estado general, somnolencia, irritabilidad, rechazo del alimento, y la auscultación de crepitantes en ambos campos pulmonares, mucosas ligeramente secas, permitían sospechar una posible enfermedad bacteriana invasiva...."

Refiriéndose a la actuación de la Dra. P., dijo que luego de este diagnóstico y teniendo en cuenta el antecedente de la laringitis, hubiese sido prudente realizar estudios complementarios,...Y que lo plasmado por aquélla en el libro de guardia del Sanatorio ..... (Ver fs. 81 de este) no es concordante con el cuadro clínico descripto una hora antes por el Dr. L. y por el cual aquél habría indicado a los padres concurrir de urgencia al nosocomio ya que el estado de M. era de gravedad...Precisó que los estudios antes mencionados, los que la Dra. P. se negó a realizar, "permiten encuadrar un diagnóstico presuntivo de enfermedad bacteriana invasiva... si se puede "tomar en cuenta el antecedente de un cuadro de causa frecuentemente viral como la laringitis, como antecedente para favorecer la invasión de una bacteria, por ejemplo, neumococo, a través del epitelio respiratorio alterado o inflamado...".

"...Por su lado, el Dr. C. H. E. a fs. 621/622, coincidió con su colega y fue contundente en que "de haberse corroborado el diagnóstico dado por el Dr. L., esa niña debería haber quedado internada...".

"...Conforme lo expuesto entendemos que la Dra. P., en su posición de garante de la salud y de la vida de la paciente, violó el deber objetivo de cuidado al no atender las recomendaciones del Dr. L. a los padres, en cuanto a la realización de análisis y otros exámenes y de no tener en cuenta la gravedad del cuadro que tenía la sintomatología indicada por aquél profesional a fs. 221 ....

"..."la culpa radica en la "omisión voluntaria de diligencia" ...y ...por tanto, "la esencia de la culpa consiste enteramente, en la previsibilidad"..."Nada afecta a la fortuna de esta fórmula, el hecho de que debamos retrotraernos para determinar lo posible de la previsión del resultado, al instante en que el autor inicia la conducta productora del daño..."

"...No se puede soslayar que "La norma de cuidado penal persigue evitar la producción de aquellas lesiones al bien jurídico que, ex ante, el sujeto tenía la posibilidad de prever..."

"...La conducta omisiva llevada a cabo por la Dra. P., en presunta violación a sus obligaciones como médica al no disponer la realización de estudios que hubieran detectado la enfermedad en la niña, aumentó el riesgo en su salud...ese riesgo indebido fue determinante para que la dolencia avance y culmine con la vida de la pequeña..."

"Se deja constancia que el Juez Mario Filozof no suscribe la presente por hallarse en uso de licencia".

4.8.- Tipo y tipicidad.

El **tipo penal** es la descripción objetiva de una conducta, efectuada por el legislador para hacer una valoración en una norma penal. Es una descripción abstracta de la conducta prohibida.

Es una característica específica de todas las acciones penales, pues con respecto a otros ilícitos civiles, administrativos, no requieren específicamente una adecuación a tipos.

Zaffaroni (2007) define el tipo penal diciendo: *"Tipo Penal es la fórmula legal necesaria al poder punitivo para habilitar su ejercicio formal y al derecho penal para reducir las hipótesis de pragmas conflictivos y para valorar limitativamente la prohibición penal de las acciones sometidas a decisión jurídica".* [33]

Tienen la función de ser conceptos limitativos de la función punitiva del Estado y garantizadores de la libertad individual.

La descripción de la conducta en el tipo penal, es un instrumento legal dispositivo y descriptivo necesario para poder calificar una conducta como delictiva.

4.8.1.- Funciones del tipo penal.

1. Función seleccionadora: de los comportamientos humanos penalmente relevantes.
2. Función de garantía: solo los comportamientos incluidos pueden ser sancionados penalmente
3. Función motivadora: la descripción de los comportamientos en el tipo penal, el legislador indica a los ciudadanos que comportamientos están prohibidos y espera que, con la conminación penal contenida en los tipos, los ciudadanos se abstengan de realizar la conducta prohibida.

---

[33] Pragma, viene de la palabra alemana "tatbestand" que significa aproximadamente *supuesto del hecho*, y admite dos claras acepciones: **a)** Supuesto de hecho fáctico, esto es el acontecimiento particular y concreto. Es la acción; **b)** El supuesto de hecho legal, el modelo general y abstracto que la ley crea para su señalización, la descripción hipotética de la conducta. El tipo penal.

Se realiza un juicio de valor sobre la conducta en estudio, para determinar si la misma coincide o no con la descripción típica contenida en la ley.

La norma típica debe ser vigente, valida formal y materialmente.

4.8.2.- Tipicidad.

Es la adecuación del acto humano voluntario, ejecutado por el sujeto a la figura descrita por la ley penal como delito, el tipo penal.

Es la adecuación, el encaje, la subsunción del acto humano voluntario al tipo penal. Si se adecua es indicio de que es delito. Si la adecuación no es completa no hay delito.

La adecuación debe ser *jurídica*, no debe ser una *adecuación social.* Adecuación social sería: invitar una copa a servidor público (cohecho) Estos se estiman comportamientos *adecuados socialmente*; no deben considerarse típicos, ni antijurídicos ni penalmente relevantes.

La tipicidad puede ser plural, cuando con una sola actuación se vulneran varias normas penales

Atipicidad: *es cuando no hay adecuación típica.* La acción no coincide con los caracteres imaginados por el legislador en el tipo concreto.

4.8.3.- Estructura del tipo penal.

La composición de todos los tipos penales siempre están presentes los siguientes elementos: 1. Sujeto activo; 2. Conducta; y 3. Sujeto pasivo - Bien jurídico.

1. Sujeto activo: El delito como obra humana siempre tiene un autor, aquel que precisamente realiza la acción penal prohibida u omite la acción esperada.
2. Conducta: En todo tipo hay una conducta, entendida como comportamiento humano (acción u omisión) que vienen descritas en los códigos penales por un verbo rector ("...mata..."; "...causa a otro...")
3. Sujeto pasivo - Bien jurídico: El sujeto pasivo es el titular del bien jurídico tutelado. La norma penal tiene la función protectora de bienes jurídicos. Un bien jurídico en la teoría del delito es un *valor considerado fundamental para una sociedad* que la norma penal quiere proteger de comportamientos humanos que puedan dañarlo. Este valor es una cualidad que el legislador atribuye a *determinados intereses* que una sociedad considera fundamental para el vivir bien.

Jiménez de Asúa (1997) menciona que: "*La ausencia de tipo presupone la absoluta imposibilidad de dirigir la persecución contra el autor de una conducta no descrita en la ley.*"

No se debe confundir de entre el objeto material del delito con el objeto jurídico del delito, así en el delito de hurto el objeto jurídico del delito es la propiedad, el bien patrimonial, el objeto material es la cosa sobre la cual recae el derecho de propiedad, la joya, billetera, dinero apropiado contra la voluntad del dueño. Lo usual es que el objeto jurídico, tenga como sustrato una cosa material (dinero, joyas), sin embargo, en algunos casos esa realidad es inmaterial, como en el honor, sucediendo entonces que el objeto jurídico no encuentra correspondencia con el objeto de la acción.

La tipicidad es el resultado de la verificación de si la conducta y lo descrito en el tipo, coinciden, este proceso se denomina **Juicio de Tipicidad**. Proceso de imputación donde el intérprete, tomando como base el bien jurídico protegido, va a establecer si un determinado hecho puede ser atribuido a lo contenido en el tipo penal.

4.9.- Antijuricidad.

La antijuricidad está incluida en el concepto del delito, supone el desvalor que posee un hecho típico contrario a las normas del derecho en general. Es lo contrario a derecho, por lo tanto, no basta que la conducta encuadre en el tipo penal, se precisa que esta conducta sea antijurídica, considerando como tal, a toda aquella definida por el ordenamiento, no protegida por causas de justificación. La antijuridicidad precisamente radica en contrariar lo establecido en la norma jurídica.

Welzel, H. (2003) dice que la antijuricidad es un juicio de valor objetivo, en tanto se pronuncia sobre la conducta típica, a partir de un criterio general del ordenamiento jurídico.

López Barja de Quiroga (2004) define la antijuricidad como el *acto voluntario típico que contraviene el presupuesto de la norma penal, lesionando o poniendo en peligro bienes e intereses tutelados por el Derecho.*

4.9.1.- Clases de antijuricidad.

1.- Antijuricidad formal y material.

La antijuridicidad formal es la violación de la norma penal establecida en el presupuesto hipotético de la ley penal que no encuentra amparo en una causa de justificación de las que el Código Penal expresamente recoge.

La antijuridicidad material tradicionalmente considerada como una conducta antisocial, sin la antijuridicidad formal no tiene ninguna relevancia en derecho; dado que la antijuricidad material es la lesión o puesta en peligro de un bien jurídico por una conducta antisocial, aunque no siempre tipificada en los códigos penales, por ejemplo la mendicidad que es un peligro porque puede generar robos.

2.- Antijuricidad genérica y específica.

La antijuricidad genérica se refiere al injusto sin precisarlo en sus peculiaridades.

La antijuricidad específica es aquella en que lo injusto está referido a una descripción específica de un delito.

La antijuridicidad es la conducta humana contraria al ordenamiento jurídico, tendríamos con esta afirmación una antijuridicidad genérica. Para delimitar se apela al tipo, con lo que se tiene una antijuridicidad específicamente penal.

4.9.2.- Antijuricidad y tipicidad.

El tipo tiene carácter descriptivo, mientras que la antijuridicidad es valorativa.

Para la escuela clásica, el delito es un acto contrario a la ley, atendía al elemento descriptivo de la infracción. Modernamente el delito viola la norma penal, no en sí la ley penal; por eso la conducta debe ser valorada ante la norma. De ahí que delitos iguales en su revestimiento son valorados de distinta manera. Por ejemplo, en dos homicidios, si uno de ellos es en legítima defensa deja de ser antijurídico.

La valoración es sobre la conducta desarrollada del sujeto, valoración objetiva, se valora el impulso volitivo no el contenido de la voluntad, esta última es valorada subjetivamente dentro la culpabilidad.

En virtud del principio de legalidad, seguridad y juridicidad, sólo los comportamientos antijurídicos que son típicos y pueden dar lugar a una reacción jurídico penal.

La tipicidad, para algunas corrientes doctrinarias, se considera indicio de que el comportamiento puede ser antijurídico (*ratio cognoscendi*). Para éstas, el tipo y la antijuricidad son dos categorías distintas de la teoría del delito. El tipo puede desempeñar una función indiciaria de la antijuricidad, pero no se puede identificar con ella.

Para otros, existe una cierta identificación entre tipo y antijuricidad, es decir, existe una directa relación entre éstas (ratio essendi) Se critica esta posición, pues conduce a considerar las causas de justificación como elementos negativos del tipo. Se añade que en la cotidianidad, es difícil equiparar una conducta atípica (por ej. matar un insecto) con una conducta típica, pero realizada en una causa de justificación (matar en defensa propia).

4.9.3.- Causas de justificación de la antijuridicidad. El estado de necesidad.

Las causas de justificación son llamadas también eximentes o causas de exclusión de lo injusto. Son acciones típicas, pero no antijurídicas dado un comportamiento justo.

Estas situaciones que hacen perder la antijuridicidad a la acción típica, tienen origen en un estado de necesidad como es la legítima defensa, o el ejercicio de un derecho, oficio o cargo, o cumplimiento de la ley o un deber.

El principio "*necessitas facit licitum quod non est licitum in lege*" (La necesidad permite lo que no está permitido por la ley) es descripto en el Código Penal de la Nación Argentina en el artículo 34°, inciso 3°,

"*El que causare un mal por evitar otro mayor inminente a que ha sido extraño*".

Justifica el mal menor como el bien jurídico más valioso y que Soler (1963) define como: "Situación de peligro para un bien jurídico que sólo puede salvarse mediante la violación de otro bien jurídico"

Mal es un daño causado a un bien individual, como la vida, la integridad física, la libertad, el honor, la propiedad, propio o ajeno; o pueden ser bienes de índole social como son la salud, la seguridad pública o el orden constitucional o la seguridad de la Nación.

La estimación del mal, mayor o menor, dependerá del valor que les asigne el derecho positivo, de conformidad con las normas de cultura social propias de cada tiempo, lugar y las circunstancias de cada caso. La ley, mediante la fórmula "[...] por evitar [...]" exige que el autor obre movido por la necesidad y con conocimiento de impedir el mal mayor.

Fontán Balestra (1969) enuncia las condiciones para el mentado estado de necesidad:

a) La existencia de un mal inminente para quien ejecuta la acción lesiva o para un tercero;
b) La imposibilidad de evitar ese mal por otros medios;
c) Que la acción sea impulsada con el objeto de evitar un mal mayor;
d) Que el mal que se causa sea menor que el que se trata de evitar;

e) Que el autor sea extraño al mal mayor e inminente y que no esté obligado a soportar el mal.

Se encontraría dentro de esta excepción, aquella persona que cause un mal para evitar uno mayor, inminente, no causado por él, cuando no exista otro medio para evitarlo.

Según Bacigalupo (1996) hay dos formas de Estado de Necesidad:

- Por colisión de intereses o bienes jurídicos; y
- Por colisión de deberes jurídicos.

4.9.3.1.- Estado de necesidad por colisión de intereses o bienes jurídicos.

Esta situación se caracteriza por la inminente pérdida de un interés o bien jurídico y la posibilidad de salvar el interés de mayor valor, sacrificando el de menor valor.

Requisitos:

a.- Elemento Subjetivo: Conocimiento de la situación de necesidad y voluntad de evitar el mal mayor. No interesa aquí que el mal mayor se haya evitado efectivamente, basta con que la conducta típica se muestre como adecuada para evitarlo.

b.- Mal: Es la afectación de un bien o interés jurídico. El titular de ese bien puede ser quien realiza la conducta típica, un tercero, o incluso el mismo que sufre el mal menor. El mal que se quiere evitar puede provenir tanto de una fuerza de la naturaleza, como de una acción humana, antijurídica o no. Entre las fuentes naturales generadoras del mal, se encuentran las propias necesidades fisiológicas como el hambre o la sed. El hambre da lugar a un caso particular de estado de necesidad, conocido como hurto famélico.

c.- Mal Inminente: El mal o peligro debe ser inminente, puede producirse en cualquier momento, sin que sea necesario que ocurra en un segundo, basta que se tenga certeza de que tarde o temprano indefectiblemente ocurrirá.

d.- Mal inevitable de otro modo menos lesivo: Este requisito no se encuentra expresamente establecido por la ley, pero se deriva de la naturaleza misma del Estado de Necesidad, porque de ser el mal evitable de otro modo menos lesivo, el mal causado no sería necesario. La acción por la que se sacrifica el interés de menor jerarquía debe ser necesaria para la supervivencia del interés que se salva. Por lo tanto, la acción no será necesaria si el peligro podría haberse evitado de otro modo sin lesionar el bien jurídico. Si no es necesario sacrificar el bien que resulta lesionado, no puede admitirse la justificación. La necesidad de la acción debe juzgarse de la misma manera que en la legítima defensa.

e.- El mal causado debe ser menor que el que se quiere evitar: Según Zaffaroni (1998) "*el bien salvado debe ser de mayor jerarquía que el sacrificado*".

Se está considerando el *principio de la ponderación de bienes* pero se ha propuesto el *principio de la ponderación de intereses*; que considera la estimación del estado de necesidad como un conflicto de intereses, y no sólo como un conflicto de bienes jurídicos, dando origen a la *Teoría de los Intereses Jurídicos,* que formula tres reglas:

- En primer lugar se debe tener en cuenta: la *relación jerárquica de los bienes jurídicos que colisionan*. Lo que deberá deducirse de la totalidad del ordenamiento jurídico. ej. La relación entre la vida y la propiedad, etc.
- El *merecimiento de la protección del bien jurídico de más jerarquía en la situación social concreta.*
- L*a diferencia de valor de los intereses que colisionan debe ser esencial.* No cualquier diferencia, sólo aquélla que resulte marcada, considerable, a favor del interés que se salva.

f.- Ajenidad del autor a la Amenaza del Mal Mayor: Implica que el mal mayor no se haya introducido por una conducta del autor, no puede invocar el estado de necesidad quien ha provocado en forma intencional o culpable la situación de necesidad.

4.9.3.2.- Estado de necesidad por colisión de deberes jurídicos.

Ocurre cuando a una persona le incumbe el cumplimiento de dos deberes a la vez, que le imponen la obligación de realizar comportamientos que son excluyentes, antagónicos, contradictorios entre sí. De modo tal que el cumplimiento de un deber determina la lesión del otro. Ej.: como testigo en un proceso tiene la obligación de declarar lo que sabe, mientras que como médico, sacerdote, abogado, etc., tiene también la obligación de guardar el secreto.

Diferencia con el Estado de Necesidad por colisión de intereses: en éste la justificación depende de que entre los intereses en conflicto haya una diferencia valorativa esencial a favor del interés que se salva.

Mientras que en el estado de necesidad por colisión de deberes, habrá justificación cuando en una colisión de deberes de igual jerarquía se cumpla con uno de ellos, incumpliendo el restante.

Fundamento: el que cumple uno de los deberes que le incumbe, cumple de todos modos con el derecho y cumplir con el derecho nunca puede ser antijurídico.

4.9.4.- Legítima defensa.

Para que se configure un delito debe haber una conducta humana voluntaria; que encuadre en un tipo penal y ser además antijurídica, y el causante debe haber podido comprender la criminalidad de su accionar y actuar conforme a dicha comprensión. De no estar presentes estos elementos, no se podrá afirmar que hubo un delito y en el caso de estar presentes hubo delito y será menester determinar si han existido o no causas de justificación o no.

Se debe tener en cuenta el Código Penal de la Nación:

Artículo 34°: *"No son punibles..."*

6º. El que obrare en defensa propia o de sus derechos, siempre que concurrieren las siguientes circunstancias:

a) Agresión ilegítima;

b) Necesidad racional del medio empleado

para impedirla o repelerla;

c) Falta de provocación suficiente por parte del que se defiende.

Se entenderá que concurren estas circunstancias respecto de aquel que durante la noche rechazare el escalamiento o fractura de los cercados, paredes o entradas de su casa, o departamento habitado o de sus dependencias, cualquiera que sea el daño ocasionado al agresor.

Igualmente respecto de aquél que encontrare a un extraño dentro de su hogar, siempre que haya resistencia;

7º. El que obrare en defensa de la persona o derechos de otro, siempre que concurran las circunstancias a) y b) del inciso anterior y caso de haber precedido provocación suficiente por parte del agredido, la de que no haya participado en ella el tercero defensor.

Teniendo en cuenta que el artículo 34° comienza diciendo:

"No son punibles...", y luego:

"El que obrare en defensa propia o de sus derechos, siempre que concurrieren las siguientes circunstancias:..".

De este modo, la ley regula el caso de la legítima defensa propia o de derechos propios, lo que implica la posibilidad de defender legítimamente cualquier bien jurídico, incluso aquél que no se halla penalmente tutelado.

Esta figura penal se acepta la posibilidad de justificar la defensa de cualquier bien jurídico. Sin embargo, Bacigalupo (1996) encuentra una excepción a esta regla cuando se trate de una agresión a bienes del Estado, a la patria, a la esencia de la nacionalidad, al ordenamiento constitucional, etc. En estos casos, según dicho autor, no se admitirá la legítima defensa pues sólo caben respecto a ellos y a la misma Constitución. Agrega, que el fundamento de la legítima defensa radica en que: "*[...] el derecho no necesita ceder ante lo ilícito*", en el mismo sentido Zaffaroni (1998) dice: "*[...] nadie puede ser obligado a soportar lo injusto*".

El inciso 6° del Artículo 34°, continúa con la enumeración de los tres requisitos que deben concurrir para que se configure la legítima defensa:

"... a) agresión ilegítima;..."

La agresión ilegítima es la conducta antijurídica del que agrede. Tanto la agresión como la defensa deben ser conductas en el sentido que le atribuye la teoría del delito al término. Es decir, deben partir voluntariamente de un ser humano. La defensa frente a animales, por ejemplo, no está regulada como legítima defensa sino por otra causal: el estado de necesidad.

Para que exista agresión, el peligro que corre el bien jurídico tiene que ser realmente importante, no cualquier circunstancia que nos desagrade puede ser agresión.

La agresión puede ser activa, acción, o pasiva, omisión. Pero en cualquier caso, deberá ser actual, mientras se desarrolla la agresión, o bien inminente, decisión irrevocable del agresor a dar comienzo a la agresión. Cuando el agresor actúe justificadamente, no habrá legítima defensa.

"... b) necesidad racional del medio empleado para impedirla o repelerla;..."

La necesaria y proporcional del acto de defensa, debe ser la que hace falta indispensable para rechazar el ataque, sin ella no se hubiera podido salvar el bien jurídico defendido o en todo caso amortiguar el ataque. Proporcional, tener una relación comparativa con respecto al ataque

Además de necesaria, la defensa debe ser racional, debe adecuarse al fin de repeler la agresión. El principio es que: "*no se exige proporcionalidad entre el daño que se causa para evitar la agresión y el que ésta habría causado si se hubiera concretado*". Pero esta regla reconoce a su vez dos excepciones:

a) No se admite un derecho a la defensa cuando existe desproporción exagerada entre la lesión que se causa y la que habría causado la agresión;
b) No se admite un derecho de defensa cuando entre el agresor y el agredido existen estrechas relaciones personales, padres e hijos, esposos, etc.

La ley establece que la defensa puede ser tanto para impedirla o repelerla, por lo que no es necesario que la agresión se haya iniciado.

La doctrina y jurisprudencialmente, se exige que la agresión sea actual o inminente. La inminencia importa una indudable cercanía, una inmediatez, con el inicio de la agresión; una vez terminada la agresión, cesa también el derecho de defensa.

"... c) falta de provocación suficiente por parte del que se defiende."

La ley exige que quien está siendo agredido ilícitamente, no haya estimulado previa y suficientemente a tal agresión. De lo contrario, perderá su derecho de defensa por completo.

Por ello, el que ha provocado de manera suficiente a su agresor, sólo tendrá el derecho limitado de defensa que se le reconoce cuando el que agrede lo hace en estado de inimputabilidad (ebrios, enfermos mentales, niños, etc.).

Se discute si la provocación debe ser intencional o si basta que haya ocurrido por descuido. Según Soler (1963) el requisito de intencionalidad sería superfluo, toda vez que lo que realmente importa es que la provocación justifique la agresión. Opinión que comparte Bacigalupo (1996) quien afirma que la provocación debe ser además: suficiente, es indiferente que sea intencional o no.

El aspecto subjetivo requiere: el conocimiento de la situación de defensa ante una agresión.

El Inciso 7º del Artículo 34 del Código Penal dela Nación, consigna:

"... El que obrare en defensa de la persona o derechos de otro, siempre que concurran las circunstancias a y b del inciso anterior y caso de haber precedido provocación suficiente por parte del agredido, la de que no haya participado en ella el tercero defensor".

La legítima defensa no es únicamente propia, sino que también se puede defender a terceros, parientes, conocidos o extraños. El fundamento de ello continúa siendo, al igual que en la legítima defensa propia, el principio de que:

"*nadie está obligado a soportar lo injusto*".

Respecto de la defensa de terceros deberá ser contando

con la existencia de los tres requisitos legalmente establecidos en el artículo 34°, inciso 6°., el sujeto defensor podrá accionar de igual manera frente al ataque a sí mismo. La única diferencia con ésta última radica en la provocación, mientras que quien provocó suficientemente no puede defenderse legítimamente, puede hacerlo un tercero a condición de que no haya participado en la provocación. El solo hecho de que el tercero conozca la provocación, no lo inhabilita para defender legítimamente al agredido.

Se regula la *legítima defensa propiamente dicha*, que permite a quien se defiende llevarla a cabo en cualquier lugar: y *legítima defensa privilegiada* es un tipo especial para los casos en que quien se defiende lo realice dentro de su casa. Ambos tipos requieren la presencia de los tres elementos de la legítima defensa, en los casos de privilegio existe una fuerte presunción de legitimidad en la acción de defensa.

La legítima defensa es una posibilidad que se le brinda al ciudadano cuando el Estado no puede acudir pronta y eficazmente para resguardar sus derechos, que son puestos en peligro. En estos casos la institución de la legítima defensa posibilita justificar un acto típico, pero es de tener presente que no es un permiso.

El exceso en la legítima defensa se configura cuando el requisito de necesidad y proporcionalidad no están presente, pese a haber existido una agresión ilegítima y falta de provocación por parte de quien se defiende. Además, cuando el que se defiende ya haya logrado reducir al atacante y sin embargo continúe la defensa en exceso, así como la falta de inmediatez en la respuesta de defensa.

4.9.5.- Cumplimiento de un deber o en el legítimo ejercicio de su derecho, autoridad o cargo.

El Código Penal establece en el artículo 34.- "No son punibles:..."

"4º. El que obrare en cumplimiento de un deber o en el legítimo ejercicio de su derecho, autoridad o cargo;"

4.9.5.1.- Cumplimiento de un deber.

La persona se halla bajo diferentes circunstancias obligada por ley a realizar determinadas acciones o bien se encuentra autorizada a hacerlo. Sólo justifica el cumplimiento del deber impuesto por una norma sancionada por un órgano competente, si ha sido dictada legalmente y media una ejecución correcta del deber, sin excesos, en el caso concreto.

Existen diferentes opiniones doctrinarias acerca de esta causa de justificación, pues, mientras Soler (1999), en consonancia con Fontán Balestra (1963) divide entre: cumplimiento de la ley, como acciones que la ley manda y que el ejecutante cumple, legítimo ejercicio de un derecho como acciones que la ley no prohíbe, limitadas por el abuso del derecho, sin diferenciar deber, autoridad o cargo, explicando simplemente que cuando se realiza un acto típico que la ley manda a ejecutar no se está en presencia de un delito, sino que se actúa a derecho.

Núñez (1988), considera al cumplimiento de un deber, como aquel acto en el cual se obedece a una obligación legal dictada por el órgano competente y dentro de los límites impuestos

El cumplimiento de un deber supone situaciones variadas, como la de declarar como testigo, emitir por parte de un funcionario público, pero lo más frecuente es el ejercicio de la violencia, especialmente por agentes de la autoridad.

Para que proceda la exención de responsabilidad al amparo de esta causa de justificación, deben de concurrir los siguientes requisitos:

- Que el sujeto activo sea **autoridad o funcionario autorizado** por las disposiciones vigentes, y que el posible delito se haya producido en el ejercicio de las funciones del cargo correspondiente.
- Que el **recurso a la fuerza sea necesario y adecuado** a la gravedad del estímulo.
- Que la fuerza utilizada sea **proporcionada** a la situación sin extralimitación, pues siempre la violencia ha de ser la menor posible.
- Que concurra un cierto grado de **resistencia** o de actitud peligrosa en el sujeto pasivo que justifique que sobre él recaiga el acto de fuerza.

El ejercicio de un derecho importa la realización de un acto no prohibido y por ende, en principio desaparecerá la tipicidad misma del hecho. Se considera que sólo opera como causa de justificación cuando recae sobre bienes o derechos ajenos, nunca cuando lo hace sobre bienes o derechos propios.

4.9.5.2.- Legítimo ejercicio de su derecho, autoridad o cargo.

Respecto al ejercicio legítimo de su derecho, autoridad o cargo, surgen también supuestos muy variados. Por un lado el ejercicio del derecho de corrección de padres y tutores ejercido razonada y moderadamente o el ejercicio de los derechos de información y expresión por parte de los periodistas en detrimento de los derechos al honor, la intimidad y la propia imagen. Para evitar caer en delitos contra el honor o la intimidad se debe:

- **Evitar que en nombre del interés general** de la información, haya abusos saliendo de los límites de las buenas costumbres y lo lícito.
- **Que no haya excesos** consistentes en expresiones injuriosas y claramente innecesarias, en el relato fáctico o en las valoraciones.
- **Veracidad** de la información mediante el oportuno contraste de fuentes.

La legitimidad supone la legalidad del título en cuya virtud el autor desempeña el cargo y la legalidad de su ejercicio en el caso concreto. Requiere que la autoridad no haya sido usurpada y obrar sin abuso de autoridad, ni con exceso en la acción, sea en el modo o en la medida de su ejercicio. (CPNA. Artículos 246°, 248° y 251°)

El bien jurídico que el agente de la autoridad ampara con el uso de la violencia, no puede ser inferior a aquel que vulnera con su acción. En relación a esto, es evidente y está implícito en la eximente, que si el sujeto actúa, con o sin violencia, impulsado por motivos diferentes a los del cumplimiento del deber, la eximente carece de toda base. En igual forma si el empleo de la fuerza supone una protección desproporcionada para el interés que tutela el agente al cumplir su deber, ya que no puede existir la ponderación de intereses que fundamenta esta causa de justificación.

4.10.- Imputabilidad.

La imputabilidad es la capacidad psíquica de una persona de comprender la antijuridicidad de su conducta y de no adecuar la misma a esa comprensión.

La realización del injusto penal, conducta típica y antijurídica, no basta para declarar al sujeto culpable. Es necesario que el autor pueda comprender la antijuricidad de su acción y de poder adecuar su conducta a dicha comprensión.

Villavicencio Terreros (2005) dice que si un individuo no padece de anomalía psíquica o una grave alteración de la conciencia o de la percepción, posee ese mínimo de capacidad de autodeterminación que el orden jurídico exige para afirmar su responsabilidad, en consecuencia, este hecho origina que, frente al poder penal, la persona se encuentre en una situación de inexigibilidad.

Zaffaroni, Alagia y Slokar (2007) sostienen que para reprocharle una conducta típica y antijurídica a un autor es menester que éste haya tenido cierto grado de capacidad psíquica, que le hubiera permitido disponer de un ámbito de autodeterminación.

Bustos Ramírez (1987) define a la imputabilidad como un juicio de atribución subjetiva negativo, expresión de la intolerabilidad de la incompatibilidad demostrada por la racionalidad del sujeto en su hecho en relación a la racionalidad del sistema, mientras que la inimputabilidad sería un juicio positivo, expresión de tolerabilidad del sistema con la incompatibilidad demostrada.

Desde el punto de vista médico legal Gisbert Calabuig (1998) define la imputabilidad como:

> *El conjunto de condiciones psicobiológicas de las personas, requeridas por las disposiciones legales vigentes, para que la acción sea comprendida como causada psíquicamente y éticamente por aquellos.*

La imputabilidad se refiere a un modo de ser del sujeto, a un determinado estado espiritual del mismo y a un conjunto de condiciones psíquicas existentes en él en el momento de la ejecución de un hecho antijurídico, que le capacita para responder del mismo ante el poder social. No exige la concurrencia de fina y delicada espiritualidad, sino solo la de condiciones mínimas de aquellas que son absolutamente necesarias para que una persona pueda responder de sus actos.

Dichas condiciones consisten en:

1. Un grado de madurez mínimo, fisiológico y psíquico;
2. Plena conciencia de los actos que se realizan;
3. Capacidad de voluntariedad;
4. Capacidad de libertad.

Desde el punto de vista psicológico puede resumirse en lo siguiente:

a) Que en el momento de la ejecución del hecho posea la inteligencia y el discernimiento de sus actos

b) Que goce de la libertad de su voluntad y de su libre albedrío, de la facultad de poder escoger entre los diversos motivos de conducta que se presentan ante su espíritu y determinar libremente la potencia de su voluntad.

La inteligencia y la voluntad son las bases psicológicas de la imputabilidad penal, cuando se hayan abolido o estén gravemente perturbadas la imputabilidad no existe. Siguiendo a la escuela alemana es imputable el que tiene la capacidad de comprender o de obrar conforme a tal entendimiento. En consecuencia toda alteración mental que afecte estas funciones psicológicas es causa de no imputabilidad, único concepto que le está permitido manejar al médico en sus informes periciales, por ser de raigambre psíquica o mejor psicopatológica.

4.10.1.- Concepto doctrinario de imputabilidad

Se hace referencia a dos conceptos de imputabilidad:

Escuela Positiva. Surge en el último tercio del siglo XIX, con el positivismo naturalista italiano de Lombroso, Ferri, Garófalo y otros. Fundamentaron una concepción sociobiológica del crimen. Construcción que llevó a fundar un monstruo humano, estigmatizado anatómica y psicológicamente, relacionado al hombre delincuente, loco moral.

A este respecto Sotomayor (1996) manifiesta "*lo que interesa poner en claro es más bien la capacidad de los individuos para atentar contra el orden social (de ser peligrosos) y no su capacidad o incapacidad de autodeterminación (...) En este sentido, el llamado inimputable presentará rasgos de elevada peligrosidad, hasta el punto de ser considerado el criminal por excelencia, muy cercano al "delincuente nato" o loco moral de que hablara Lombroso*".

Los Clásicos desde fines del siglo XIX y en siglo XX (Desde Carrara a Welzel) la imputabilidad es la capacidad vital o existencial del individuo de comprender y actuar conforme al valor. Dividen a los individuos en imputables, capaces de autodeterminación, de ser libres, e inimputables, aquellos que no poseen dicha capacidad: locos, niños, etc.

Bustos Ramírez (1987) dice "*el concepto de inimputabilidad lleva aparejada la idea o estigma o etiqueta de minusvalía, de desigualdad existencial de los hombres libres y el de los que no lo son. A los hombres superiores les corresponde la protección de los inferiores y éstos deben aceptarla sin ninguna otra posibilidad*".

En la actualidad predomina el concepto clásico, aunque con distintos matices al estar estrechamente vinculado al de culpabilidad, motivo por el cual algunos autores han advertido la necesidad de un replanteo crítico de la imputabilidad.

4.10.2.- Evaluación de la imputabilidad.

Puede realizarse por distintos métodos:

Método biológico: Descarta la imputabilidad ante una anomalía o enfermedad mental. Se basa en el Código Penal Francés antiguo que decía "*no es capaz de delito el que obra sin el uso de la razón, inteligencia, o de la libre voluntad*", con esta exigencia amerita que la jurisprudencia y los peritos psiquiatras determinen la existencia o no de patología

Método psicológico: Se basa en que la inimputabilidad se traduce en la perturbación de la capacidad de comprender lo ilícito del hecho o de actuar conforme a dicha perturbación.

Método biológico-psicológico o mixto: Es una construcción de dos niveles. Primero determinar la existencia o no de una anormalidad psíquica, y segundo que esa anormalidad psíquica pudiera haber influido en el momento del hecho para comprender la ilicitud o dirigir su conducta conforme a dicha comprensión

De este modo la primer parte la determinación de las causas patológicas corresponderán al perito legista y el efecto psicológico será reservado al juez, quien realizará el juicio de inimputabilidad tomando como base el dictamen médico.

4.10.2.1.- Jurisprudencia.

Corte Suprema de Justicia de la Nación. Capital Federal.

Voto: Mayoría: Petracchi, Highton de Nolasco, Fayt, Maqueda, Argibay. Disidencia: Lorenzetti. Abstención: Zaffaroni.

Bustos, Ramón Roberto c/ La Pampa, Provincia de y otro s/ daños y perjuicios. Sumario A0069009. Sentencia del 11 de julio de 2006.

"*Si bien el parte operatorio no describe si hubo o no hubo recuento de las gasas, la fuerza de los hechos demuestra que existió un descuido en el retiro de las mismas que es imputable al cirujano, quien es el encargado de remover los objetos que quedan dentro del cuerpo del paciente, respondiendo además como jefe del equipo por la conducta de los componentes de éste, cuyas actividades debe orientar y coordinar*".

4.10.3.- Imputación subjetiva.

Desde los inicios de la teoría del delito el dolo y la culpa se agruparon como formas de la culpabilidad sea en su forma de dolo o culpa, mientras la causalidad objetiva era descripta por la tipicidad.

Schünemann (2002) comenta que desde un primer momento mostró ciertos problemas respecto de la llamada culpa inconsciente, en la que el autor no se representaba el resultado y en la que, por tanto, no existía esa vinculación causal-psicológica entre la subjetividad del autor y el resultado. Pero no interesa lo que el sujeto se representó, sino si éste pudo representarse o no en la producción del resultado

Desde los años ochenta, se produce un acercamiento entre el tipo doloso y el tipo culposo. Así la teoría de la imputación objetiva desarrollada inicialmente para los delitos dolosos no es muy distinta de la teoría de la infracción de deber de cuidado de los delitos culposos, pudiéndose ver entre ambos una identidad estructural.

La distinción dogmática entre el dolo y la culpa se centra hoy por hoy nuevamente en la parte subjetiva del hecho.

Según Ragués I Vallès (1999) la cual la diferencia subjetiva entre dolo y culpa estaría en la existencia de voluntad respecto del resultado en el dolo y la ausencia de este elemento en la culpa.

Esta *teoría de la voluntad* ha sido cuestionada dado que en el caso dolo eventual e incluso el dolo de consecuencias necesarias, no podría fundamentarse, pues mientras en el primero no hay voluntad sobre el resultado, en el segundo caso sólo la hay respecto de una parte del resultado.

Los problemas creados por la teoría de la voluntad, hace que otros autores como Roxin (2005) defienda la *teoría de la representación o posibilidad*, la cual ubica la diferencia entre el dolo y la culpa en el conocimiento.

La teoría de la voluntad aumenta la cantidad de conductas culposas mientras que la teoría de la representación o posibilidad aumenta las dolosas

Ragués I Valles (1999) refiere que para evitar la excesiva ampliación de las conductas dolosas se ha propuesto la *teoría de la probabilidad*, la cual exige no sólo que el autor se represente el resultado, sino que exista un grado relevante de probabilidad de su producción. El problema que surge es cómo determinar el nivel de probabilidad relevante para la configuración de una responsabilidad dolosa.

4.10.3.1.- El dolo.

El dolo es la voluntad consciente, encaminada u orientada a la perpetración de un acto que la ley tipifica como delito

Jiménez de Asúa (1997) dice que el dolo es la producción del resultado típicamente antijurídico con la conciencia de que se está quebrantando el deber, con conocimiento de las circunstancias de hecho y del curso esencial de la relación de causalidad existente entre las manifestaciones humanas y el cambio en el mundo exterior, con la voluntad de realizar la acción y con representación del resultado que se requiere.

El dolo está integrado por dos elementos:

1. Un elemento cognitivo, conocimiento de realizar un delito; y
2. Un elemento volitivo, voluntad de realizar un delito, el querer de la acción típica.

Actúa dolosamente quien conoce las circunstancias de hecho, así como el significado de su acción y ha admitido, voluntariamente, el resultado.

Morales Fernández (1994) comenta: "*Francisco Carrara dice que la irresponsabilidad del médico tiene como fundamento jurídico la ausencia de dolo en su conducta, y no el consentimiento del paciente u enfermo, y que la verdadera razón de la inculpabilidad del médico está en su fin inocente, en que se excluye el dolo; por lo tanto, debe eliminarse toda idea de criminalidad, pues su actuación es con el fin de librar de una afección, o de un peligro para la salud, a una criatura humana.*"

Tradicionalmente mencionan:

1. **El dolo directo** requiere de dos elementos: uno cognoscitivo que consiste en conocer el tipo penal y los elementos de hecho, descritos por él; y el otro volitivo, que consiste en querer realmente el resultado.

   Es actuar voluntariamente, para conseguir un hecho determinado; imaginarse o representarse un resultado y hacer todo lo necesario para que ocurra.

2. **Dolo indirecto** el daño final es el resultado de una conducta que fue ejecutada con una finalidad diferente, pero voluntariamente afrontada con la acción. Se materializa cuando el sujeto se representa el hecho delictivo, pero no como un fin, sino como un efecto inevitable, necesario para actuar o desarrollar la conducta

típica. Hiere a otra persona en el hecho, lo que no quería hacer.

3. **Dolo eventual** el agente realiza su conducta con total indiferencia a la producción de las consecuencias dañosas que puede provocar su proceder. El posible resultado dañoso no es perseguido por aquel, se lo representa internamente, pero desdeña las posibles consecuencias perjudiciales de su obrar. Cuando el sujeto se representa el hecho que podría llegar a ocurrir; no obstante, actúa aceptando dicha posibilidad.

4.10.3.2.- La culpa.

La Culpa es la producción de un resultado típico y antijurídico, previsible y evitable, a consecuencia de haber ignorado un deber de cuidado que le era exigible jurídicamente.

Para que se configure la culpa es necesario que exista una conducta voluntaria, es decir, que la acción u omisión que realiza el sujeto activo debe poder ser referida a la voluntad del ser humano.

Actúa culposamente quien infringe un deber de cuidado, que personalmente le incumbe, y puede prever la aparición del resultado. Para la realización del hecho culposo se requiere, efectivamente, que exista una relación entre la falta al deber de cuidado del agente y el resultado producido.

La "previsibilidad" del resultado de la conducta está implícita la esencia de la culpa, el Derecho sanciona a quien puede prever el resultado y no lo hace, o a quien, habiéndolo previsto, actúa de todas maneras, con la esperanza de poder evitar el daño.

La culpa surge de una conducta humana, no intencional ni maliciosa, productora de un resultado lesivo, como consecuencia de la relación de causalidad que se produce entre ambos. Consiste en la omisión de la diligencia debida.

Se puede definir como culpa, la inobservancia voluntaria de las normas de conducta que imponen a la persona, en sociedad, la obligación de obrar con el debido cuidado, con el fin de evitar daños o situaciones de peligro, para los intereses protegidos por el ordenamiento jurídico. Se requiere que el hecho producido sea la consecuencia de un comportamiento imprudente, negligente o con impericia, o que viole las normas expresas legales o reglamentarias o emanadas de los particulares, para evitar daños por la falta de precaución.

4.10.3.2.1.- Concepto de culpa.

Respecto a la técnica legislativa de los delitos culposos tipo penal, los distintos códigos lo realizan de diversas formas.

El sistema de incriminación abierta, *numerus apertus* [34], de la imprudencia, a través de la previsión de cláusulas generales que relacionadas con cada uno de los artículos que definían delitos dolosos, permitían una punición general de la imprudencia

Suele considerarse más adecuada a los principios de legalidad, la técnica de incriminación limitada, *numerus*

[34] Numerus apertus es una locución latina que puede traducirse como lista abierta. Se emplea cuando se pretende expresar, con finalidad o valor jurídico, que una determinada relación no se agota en su propia expresión, sino que se halla abierta y admite la acumulación o inclusión de nuevas unidades o individualidades.

clausus [35], de un número determinado de delitos culposos que la ley prevea en cada caso. En la República Argentina se adoptó esta última forma de legislar, *numerus clausus*, y como ejemplo, puede observarse en los art. 84 (homicidio culposo); art. 94 (lesiones culposa)

Este último sistema debe cumplir con dos requisitos:

a) Su referencia a un hecho especialmente grave. Así, tradicionalmente la imprudencia ha sido vinculada a homicidios, lesiones o incendios. En el mismo sentido, no se suele tipificar la comisión imprudente de delitos de peligro abstracto o de delitos que no encierran al menos una peligrosidad concreta.
b) Que el sujeto activo tenga un especial deber de cuidado en función de su profesión, oficio, cargo o posición jurídica.

Por lo que respecta a los efectos negativos que pueden causar la instauración del sistema de *numerus clausus*, uno de los principales temores radica en la posibilidad de que los jueces extiendan el ámbito del dolo más allá de lo admisible, para no dejar sin castigar ciertas conductas imprudentes que consideren especialmente reprochables.

Crespo Barquero (1999) considera que en función de las nuevas teorías relativas al contenido del tipo imprudente, postulan que no se trata de censurar que los tribunales conviertan en dolosas conductas imprudentes atípicas, sino que en muchas ocasiones se tratará de averiguar si en rigor

---

[35] Númerus clausus es una expresión latina que indica que existe una lista cerrada.

son verdaderamente imprudentes o dolosas, sin perjuicio de propugnar la correspondiente graduación punitiva entre los diferentes tipos dolosos.

Lo que difiere en el delito imprudente radica en que no se infringe el deber de evitar un determinado hecho tipificado en la parte especial, sino de "*tener cuidado*" con ese mismo hecho. Por esta razón la doctrina mayoritaria menciona el *principio de confianza y el deber de cuidado* como fundamento del tipo imprudente. Esta relación mediata entre el tipo objetivo y los deberes impuestos justifica no sólo la menor penalidad establecida en general para el tipo imprudente, sino también el sistema de *numerus clausus* establecido en el Código Penal.

El Código Penal de la Nación Argentina en su artículo 84° reprime al que *"por imprudencia, negligencia, impericia, en su arte o profesión o inobservancia de los reglamentos o de los deberes a su cargo, causare a otro su muerte"*, y en el 94° al que *"por imprudencia, negligencia, impericia, en su arte o profesión o inobservancia de los reglamentos o de los deberes a su cargo, causare a otro un daño en el cuerpo o en la salud"*.

Cerezo Mir (1998) deja sentado que: *"un delito imprudente es aquél que, como consecuencia de la inobservancia del cuidado debido, se produce un resultado material, externo o peligro concreto de un bien jurídico, o concurre una determinada cualidad de acción, no queridos"* y cuando un "*sujeto no quiere cometer el hecho previsto en el tipo doloso, pero lo realiza por la infracción de una norma de cuidado, es decir, por la inobservancia del cuidado debido*".

Tanto los tipos dolosos como imprudentes se infringen un deber. La diferencia estriba en que si se conoce este deber, y a pesar de ello se realiza el hecho tipificado como delito sin querer evitarlo, se incurre en un tipo doloso; en cambio, la responsabilidad por imprudencia tiene su fundamento en un deber de evitación mediato o indirecto.

La omisión de una diligencia debida, constituye un elemento común tanto en tipo doloso como el tipo imprudente.

Esta omisión de la diligencia debida en el ámbito del tipo doloso está relacionada directamente con los criterios de imputación objetiva en los tipos dolosos de resultado, en especial, en la creación de un riesgo no permitido o aumento ilícito de un riesgo permitido.

La omisión de la diligencia debida, al menos en el tipo imprudente, posee un ámbito de aplicación autónomo, que circunscribe a la acción típica, y no debe confundirse con los criterios normativos de la imputación objetiva que opera en el ámbito de resultado típico.

Para establecer la tipicidad objetiva del delito imprudente, será necesario, determinar si se ha producido una omisión de la diligencia debida.

Respecto a la previsibilidad objetiva, se constituye en el elemento diferenciador respecto al tipo doloso. La voluntad, al menos eventual, de la tipicidad dolosa, hace necesario incluir un criterio de imputación subjetiva en el tipo imprudente.

4.10.3.2.2.- El delito imprudente.

El extraordinario desarrollo tecnológico en el último tercio del siglo XX, produjo paralelamente el florecimiento de la dogmática relacionada con la imprudencia.

Debido a los riesgos creados por ese avance en la técnica, se produce una sociedad del riesgo, que es acentuado para determinados bienes jurídicos dignos de protección. Así, se originan nuevos tipos imprudentes que pretenden proteger bienes jurídicos como el medio ambiente, la seguridad laboral o ciertos aspectos económicos.

Estos hechos producen el establecimiento de criterios generales de imputación para determinar y comprobar la falta de cuidado exigido, respecto de cada uno de los intervinientes en el seno de los grupos, que supone en la actualidad uno de los principales retos de la Teoría Jurídica del Delito.

4.10.3.2.3.- Jurisprudencia.

Juzgado Nacional en lo Criminal y Correccional N° 6. Capital Federal.

María Alejandra Provitola

S. L. H. s/ homicidio culposo. Sumario N° G0033877. Sentencia del 22 de mayo de 2020.

"*La médica imputada tenía deberes positivos de acción en el marco de su atención a una paciente con grado de depresión, y lejos de cumplir con los mismos, desoyó varios de los mandatos de su lex artis de forma tal que, con dicha omisión contribuyó típicamente en la causación del irremediable resultado final -suicidio de la paciente-. La incriminada tuvo la posibilidad real de conocer la situación de peligro objetivo que creaba su comportamiento omisivo, apareciendo el resultado como previsible y, en virtud de ello evitable en el supuesto de que hubiera observado el deber objetivo de cuidado y actuado conforme las normas, cánones y costumbres de su profesión*".

4.10.4.- Principio de confianza.

El principio de confianza desarrollado por la jurisprudencia en el ámbito del tráfico vial, establece que el conductor debe realizar su tarea en la forma que las normas lo establecen, y en regla general confiar que los demás participantes del tráfico se comporten adecuadamente.

Eso significa que no están obligados a adaptar su comportamiento a las posibles conductas incorrectas de terceros, que no son responsables de los resultados lesivos que puedan ocasionar esas conductas incorrectas de terceros.

Desde este punto de vista, puede decirse que *el principio de confianza* surge como un principio destinado a determinar la responsabilidad de un sujeto, cuando la producción del resultado lesivo se encuentra condicionada por la intervención de terceras personas.

Considerando el campo de la salud, es ampliamente conocido que la actividad médica ha dejado de ser una actividad marcada por la relación directa y exclusiva entre el médico y el paciente. Los avances tecnológicos y científicos han producido una especialización acentuada en las ciencias de la salud, sumado a estudios sobre los factores que afectan la seguridad de los pacientes, indicó que no solo son necesarios los recursos de materiales, infraestructura y atención profesional, sino se debe incluir la interrelación entre profesionales de distintas disciplinas.

Así se forma un equipo de trabajo multidisciplinario, que es un grupo de personas con saberes y funciones diferentes, que unen sus voluntades, comparten un mismo objetivo, con una organización y un coordinador, para brindar un servicio de salud eficiente y efectivo.

En el desarrollo del trabajo de estos equipos de salud, pueden ocasionar resultados sancionados por el derecho penal como típicos, frente a esta situación la doctrina mayoritaria tiende a negar la existencia de la coautoría en los delitos culposos y a determinar con claridad quién debe ser imputado del hecho dañoso, a nivel del tipo objetivo.

Como puede verse, se trata de un problema relacionado con la atribución al agente del resultado típico, asunto que debe resolverse, de acuerdo con la orientación actual del derecho penal, mediante la aplicación de la teoría de la imputación objetiva.

La teoría de la imputación objetiva señala que, para que un resultado pueda ser imputado a un sujeto, éste debió haber creado un riesgo jurídicamente desaprobado y este riesgo creado tener un resultado típico.

Jakobs (2010) hacía referencia que dentro de la teoría de la imputación objetiva, se señala que no crea un riesgo jurídicamente desaprobado quien obra confiando en que otros cumplirán con su rol, dentro de un resultado causado como consecuencia de la actividad conjunta de varias personas. *A esta figura, se le conoce como el principio de confianza.*

En una actividad en la que participan varios miembros, cada uno de los cuales tiene un rol y unas funciones específicas, de manera tal que, en el caso de producirse un resultado lesivo para un bien jurídico, el mismo deberá imputarse al encargado de la evitación del resultado, de acuerdo con la distribución de tareas. Es improcedente la imputación del resultado a los demás miembros del equipo, en tanto que han obrado amparados por la confianza en el cumplimiento del rol de todos los miembros y, por ende, no han creado riesgos jurídicamente desaprobados.

Respecto a la responsabilidad del médico, Engisch (1961) consideraba que este problema no puede resolverse sin tener en cuenta la *división del trabajo* que se produce necesariamente en el ámbito de la medicina.

Esa división del trabajo conlleva no sólo que el médico pueda contar con la ayuda de otras personas, sino también que pueda tener cierta *confianza* en la conducta correcta de esas otras personas, pues de lo contrario, si estuviera obligado a supervisar las conductas de sus colaboradores, la división del trabajo sería completamente ilusoria.

El médico no podría centrarse suficientemente en su trabajo y los colaboradores, sabiéndose controlados, reducirían su nivel de atención. Así pues, en la medida en que el médico haya seleccionado adecuadamente a sus colaboradores y haya podido llegar a la convicción de que tienen suficiente formación o han comprendido las instrucciones pertinentes, le debe estar permitido confiar en que actuarán correctamente.

El riesgo general de que los terceros puedan cometer algún error no es suficiente para imponerle un deber de control o supervisión. Este deber sólo podrá reconocerse cuando existan *circunstancias especiales* que le hagan evidente que el tercero no actuará correctamente.

Engisch consideraba, en definitiva, que *el principio de confianza desarrollado por la jurisprudencia en el ámbito del tráfico vial debe ser aplicado, junto con sus propias limitaciones, a todos los casos en los que se produce una división del trabajo*, incluidos aquellos casos en los que el médico se sirve de la ayuda de un tercero.

No procede el principio de confianza en aquellos casos en los que sea claro que el responsable de la evitación del resultado no cumplirá con su deber, cuando el peligro ya haya surgido, cuando quien pretende invocarlo ostenta la posición de garantía respecto del bien y si quien pretende invocarlo obra incorrectamente.

Considerando como ejemplo un equipo quirúrgico, algunos de sus miembros desarrollarán un rol trascendental e independiente, como el cirujano y el anestesiólogo cuya tarea no depende de ningún otro profesional y quienes tienen un papel secundario, no son imprescindibles, y dependiente, se encuentran subordinados a los demás profesionales, las enfermeras, el instrumentador quirúrgico.

Entre quienes tienen un rol trascendental e independiente y quienes ostentan uno secundario y dependiente, opera igualmente el principio de confianza, lo que se traduce en que el superior puede confiar en que el inferior se comportará correctamente y el inferior puede confiar en las órdenes del superior.

4.10.4.1.- Jurisprudencia.

Cámara Nacional de Casación Penal de la Capital Federal

Daniel Morín. Luis F. Niño. Eugenio C. Sarrabayrouse

25 de octubre de 2017.

Voto del juez Daniel Morín, al que adhirieron los jueces Luis F. Niño y Eugenio C. Sarrabayrouse.

Asistidos por la secretaria actuante, Paula Gorsd.

"El denominado "principio de confianza", aplicable a toda actividad compartida y arriesgada, de carácter lícito, como es la conducción de un vehículo, determina precisamente que el sujeto que la lleva a cabo "puede confiar en que quienes participan junto a él en la misma se van a comportar correctamente –de acuerdo con las reglas existentes- mientras no existan indicios de que ello no va a ser así"; en otras palabras, puede confiar en que cada uno de los intervinientes cumplirá su respectivo deber de cuidado; en el caso del tránsito vehicular, ello se traduce en la posibilidad que tienen los conductores de fiarse del comportamiento adecuado de los demás actores, siempre que las particulares circunstancias del caso no hicieran pensar lo contrario.

4.10.5.- El deber de cuidado.

El deber de cuidado es la obligación del profesional de la salud de ajustarse a los procedimientos médicos, a los protocolos previamente establecidos por la comunidad académica, conocimientos éticos, jurídicos y de derechos humanos, para poner al servicio de los pacientes el conocimiento adquirido y ejecutarlos con prudencia, eficacia y deber de cuidado.

Hablar de *deber de cuidado*, tiene por objeto evitar el resultado indeseable, que debe prever el médico, y esto permite tratar la responsabilidad profesional del médico.

Para la construcción de la exigencia o *deber de cuidado*, hay que tomar en cuenta un estándar objetivo de cuidado que incorpore los conocimientos y capacidades del profesional y las circunstancias de tiempo, lugar y modo. [36]

La tendencia internacional es la protección de la mayor cantidad de bienes jurídicos contra toda forma de ataque.

Bacigalupo (1994) refiere que en los delitos imprudentes, el actor no quiere cometer el hecho previsto en el tipo doloso, pero lo lleva a cabo por infracción o inobservancia de una norma de cuidado, es decir, ignora negligentemente la realización del tipo

La doctrina sostiene que la imprudencia es un problema que se resuelve a nivel de tipicidad, definiéndose al delito imprudente como la infracción de las normas de cuidado o diligencia debida que produce el resultado típico.

Zaffaroni, Alagia y Slokar (2007) aceptan que la tipicidad del delito imprudente requiere que el autor haya infringido un *deber de cuidado* debiendo hallarse el mismo en cada tipo penal en particular. La violación al deber de cuidado deviene no solo de la infracción a disposiciones legales sino también de las reglas sociales.

Especial interés reviste la cuestión en el campo de la medicina, su causa es debida a la falta de un reglamento escrito que determine cuáles son las conductas que el ordenamiento jurídico considera imprudentes, negligentes o realizadas por impericia, a diferencia de lo que sucede en lo atinente al tráfico automotor.

Para hablar de responsabilidad profesional del médico, es necesario hablar del *deber de cuidado*, por el cual el actor deberá prever y evitar el resultado indeseado.

---

[36] Ver: Capitulo 2°, punto 2.2.1.1.- Obligaciones de hacer. CCyC. Artículo 773°.

El *deber de cuidado* se incorpora a la *Lex Artis*, y se traduce como las reglas o procedimientos que el avance de la profesión pone al alcance de la práctica médica para el tratamiento del paciente. En el mismo sentido la relación jurídica entre el médico y el paciente, está orientada a la prevención de la enfermedad, a la mejoría o la curación y a la rehabilitación del paciente; esa finalidad sirve como eje de análisis de la conducta del médico; dicho análisis deberá basarse en la legislación aplicable.

Junto a las normas de la *lex artis*, deben también tenerse las circunstancias particulares que rodean a cada caso la llamada "*Lex Artis ad hoc*".

Aparece entonces la discusión respecto si a los conocimientos y condiciones especiales del profesional actuante, deben o no ser considerados al momento de determinar la violación del deber de cuidado, es decir, si entran en juego a nivel de la tipicidad elementos subjetivos, tal lo que ocurre en los delitos dolosos.

La doctrina en general, entiende por *conocimientos especiales* la experiencia del sujeto en la actividad de que se trate, el aprendizaje que haya realizado sobre ella y el especial conocimiento de la situación que tenga el autor.

Considerando el caso del cirujano extraordinario que realiza una operación sin hacer uso de sus especiales facultades, y debido a ello, el paciente muere, o resulta lesionado, en la sala de operaciones: para Cerezo Mir (1998) si el médico se limita a hacer uso de la pericia y habilidad imprescindibles para poder llevar a cabo una operación, su conducta responderá al cuidado objetivamente debido y no estará comprendida en el tipo de lo injusto de los delitos imprudentes. Pero, si por el contrario, el médico no hace uso de su capacidad excepcional, a pesar de haber previsto la posibilidad de muerte del paciente y de evitarla mediante el uso de sus facultades excepcionales, habrá entonces un homicidio doloso por omisión.

Mir Puig (2016) sostiene que si el poder individual es inferior al hombre medio, se disminuye la culpabilidad o en casos extremos, se excluye. Si el poder del autor es superior al normal ello no puede ir en su perjuicio porque la culpabilidad presupone la antijuridicidad y ésta sólo obliga al cuidado exigible al hombre medio. Si el hecho es objetivamente adecuado al poder medio, deberá eximirse de pena al autor aunque personalmente pudiese haber actuado con mayor prudencia.

4.10.5.1.- Jurisprudencia.

Juzgado en lo Correccional nº 4 departamental (IPP nº 08-00-2190-14)

Mar del Plata, 9 de Diciembre de 2019.

Pedro Federico Hooft, Juez Correccional

Geraldina J. Picardi, Secretaria

Causa nº 6852 en trámite por ante este, seguida a los médicos.....por la presunta comisión del delito de HOMICIDIO CULPOSO (art. 84 del C.P).

"...Se trató en el caso de una paciente de alto riesgo, vulnerable, con una patología de base estrictamente neurológica congénita y que a sus 33 años, ya había pasado por varios períodos de agudización de su cuadro ("hidrocefalia en actividad"), que originó sucesivas intervenciones quirúrgicas por parte de neurocirujanos para

corregir deficiencias o en su caso reemplazar las válvulas de drenaje de líquido cefalorraquídeo (la última en el año 2010), ya que la omisión de llevar a cabo dicho acto médico agudizaba la complejidad del cuadro de la paciente y eventualmente la colocaba en riesgo de vida.

Que si bien la paciente B., en períodos de "hidrocefalia no activa", compensada, debidamente controlada y medicada podía recibir adecuada atención médica de seguimiento en la Clínica Mitre, a la cual fue asignada como señala la Defensa por parte del PAMI, lo cierto que ante un período crítico de su padecimiento, indicativo de un cuadro de "hidrocefalia activa" debió haber sido derivada a un Centro de mayor complejidad, en el caso y en ese momento al Sanatorio Emsha (actualmente Sanatorio Bernardo Houssay), también prestador del PAMI…".

"…A. H. además de ser el médico de la paciente, ejerciendo funciones de Dirección en la Clínica, realizaba "rondas diarias de visitas a pacientes internados" -a criterio de la Defensa como un "plus" que brindaba la Clínica-, por lo que él debió corroborar que las indicaciones médicas por él prescriptas fueran cumplidas.

Todas las ya referidas circunstancias por acción u omisión encuadran en el concepto de violación del deber de cuidado, de aplicación prevalente en los delitos culposos relacionados con eventual mala praxis médica, que pudo incluir impericia en la debida valoración del cuadro clínico de la paciente (puede verse José Daniel CESANO, La responsabilidad penal médica. Mala praxis. Aspectos sustantivos y procesales, Editorial B de f, Buenos Aires, 2018. En igual sentido Marco Antonio TERRAGNI, El delito culposo en la praxis médica, Rubinzal Culzoni, 2003, y del mismo autor Delito de omisión y posición de garante en Derecho Penal, Ed. Rubinzal Culzoni, 2011).

La muerte de D. B. precedida de signos y síntomas en el caso cefaleas que no cedían a medicación, vómitos que tampoco cedían a medicación, y una convulsión que precedió al desenlace fatal, todo ello denotando "un cuadro de hidrocefalia activa", fue causada por la violación del deber de cuidado atribuible al Dr. G. A. H., en el doble carácter de médico de la paciente y por cumplir funciones a cargo de la Dirección de la Clínica Mitre...".

Capítulo 5.

5.1.- Imputación objetiva.

La teoría de la imputación objetiva procura confirmar la causalidad jurídica, mediante una serie de criterios normativos, descritos en la siguiente fórmula: un resultado solo es objetivamente imputable, cuando la acción causante del mismo ha creado un riesgo jurídicamente desaprobado, o típicamente relevante, que se ha realizado en un resultado típico, que pertenezca al ámbito o fin de protección de la norma infringida.

Sólo es objetivamente imputable un resultado causado por una acción que ha creado un peligro jurídicamente desaprobado y que se ha realizado en el resultado típico.

De acuerdo con ésta fórmula, para que pueda imputarse al autor el resultado objetivamente, es necesario que, de manera objetiva pueda fundamentarse y establecerse en ese comportamiento un riesgo típicamente relevante y que ese riesgo se haya realizado en el resultado típico efectivamente producido.

La imputación objetiva tuvo como misión determinar cuándo una conducta es obra de una persona o cuándo no.

Existen varias posturas que consideran la relación entre

la causalidad y la imputación objetiva, se pueden considerar:

1. Las que consideran que la imputación objetiva reemplaza completamente la determinación del nexo causal como elemento independiente en la configuración de la tipicidad, como Bacigalupo Zapater (1999);
2. Quienes declaran que la causalidad en los delitos de resultado es simplemente un presupuesto necesario y previo a la determinación de la imputación objetiva pero insuficiente para la afirmación del tipo penal objetivo, por lo que su coexistencia en la configuración de este no resultaría problemática, sino por el contrario no debe faltar, Jescheck y Weigend (2014);
3. Los que abogan por la desaparición de la imputación objetiva y el renacimiento de la causalidad como criterio único de atribución, utilizando para ello nuevas teorías provenientes de otras disciplinas del conocimiento que permitan determinar el nexo causal, ya que la mayoría de los casos que resuelve la imputación objetiva son en realidad casos propios de la causalidad, Hilgendorf (2002)

Hay distintas consideraciones respecto a la imputabilidad objetiva:

a) Como un conjunto de criterios, principios, Garrido Montt (2003)

b) Considerándola una teoría superadora de las teorías causales, Bacigalupo (1999)

c) Admitiéndola como un elemento del tipo penal objetivo, al igual que la causalidad, Luzón Peña (2016)
d) Mostrándola como una teoría sobre las características objetivas generales de un comportamiento imputable y en consecuencia equivalente a toda la imputación de la parte objetiva del tipo, Jakobs (2010)
e) Considerada como una teoría que anticipa juicios de antijuridicidad, Righi (2013)

La imputación objetiva buscaría determinar dos cosas:

1. Si están vinculadas jurídicamente la acción típica y el resultado típico; y
2. Si la totalidad de esa actuación puede serle imputada a una persona como obra suya.

Para hacerlo debe comprobar la creación de un riesgo jurídicamente desaprobado y la concreción en el resultado como aspectos positivos de la imputación objetiva.

En cuanto a la diferencia de funciones que cumple la imputación objetiva respecto de la causalidad se tiene que, mediante el problema causal se han intentado dilucidar dos cuestiones: 1) Saber qué puede entenderse por causa jurídico-penal (cuál es el comportamiento prohibido por la ley) por lo que la causalidad aparece como el criterio decisivo para delimitar la acción típica de la atípica. 2) Con la causalidad también se busca comprobar el vínculo material que existe entre la acción y el resultado.

Krause Muñoz (*2014*) afirma que la duplicidad de problemas a resolver asignadas a las teorías causales, la llevaron a errar al pensar que a la causalidad, que era un tema natural y empírico, le correspondía decidir un tema de atribución y caracterización jurídica, que es normativo.

Existe opinión mayoritaria en considerar que la causalidad material no está hecha para determinar las causas típicas y cuáles no, sino únicamente para decirnos si un hecho específico fue causa o no de otro.

La teoría causal en el proceso de selección de las acciones y resultados típicos, verifica si se encuentran vinculados materialmente, no para los casos de un hecho como acción típica, que depende de la adecuación que realice el intérprete basado en las caracterizaciones que el tipo penal le ofrezca frente a la realidad presentada, para que después de evaluada y afirmada la causalidad se pase a realizar un juicio de atribución jurídica por medio de la imputación objetiva.

La relación de causalidad es un proceso de sucesos naturales, por tanto impera la fuerza de la naturaleza, rige el principio de la equivalencia de condiciones o "*conditio sine qua non*". Surge de los trabajos de John Stuart Mill quien en el año 1843 indicó que: "*solo en forma excepcional puede afirmarse que una consecuencia es el resultado de una única causa, pues por regla general es la reunión de diversos antecedentes lo que genera efectos*".

Más tarde Von Buri y Von Lizst sostienen que debe considerarse causa, cualquier condición que sumada a las existentes produce un resultado. Para saber si un hecho es "condición", se lo elimina mentalmente y, si el resultado no se produce, el hecho es "condición del resultado". Para esta teoría, en términos sencillos, no es viable distinguir un factor entre todos los factores que converjan para la producción de un resultado, teniendo todos ellos, el mismo valor.

Larenz y Hönig son los iniciadores de la imputación

objetiva.

Larenz en 1927 con el concepto de causalidad objetivamente imputable, definida como aquello que se puede atribuir al sujeto como su acción y que permite responsabilizarlo, mediante el criterio de la previsibilidad objetiva, sostuvo que todo aquél acontecer lesivo que escapara al ámbito del individuo debía ser considerado como casual.

Hönig consideraba a la tipicidad como el objeto de enjuiciamiento, la base de la responsabilidad, lo que sumado a la posibilidad objetiva de perseguir el resultado que debía tener el actuante, lo llevó a afirmar que lo relevante para el juicio de tipicidad era el punto de vista normativo, por encima del naturalístico.

Welzel, con el finalismo, expuso la idea de que los bienes jurídicos no eran estáticos, sino dinámicos como parte de la vida social, y no interesaban al derecho penal todas las posibles afectaciones de bienes jurídicos, sino aquellas capaces de trastornar las relaciones sociales. Indicativo que había lesiones que por ser socialmente adecuadas no merecían ser incorporadas al derecho penal. Además, impulsó a considerar el derecho como un sistema de expectativas sociales, concepción eminentemente normativa que se diferenciaba ampliamente de su idea de acción.

Esta visión normativa entiende al cuerpo social como un repartidor de roles determinados, que surgen de la función que cumple su portador, de este modo, se espera que un médico aplique sus técnicas de conformidad con la *lex artis*, que un conductor de vehículos respete las normas de tránsito, etc.

Al separar el juicio de imputación de la causalidad y considerando la voluntad final, conducta humana representada por la "intencionalidad", casi se toca con la teoría finalista, dado que tratan la conducta humana, pero con variables diferentes al tratar el juicio de imputación para determinar que es "objetivo" y subjetivo". Por ello algunos investigadores consideren que la teoría de la imputación objetiva, pretende dar una interpretación moderna al juicio de imputación propio del derecho penal, para edificarlo sobre consideraciones de carácter social y eliminar el contenido naturalístico.

Cancio Meliá (2001) considera a Roxin el máximo representante de una perspectiva de la imputación objetiva vinculada al *principio de riesgo*, sintetiza la teoría de la imputación objetiva, del siguiente modo, "*un resultado causado por el sujeto que actúa, sólo debe ser imputado al causante como su obra y sólo cumple el tipo objetivo cuando el comportamiento del autor haya creado un riesgo no permitido para el objeto de acción (1) cuando el riesgo se haya realizado en el resultado concreto (2) y cuando el resultado se encuentre dentro del alcance del tipo (3)*".

Los criterios propuestos por Roxin para determinar el juicio de imputación objetiva del resultado son los siguientes:

a) la disminución del riesgo;

b) la creación de un riesgo jurídicamente relevante;

c) el incremento del riesgo permitido y

d) la esfera de protección de la norma.

a. **La disminución del riesgo**. Criterio mediante el cual puede negarse la imputación objetiva en los casos de desviación de un resultado grave, que haya llevado a producir uno leve.

b. **La creación de un riesgo jurídico penalmente relevante o no permitido (o creación de un riesgo prohibido)**. Según este criterio se procede a negar la imputación objetiva cuando la acción no ha creado el riesgo relevante de una lesión al bien jurídico.
c. **Aumento del riesgo permitido**. En estos casos procede negar la imputación objetiva cuando la conducta del autor no ha significado una elevación del riesgo permitido porque el resultado se hubiera producido igualmente aunque el autor hubiera actuado con la diligencia debida.
d. **Esfera de protección o ámbito de aplicación de la norma**. Este criterio permite solucionar aquellos casos en los que, aunque el autor ha creado o incrementado un riesgo que origina un resultado lesivo, éste no debe ser imputado al no haberse producido dentro del ámbito de protección de la norma, es decir si el resultado no era aquel que la norma quería evitar.

Reyes Alvarado (1996) refiere que sólo una conducta desviada del rol tiene relevancia social negativa y la base de la responsabilidad penal se edifica sobre los ámbitos de competencia de cada individuo, pudiendo ser sancionado sólo aquél que no cumpla con su función.

Bustos Ramírez y Larrauri (1989) consideran que la teoría de la imputación no era otra cosa que el intento de delimitar los hechos propios de los acontecimientos accidentales:

> "*Cuando en derecho se plantea: A envía a B al bosque con la esperanza que le alcance un rayo, cosa que efectivamente sucede.*

> *La pregunta no es si A ha causado la muerte de B. Ello es evidente desde el punto de vista causal de las ciencias de la naturaleza.*
>
> *La pregunta debería ser si a A se le puede imputar objetivamente el hecho como propio, o si por el contrario, este debe ser visto como consecuencia accidental de una constelación de factores.*
>
> *La pregunta, por consiguiente, no es una pregunta causal sino una cuestión de imputación", "solo la voluntad tiene la posibilidad de transformar las consecuencias en un hecho propio...por consiguiente la imputación de un hecho es la relación del acontecimiento con la voluntad*".

Reyes Alvarado (1996) lleva a considerar el riesgo y dice: "*Para que un riesgo pueda ser considerado como permitido, no basta tan solo que la actividad de la cual emana represente considerables beneficios sociales frente a un mínimo peligro, sino que es indispensable la absoluta indeterminación de las potenciales víctimas de ese riesgo residual; por ello, en el hipotético caso de que anticipadamente pudieran ser individualizadas las víctimas de una actividad peligrosa, ella debería ser prohibida porque el desarrollo no puede prevalecer frente a la inminente lesión de un individuo...*", cuando una actividad se desarrolló dentro de un riesgo socialmente visto como permitido, "*no puede dar lugar a reproche jurídico, de ninguna naturaleza, aun en el evento de que se generen lesiones a particulares*". Para la teoría de la Imputación objetiva, el criterio del riesgo permitido es y debe ser aplicado para todo delito culposo o doloso, según Reyes Alvarado "*la calificación de una conducta como permitida o desaprobada no depende de la intención del autor*".

5.1.1.- El riesgo permitido.

Desde los inicios de la historia humana presenta un continuo desarrollo, el progreso tecnológico y científico facilitaron inmensamente la vida cotidiana, por los avances en la construcción de viviendas, los medios de transporte, las comunicaciones y la fabricación de insumos industriales, y otros.

Esta manifiesta utilidad no significa, sin embargo, que estas prestaciones no acarreen la contingencia o proximidad de un daño, un peligro para las personas, el medio ambiente o la economía. Por el contrario, aún el correcto desempeño de esas tareas trae consigo un riesgo de acuerdo con la naturaleza y las particularidades cada una de ellas. Son innegables las consecuencias lesivas derivadas del tráfico aéreo, fluvial o automotor.

El derecho, como regulador de comportamientos, opta por a tolerar los peligros porque resulta imposible evitarlas y consiente en la medida en que los beneficios que generan son superiores a los perjuicios, pero regulando los mismos para minimizar los riesgos. El riesgo remanente aparece como inevitable, dada la utilidad social de la conducta que lo genera, y por el hecho de ser ésta fomentada por la comunidad, no es relevante para la imputación jurídico penal. ***Es el riesgo permitido***.

La medicina no es ajena a estos problemas, como ejemplo los materiales radioactivos utilizados en medicina nuclear, que motiva indiscutibles beneficios. No obstante, se debe regular la profesión de manera que se minimicen las posibilidades de riesgos y no se produzcan resultados lesivos para bienes jurídicos de conformidad con los avances de la ciencia. Así se va perfeccionando y haciendo previsible los resultados, que permiten establecer las reglas de Lex Artis.

Estas reglas permiten realizar el juicio de imputación objetiva, primero se debe establecer, la infracción a la *Lex Artis* por parte del médico y luego, que esa infracción sea la que causó un resultado lesivo para el paciente, en forma inexcusable.

Molina Arrubla (1998): sostiene que esa *lex artis*, que puede ser indicada como la "*ley propia del arte que se ejecuta*", no es otra cosa que aquellos mandatos o reglas específicas, que deben ser observadas dentro de determinado arte o técnica, a efectos de poder lograr o conseguir unos determinados resultados: en el terreno que nos ocupa, esto es, el de la medicina, puede decirse que esa *lex artis* se encuentra conformada por las reglas técnicas que deben seguirse con miras a la obtención de los resultados deseados, esperados y perseguidos, no solo por el paciente sino también por el médico, en beneficio de la salud, la integridad y la vida del primero.

5.1.2.- El riesgo desaprobado.

Como el riesgo desaprobado parte del riesgo permitido, lleva a Reyes Alvarado a decir que los riesgos desaprobados son: "*aquellos riesgos que provienen de conductas desarrollas por fuera de los límites del Riesgo Permitido*".

El riesgo desaprobado es establecido por el consenso social, dentro de los límites que establezca fija cuales son los riesgos soportables y cuáles no. Para tal fin, se crea la figura del "hombre medio" o el "hombre prudente", aun cuando la crítica es saber cómo es posible establecer como es un hombre prudente. Esta creación es superada, con la propuesta de analizar la profundidad de la situación en que el autor se encontraba al momento de producir el riesgo en análisis.

Se trata de recurrir al análisis de la conducta que le era exigible a todos aquellos sujetos, que dentro de las mismas circunstancias en que estaba el autor, si se hubieran enfrentado a la misma.

Los criterios para determinación de la conducta como creadora o no del riesgo son:

1 - La exigibilidad personal, conducta exigible a cada persona según su rol social;

2 - La exigibilidad temporal, que era o no exigible en ese momento, es decir si socialmente una conducta era vista como aprobada o desaprobada;

3 - La abstracción de riesgos residuales permitidos o niveles de riesgo que no se pueden eliminar del todo

Normativamente, lo determinante en la calificación de la conducta es su correspondencia o divergencia frente a unos criterios orientadores preexistentes. La aprobación o desaprobación jurídica de un riesgo no depende de su existencia aislada, sino de su evaluación con base en ciertas reglas de conducta socialmente admitidas, y son las reglas de comportamiento social las que permiten determinar aquello que dentro de una respectiva comunidad constituye un riesgo desaprobado.

Reyes Alvarado (1996) considera que para la

determinación de si un riesgo es jurídicamente desaprobado, lo importante no es lo que el individuo pudo hacer para evitar el resultado, sino lo que debió haber hecho para impedirlo, con lo cual se abandona un criterio subjetivo como el del hombre prudente, para adoptar uno objetivo fundamentado en la existencia de una posición de garante. Ello presupone la confrontación de la acción desarrollada con una conducta hipotética que es la que debió haberse desarrollado. Agrega que la reglamentación de las actividades riesgosas varía según el interés del legislador, pero su indiferencia no significa que la generalidad no reconozca la existencia de un cierto deber de cuidado. Se puede reglamentar a través de norma penales la contaminación de aguas, normas no penales el derecho laboral o administrativo y reglamentaciones extrajurídicas que no poseen el poder vinculante de la ley, pero indican las condiciones mínimas de seguridad y pueden ser escritas o no escritas los reglamentos de las asociaciones profesionales.

5.1.3.- Teoría del incremento del riesgo.

Para Roxin [37] la imputación de la afectación del bien jurídico depende básicamente de que el sujeto con su comportamiento haya generado un riesgo jurídicamente desaprobado para el bien objeto de protección, lo que será valorado desde una perspectiva *ex ante;* y de que el riesgo

---

[37] Roxin, Claus artículo publicado en 1962 en Zeitschrift für die gesamte Strafrechtswissenschaft - De Gruyter; y Roxin, C. (2006) *Derecho penal. Parte general. Fundamentos. La estructura de la teoría del delito.* Madrid. Editorial Civitas.

desaprobado generado por el sujeto haya sido el mismo que se materializó en el resultado, lo cual habría de ser objeto de una constatación *ex post.*

El método propuesto por Roxin (1976) para atribuir normativamente el resultado a la infracción del deber de cuidado es el siguiente: *"Examínese qué conducta no se le hubiera podido imputar al autor según los principios del riesgo permitido como infracción del deber; compárese con ella la forma de actuar del procesado, y compruébese entonces si en la configuración de los hechos a enjuiciar la conducta incorrecta del autor ha incrementado la probabilidad de producción del resultado en comparación con el riesgo permitido. Si es así, habrá una lesión del deber que encajará en el tipo y habrá que castigar por delito imprudente. Si no hay aumento del riesgo no se le puede cargar el resultado al gente, que, en consecuencia, debe ser absuelto"*

La propuesta de Roxin es la siguiente: una *vez* acaecidos los hechos, se determinará el umbral máximo de riesgos a los que hubiera quedado expuesto el bien jurídico como consecuencia de la realización de un comportamiento ajustado a derecho (es decir, el nivel máximo permitido de riesgo); y ello habrá de compararse con el nivel de riesgos derivados de la ejecución del comportamiento que en concreto se hubiere desplegado. Si los resultados de dicha comparación fueran desfavorables para el comportamiento ejecutado, en el sentido de haber desmejorado la situación del bien jurídico, por exponerlo a riesgos mayores que los permitidos, que finalmente tuvieron como consecuencia la realización del resultado, la afectación del bien jurídico se le atribuirá al sujeto.

Roxin en derecho penal parte general (2016) consigna: "

Si el autor rebasa el riesgo permitido, *y con ello* sigue *incrementando el riesgo que precisamente aún era tolerable, crea un* riesgo *en conjunto sencillamente prohibido, y ese* riesgo *prohibido en su totalidad también se realiza si se produce el resultado".*

En los casos en los que se considera que no existe incremento del riesgo, porque se logra establecer que el mismo resultado se hubiera producido aun sin la accionar del presunto responsable, lo que sucede es que en realidad habría operado un factor de riesgo distinto, que es al que debería atribuirse el resultado. Con ello, habrá que determinar cuál de los riesgos que actuaron en el caso concreto, fue el que se materializó en el resultado.

Se descartará la imputación objetiva del resultado, en aquéllos supuestos en los que se pruebe con certeza que el riesgo permitido también hubiera causado la lesión.

Entre las críticas al planteo de Roxín, Mir Puig (2016) sostiene a este planteo, por el hecho de no diferenciar las dos perspectivas desde las cuáles se evalúa el riesgo (*la ex ante y la* ***ex*** *post*), señalando que la comparación estadística con los procesos de riesgo derivados de una actuación lícita, impide establecer lo específico del riesgo permitido para el caso concreto, porque el peligro estadístico se corresponde más con un juicio de peligrosidad que con un juicio de peligro efectivo constatado ***ex*** post. Agrega, que "*Es cierto que en algunos de los casos aquí contemplados esta teoría llega a absolver por entender que no existe incremento del riesgo. Pero ello sólo puede hacerlo a costa de manejar un concepto de riesgo ex post que, aparte de no hallarse claramente diferenciado del riesgo ex ante, ya no* *constituye un verdadero concepto de riesgo efectivo, sino de probabilidad estadística que puede fallar en el caso concreto*".

También Rusconi (1996) dice: "*Como el riesgo no se tendría por incrementado en los casos en los que el mismo resultado se hubiera producido como efecto de un riesgo permitido, y el riesgo es permitido cuando es el producto de una conducta en la que se observa el deber de cuidado, en la gran mayoría de los casos, la teoría de Roxin termina renunciando a la formulación de un nexo complementario, al causal entre los dos extremos de la relación jurídica que caracteriza al delito imprudente, la infracción del deber de cuidado y afectación del bien jurídico, que sirva para acotar la responsabilidad derivada de la causa que produjo el resultado*". Agrega: "*Evidentemente las conclusiones diversas a que llega Roxín, en algunos casos se vincula con las hipótesis de falta de certeza acerca de ese riesgo. La tendencia en el autor alemán es pasar por encima del principio del favor rei*". [38]

Martínez Escamilla, M. (1992) menciona que la teoría del incremento del riesgo manifiesta que no es cierto, como pretende Roxin, que todos los problemas de incremento del riesgo se puedan solucionar mediante la estimación pericial del grado de exposición al riesgo como consecuencia de un comportamiento infractor del deber de actuación, simplemente porque con mucha frecuencia la ciencia desconoce el nivel de peligrosidad asociado a determinados comportamientos.

---

[38] El *principio de favor rei* denominado también *principio pro reo*, protege al imputado en caso de conflicto de leyes, se materializa a través de la aplicación de lo más favorable al imputado.

Roxin admite que para efectos de la imputación objetiva del resultado, es verdad que se estarían teniendo en cuenta los efectos causales del riesgo permitido, pero señala que las dificultades epistemológicas son superables en la medida que se trataría básicamente de efectuar un cálculo pericial de los efectos del riesgo permitido y del jurídicamente desaprobado.

5.1.4.- Teoría de la "evitabilidad".

La teoría de la evitabilidad sostiene que la circunstancia de que el comportamiento correcto habría podido producir el mismo resultado que el negligente, *es tan elemento del tipo imprudente como lo es la conexión de causalidad físico natural entre movimiento corporal y lesión.*

Entonces como en relación con el elemento de la causalidad la *mínima duda* de que no haya concurrido lleva a suponer, en favor de éste, *in dubio pro reo,* que esa relación de causalidad no ha existido y que, por consiguiente, no se ha cumplido el tipo imprudente.

Por ello, y partiendo de los principios que informan la teoría de la evitabilidad, la fórmula que ésta, consecuentemente, debería establecer sería ésta: no existe imputación objetiva cuando, *por mínima que sea la duda sobre ello*, no se puede descartar *con seguridad* que el comportamiento correcto no habría llevado al mismo resultado que el que causó la acción imprudente.

Gimbernat Ordeig (2015) sostiene: "*Por consiguiente y resumiendo: Cuando la teoría de la evitabilidad objeta a la del aumento del riesgo que la aplicación de ésta supone una infracción del in dubio pro reo, lo hace sobre la base de querer imponer a esta última su propia concepción del delito imprudente, desconociendo, con ello, que la teoría del aumento del riesgo parte de una concepción distinta de la de aquélla. Para la teoría de la evitabilidad, la mera posibilidad de que el comportamiento correcto pudiera haber causado el mismo resultado que provocó el comportamiento imprudente excluye la imputación objetiva del resultado al causante negligente del mismo. Pero, como ya he indicado, esta concepción no puede ser correcta, porque entonces, y como con el riesgo permitido siempre se puede producir el mismo resultado que con el prohibido (por definición, ambos encierran un riesgo –si bien de diversa magnitud– de lesión), nunca se podrá castigar la acción imprudente que, por encima del riesgo permitido, causa un resultado típico. La teoría del aumento del riesgo, en cambio, niega toda relevancia a la circunstancia de que, hipotéticamente, la acción correcta también podría haber causado el mismo resultado; y, como lo niega, no es que afirme que, aunque exista una duda, hay que partir, en contra del reo, de que esa acción correcta no habría causado el mismo resultado: lo que afirma es que, aunque tal vez también podría haberlo causado, ello no modificaría en nada –no excluiría– la imputación objetiva del resultado al causante imprudente de aquél, siempre y cuando conste que, en el caso concreto, la acción correcta no ejecutada representaba un riesgo menor (justamente, el permitido) de provocar el resultado lesivo efectivamente causado por el imprudente".*

5.1.5.- Jurisprudencia.

Cámara Nacional de Casación Criminal y Correccional de la Capital Federal.

Señores jueces Jorge Luis Rimondi, Gustavo A. Bruzzone y

Patricia M. Llerena.

Secretario actuante Santiago Alberto López.

Buenos Aires, 14 de marzo de 2019.

Recurso de casación, causa CCC 52030/ 2014 /TO1/CNC1CNC2, caratulada "SCE s/Homicidio simple".

El Tribunal dijo:

"....conviene comenzar por recordar que "la causalidad no nos ofrece la respuesta que nosotros necesitamos para atribuir responsabilidad penal a una persona, es decir, no responde a la pregunta de quién es el responsable de la muerte, sino, únicamente cuál es la causa de la muerte, o mejor aún, cuál es 'una' de las probables causas de la muerte..."

"...la teoría de la imputación objetiva le daría la razón sobre el punto. Veamos. Vale decir, primeramente, que "esta teoría (...), reconoce sus orígenes (...) en la teoría de la relevancia. Su punto de partida es el reemplazo de la relación de causalidad, como único fundamento de la relación entre la acción y el resultado, por otra relación elaborada sobre la base de consideraciones jurídicas y no naturales. En este marco la verificación de la causalidad natural será un límite mínimo, pero no suficiente para la atribución del resultado. Por lo tanto: comprobada ya la causalidad natural, la imputación del resultado requiere además verificar: 1. Si la acción del autor ha creado un peligro jurídicamente desaprobado para la producción del resultado; 2. Si el resultado producido por dicha acción es la realización del mismo peligro —jurídicamente desaprobado— creado por la acción...".

5.2.- Inimputabilidad.

Bonnet (1980) define la inimputabilidad como:

"*La incapacidad para comprender la criminalidad de un acto determinado o para dirigir las propias acciones.*"

El Código Penal de la Nación Argentina establece en el inciso 1°:

Artículo 34.- No son punibles:

1º. *El que no haya podido en el momento del hecho, ya sea por insuficiencia de sus facultades, por alteraciones morbosas de las mismas o por su estado de inconciencia, error o ignorancia de hecho no imputables, comprender la criminalidad del acto o dirigir sus acciones.*

Considerando el inciso 1° del artículo presenta varios componentes

1.- Elemento Temporal: "en el momento del hecho"

2.- Componente Psiquiátrico: "insuficiencia, alteración morbosa, estados de inconciencia".

3.- Componente Psicológico: "comprender", "dirigir" Entender la ilicitud de la acción

4.- Componente Jurídico: "error o ignorancia".

5.- Elemento criminológico: "peligrosidad".

5.2.1.- Elemento temporal.

"El que no haya podido en el momento del hecho".

Establece que para determinar responsabilidad, desde el punto de vista psicológico, se debe valorar la voluntad en el momento del hecho, la libertad con la cual elige los fines y medios, así como las consecuencias posibles de tal hecho.

Este principio se ve alterado en los casos de la llamada *actio libera in causa,* que son aquellos supuestos en los cuales el sujeto se ha colocado voluntariamente en situación de inimputabilidad al momento de ejecución del hecho, con el propósito de delinquir o cuando hubiera previsto o debido prever la comisión del delito. [39]

En caso de enajenación, el tribunal podrá ordenar la reclusión del agente en un manicomio, del que no saldrá sino por resolución judicial, con audiencia del ministerio público y previo dictamen de peritos que declaren desaparecido el peligro de que el enfermo se dañe a sí mismo o a los demás. (CPNA. Artículo 34°, inciso 1°, segundo párrafo)

En los demás casos en que se absolviere a un procesado por las causales del presente inciso, el tribunal ordenará la reclusión del mismo en un establecimiento adecuado hasta que se comprobase la desaparición de las condiciones que le hicieren peligroso; (CPNA. Artículo 34°, inciso 1°, tercer párrafo)

Cuando se presumiera que el imputado, en el momento del hecho, padecía una enfermedad mental que lo hacía inimputable, podrá disponerse su internación provisoria su

[39] **Actio libera in causa** o **actio libera in sua causa** es una locución latina empleada en el derecho penal, que puede traducirse como *acto libre en su causa.*

internación en un establecimiento especial, si es peligroso para sí o para terceros. Sus derechos de parte serán ejercidos por el curador o si no lo hubiere, por el defensor oficial, sin perjuicio de la intervención correspondiente a los defensores ya nombrados. Si el imputado fuere menor de dieciocho (18) años sus derechos de parte podrán ser ejercidos también por sus padres o tutor. (Código Procesal Penal. Artículo 76°)

5.2.2.- Componente psiquiátrico y psicológico.

"[...] ya sea por insuficiencia de sus facultades, por alteraciones morbosas de las mismas...".

Para que un sujeto pueda ser reprochado por una conducta determinada, su acción debe ser un acto voluntario ejecutado con discernimiento, intención y libertad. (CC y C. Artículo 260°)

El acto es involuntario por falta de discernimiento:

a) El acto de quien, al momento de realizarlo, está privado de la razón;

b) El acto ilícito de la persona menor de edad que no ha cumplido diez años;

c) El acto lícito de la persona menor de edad que no ha cumplido trece años, sin perjuicio de lo establecido en disposiciones especiales. (CC y C. Artículo 261°)

La posición llamada alienista que sostenía el Profesor Dr. Nerio Rojas (1964), consideraba que la "*insuficiencia de las facultades*" resultaba únicamente consecuencia de la alienación mental derivada de la detención del desarrollo mental en la primera época de la vida, en tanto que las "*alteraciones morbosas*" comprendía a todas las formas de alienación mental adquirida. Postura que establece que los sujetos se dividían conforme sean alienados o no, en inimputables o punibles.

Cuando se trata de "*insuficiencia de sus facultades*" se está hablando de oligofrenia, imbecilidad, idiocia; y "*alteración morbosa de las facultades*" de enfermedad mental, Bacigalupo (1994) incluye las psicosis exógenas y endógenas, las neurosis y psicopatías graves, "siempre que sean equiparables en sus efectos a las psicosis".

En estados de inconciencia, que ha admitido la jurisprudencia, incluyen: ebriedad, ebriedad de sueño, epilepsia, emoción inconsciente, hipnotismo, sonambulismo, manía transitoria.

La afectación de la conciencia eximirá de responsabilidad penal al agente sólo cuando le impida comprender la criminalidad del acto o se vea afectada la facultad de dirigir su conducta. Esta perturbación profunda de la conciencia deberá ser accidental o fortuita, puesto que si tal estado ha sido generado intencionalmente por el sujeto, serán de aplicación los principios de la *actio libera in causa.* [40]

---

[40] **Actio libera in causa** o **actio libera in sua causa** es una locución latina empleada en el derecho penal que puede traducirse como *acto libre en su causa*. Según la **actio libera in causa** se puede imputar a quien comete un acto típico y antijurídico en un estado de inconsciencia provocado por alcohol o estupefacientes, en el cual él mismo se introdujo, que en principio le haría irresponsable por falta del requisito de la culpabilidad, pero si el análisis de este es llevado al momento en que se causa el estado de ebriedad, momento en el cual el sujeto pudo haber actuado con culpa o dolo.

En general, las dificultades emocionales, sociales y del comportamiento de los enfermos con retraso mental leve, están más próximas a las que necesitan las personas de inteligencia normal, que a los problemas específicos propios de los enfermos con retraso mental moderado o grave. Es por ello que requieren un mayor estudio dado que en general comprenden la criminalidad del acto y como dirigir sus acciones.

Este concepto deja de lado, el factor psicológico de la imputabilidad, al desconocer la vinculación subjetiva-objetiva coexistente entre el autor y el ilícito, que estructurada sobre la base de una conciencia lucida y discriminativa, posibilita al agente captar los fenómenos intra y extra subjetivos y la comprensión de la criminalidad del acto, permitiéndole direccionar sus acciones con un acto voluntario ejecutado con discernimiento, intención y libertad.

En este sentido, Cabello (1981) oponiéndose a la estructuración alienista, ha sostenido que resulta incuestionable que si dentro del término alteraciones morbosa e insuficiencia de las facultades hallase incluido únicamente el concepto de alienación mental, quedarían fuera del marco de la inimputabilidad los débiles mentales, los esquizofrénicos residuales, y otros; creando un régimen de privilegio para los estados de alienación, cuyo origen se entronca, en la errónea premisa, de que cuando el agente no presenta un cuadro de alienación, esto es que el paciente tiene conciencia de su estado patológico, ha comprendido la criminalidad del acto y pudo consecuentemente dirigir sus acciones.

Se interpreta que hay que determinar la existencia de una perturbación de la conciencia, en todos los casos, por la cual el sujeto no logra una adecuada interactuación con el medio para adecuar la conducta. Por tanto, la norma no admite que una patología determinada establezca la declaración de inimputabilidad, sino que el legislador, con una visión clara, consideró que hay que interpretar el aspecto psicofísico del autor en el momento del hecho.

5.2.3.- Componente jurídico.

A.- Comprender la criminalidad del acto.

Frias Caballero (1991) dice comprender la criminalidad del acto no significa sólo entender o conocer en un sentido racional o intelectivo, sino que implica también vivenciar los valores, "*exige algo mucho más que una intuición sensible o intelectual: requiere una intuición emocional que supone adscribir cálida y emocionalmente al valor, que es, en definitiva, lo que insufla carácter delictivo al acto*".

Se puede decir que el sujeto no comprendió la criminalidad de su acto, cuando no haya podido conocer que la antijuridicidad de su conducta era penalmente relevante, no advirtiendo como negativo el disvalor de la misma, razón ésta que le impedirá motivarse conforme a derecho.

B.- Dirigir sus acciones.

El autor estará imposibilitado de dirigir sus acciones, cuando, al momento de comisión del hecho delictivo, se vea impedido de gobernar su conducta o decidir por sí mismo, no obstante haber comprendido la criminalidad del acto.

En estos casos, por más que el agente comprenda la antijuridicidad de la conducta, no podrá adecuar la misma conforme a dicha comprensión, debido a la existencia de alguno de los presupuestos biológicos previstos en el artículo 34 inc. 1° del Código Penal, que actúan impidiéndole contrarrestar sus impulsos mediante la inhibición de los mismos.

Estos trastornos no afectan tanto la esfera intelectual o afectiva del sujeto, sino principalmente sobre su voluntad, Zaffaroni, Alagia, Slokar (2007) dicen que el actor se encuentra: "*seriamente limitado, en forma análoga a la coacción, sólo que la limitación no proviene en este caso del medio externo, sino del propio psiquismo del autor...*".

Tanto la capacidad de comprensión como la de dirección de la conducta, no deberán verificarse en abstracto, sino en cada caso concreto respecto del tipo delictivo en cuestión.

C.- Error o ignorancia.

Es un tema que escapa al accionar médico y por tanto el perito médico no debe emitir opinión.

5.2.4- Elemento criminológico.

"peligrosidad".

El diccionario de la lengua española define:

Peligro: diciendo que "hace referencia a riesgo o contingencia inminente que suceda algún mal". Peligrosidad como cualidad de peligroso.

Cuando lo aplicamos a una persona, es **la calidad de perjuicio que pudiese ocasionar ésta, en atención a los factores que le impelen a hacer este daño.**

La peligrosidad ha sido estudiada desde diversas ramas de las ciencias del comportamiento, desde la dogmática jurídica penal, hasta la criminología.

En el término peligrosidad se pueden distinguir

diferentes acepciones entre las que podemos distinguir la peligrosidad social, la peligrosidad criminal y la peligrosidad penitenciaria.

El criminólogo italiano Garofalo (1885) integrante de la escuela positivista, con Lombroso, se refería a *temibilidad*, posteriormente, a *peligrosidad*. Hacía referencia a una capacidad criminal de una persona, con tendencia a cometer hechos delictivos.

El término peligrosidad ha sido definido por varios autores:

Landecho (1974) define la *peligrosidad criminal* como la posibilidad de que un sujeto cometa un delito o continúe con su carrera criminal; y la *peligrosidad social* a la posibilidad de que una persona se convierta en un parásito social, es decir, que llegue a una situación de riesgo social o marginalidad no deseable para el resto de la comunidad.

Bonnet (1980): "Estado jurídico biológico surgido de la esencia psicosocial del propio individuo y que le concede singulares dotes para infringir, de manera sistemática, la ley penal a lo largo de su existencia"

Ferri (1933) distingue en *peligrosidad social*, como la mayor o menor probabilidad de que un sujeto cometa un delito, y *peligrosidad criminal* que se refiere a la mayor o menor capacidad de adaptarse nuevamente a la vida social de un sujeto que ya delinquió

Gilbert Calabuig (1998): "Situación de peligro subjetivo que ha de deducirse de una cuidadosa

> investigación del individuo desde los puntos de vista antropológico, psíquico y patológico, así como de los factores familiares y sociales que lo rodean"

En la actualidad, se ha definido:

Peligrosidad como calidad de peligroso y, más concretamente, peligrosidad criminal como tendencia de una persona a cometer un delito, probabilidad de comisión de actos futuros, evidenciada generalmente por su conducta antisocial.

Estado peligroso es el conjunto de circunstancias o condiciones que derivan en alto riesgo para la producción de un daño contra bienes jurídicamente protegidos.

Esbec (2003) considera que actualmente se tiene en consideración un juicio de probabilidad, nunca de certeza, entendido como una valoración del riesgo de violencia.

Leal Medina (2012) distingue dos dimensiones del concepto peligrosidad criminal: una *vertiente subjetiva* como la capacidad criminal que porta un sujeto, y otra *dimensión objetiva*, por los delitos ya cometidos y aquellos que se espera que cometa en el futuro.

Desde el punto de vista de la *peligrosidad social,* puede decirse que todos somos sujetos peligrosos en potencia. Desde el punto de vista de la Criminología y Sociología modernas, los delincuentes son personas normales y cualquiera es susceptible de realizar una de estas conductas consideradas desviadas o antisociales.

La *peligrosidad penitenciaria* puede definirse como inadaptación a la convivencia y régimen de vida ordenado ordinario en prisión. Se trata de una tenaz resistencia por parte del recluso a aceptar las normas del centro penitenciario, con una actitud hostil y agresiva ante el régimen de vida. Este concepto de peligrosidad penitenciaria es clave en la clasificación penitenciaria del interno, de la que dependerá su régimen de vida en prisión.

5.2.5- Error sobre la antijuridicidad, error de prohibición

El diccionario de la lengua española, Edición del Tricentenario define el error como: "*Concepto equivocado o juicio falso*"; mientras que ignorancia como; "*Falta de conocimiento*".

Savigny (1879) sostuvo que la ignorancia se caracteriza por la carencia total de conocimiento sobre una cosa, mientras que el error supone conocimientos equivocados.

Soler (1963) sostiene que la ignorancia: "[...] es puro no saber y el error es saber mal".

Se distinguen el error de tipo y el error de prohibición.

El error de tipo es la incorrecta representación mental, sobre las circunstancias que el tipo penal describe.

El error de prohibición es la denominación jurídica que se le da a la creencia errónea de un sujeto, quien al cometer un delito, piensa que está actuando legalmente.

Ambos pueden ser vencibles o invencibles.

El error en vencible es cuando el error en que se incurrió, se hubiera podido evitar de haberse observado el debido cuidado o diligencia en la verificación de datos.

El error invencible es el error que no se hubiera podido evitar, ni aun con la debida diligencia en la verificación de datos.

Donna (1995) considera que el autor de un hecho antijurídico se encuentra en error de prohibición cuando le falta la conciencia de la antijuridicidad material de su conducta, de manera segura o condicionada.

El sujeto no pudo conocer el mandato prohibitivo o erró inevitablemente sobre sus alcances, entonces no pudo motivarse en la norma y actuar conforme a ella.

Habrá error de prohibición directo cuando el sujeto desconoce la existencia del mandato o sus alcances, e indirecto cuando cree contar con una causa de justificación o yerra sobre el sustrato fáctico de la misma.

Bacigalupo (1985) sistematiza los distintos casos de error sobre la antijuridicidad en:

a. Error sobre la existencia de la norma abstracta, casos en que el autor desconoce que el ordenamiento jurídico prohíbe determinado hecho;
b. Error sobre la existencia de una causa de justificación, el autor supone que el ordenamiento jurídico contiene una permisión determinada, que en realidad no contiene;
c. Error sobre los presupuestos de una causa de justificación, se trata del error que versa sobre circunstancias en las que el ordenamiento jurídico otorga una autorización para obrar; y
d. Error sobre los límites de la necesidad, en este caso el autor ha obrado en la creencia de que su acción era necesaria para la defensa de un bien jurídico determinado, cuando objetivamente no lo era.

El Código Penal de la Nación Argentina (CPNA) contempla el error dentro del desarrollo de las causales de imputabilidad:

Artículo 34.- No son punibles:

1º. ***El que no haya podido en el momento del hecho, ya sea por insuficiencia de sus facultades, por alteraciones morbosas de las mismas o por su estado de inconciencia, error o ignorancia de hecho no imputables, comprender la criminalidad del acto o dirigir sus acciones.***

El CPNA no define el error y según la doctrina radica en el erróneo conocimiento acerca de un objeto, y la ignorancia no saber, ausencia de conocimiento alguno.

Baigún, Zaffaroni y Terragni consideran que el error trasladado a la teoría del delito significa todo falso conocimiento que recaiga sobre los elementos del tipo o sobre la comprensión de la antijuricidad

Respecto del término "error o ignorancia de hecho" produce controversias la "o", dado que hay quienes le otorgan un carácter conjuntivo por entender que el error o la ignorancia contemplada en la causal de inimputabilidad, deben ser exclusivamente de hecho. Otros consideran que la "o" posee un carácter disyuntivo y como tal contempla el error de un modo diferenciado respecto de la ignorancia, lo que implica considerar a la situación de hecho solo vinculada a la ignorancia

La doctrina y la jurisprudencia tradicional han comprendido que el único error contemplado por el Código

Penal es el error de hecho, esencial e inculpable, aunque hay una corriente doctrinaria cada vez más pujante que interpretan que el art. 34 contempla tanto el error de hecho como el de derecho.

El error puede clasificarse en error de hecho y error de derecho. La clave para determinar uno u otro, es establecer que naturaleza tiene la realidad respecto de la cual se yerra.

El error hecho: es cuando el error o la ignorancia afectan algún elemento del acto jurídico o en las condiciones o circunstancias en que se lleva a cabo.

El error de derecho, recae sobre las normas jurídicas que se aplican al caso concreto.

También se ha calificado el error en dos formas:

a) Invencible; es aquel que atendidas las circunstancias del hecho y personales del autor, no podría ser vencido o evitado de ninguna manera. Elimina el dolo

b) Vencible es aquel que atendiendo a las circunstancias que lo acompañaban, podría haber sido evitado por el sujeto que lo provocó. Deja subsistente la imprudencia, siempre y cuando se encuentre incriminado el tipo culposo.

5.2.6.- Otras causas de imputabilidad.

5.2.6.1.- Madurez mental

Núñez (1988) dice que "*La madurez mental es el desenvolvimiento intelectual y volitivo suficiente para comprender la criminalidad del acto ejecutado y dirigir las propias acciones*".

La ley N° 22.278/80, Régimen penal de la minoridad, modificada por la Ley N° 22.803/83, en el establece en el artículo 1°, que:

1) Los menores que no han cumplido los 16 años no son punibles.
2) Entre los 16 y 18 años, la ley presume que ya han alcanzado madurez mental suficiente, siendo por ello imputables y punibles. Como excepción, cuando cometan delitos de acción privada o reprimidos con pena privativa de la libertad que no exceda de dos años, con multa o con inhabilitación, son imputables, pero no serán punibles, obedeciendo esta exención de pena a razones de estricta política criminal. En estos casos se aplican medidas de resguardo y vigilancia.

5.2.6.2.- Drogodependencia.

La Clasificación Internacional de Enfermedades en su 10º edición (CIE 10, OMS) define como dependencia:

"Conjunto de manifestaciones fisiológicas, comportamentales y cognoscitivas en el cual el consumo de una droga, o de un tipo de ellas, adquiere la máxima prioridad para el individuo, mayor incluso que cualquier otro tipo de comportamiento de los que en el pasado tuvieron el valor más alto. La manifestación característica del síndrome de dependencia es el deseo, a menudo fuerte y a veces insuperable, de ingerir sustancias psicótropas, aun cuando hayan sido prescritas por un médico, alcohol o tabaco. La recaída en el consumo de una sustancia después de un período de abstinencia, lleva a la instauración más rápida del resto de las características del síndrome de lo que sucede en individuos no dependientes."

Por el efecto tóxico se produce empeoramiento progresivo del deterioro de diferentes funciones cognitivas, como la atención, la memoria, la concentración, el razonamiento, especialmente en las funciones ejecutivas, con conductas antisociales.

Se considera que la drogodependencia puede ser encuadrada dentro de alteración morbosa de las facultades, cuyos alcances a nivel de la comprensión de ser valoradas en cada caso puntual.

5.3.- La culpabilidad.

La *culpabilidad*, según la teoría del delito, se refiere a la determinación del vínculo del sujeto con el hecho realizado en aras de establecer si se le puede atribuir responsabilidad jurídico-penal. Bustos y Hormazábal (1997) manifiestan que no bastar, para exigirle responsabilidad penal al médico, decir que ejecutó la acción típica y antijurídica y es el causante del resultado delictivo. Ello dependerá de la concurrencia de un conjunto de presupuestos de índole subjetiva que fundamenten la respuesta penal por el hecho punible que ha cometido

La culpabilidad ajusta la pena a lo que el hombre hizo y no a lo que el hombre es, fundando la pena en esta forma separa la pena de la medida de seguridad.

Muñoz Conde (2007) considera que el fundamento material de la culpabilidad hay que buscarlo en la función motivadora de la norma penal. La norma penal se dirige a individuos capaces de motivarse en su comportamiento por los mandatos normativos. La capacidad para reaccionar frente a las exigencias normativas, es la facultad humana fundamental que unida a otras, inteligencia, afectividad, etc., permite la atribución de una acción a un sujeto y, en consecuencia, la exigencia de responsabilidad por la acción por él cometida.

Welzer (1987) sostiene que el autor hubiera podido motivarse de acuerdo a la norma, en lugar de ello produce voluntariamente un hecho antijurídico, ahí reside la esencia de la culpabilidad, fundamento del reproche personal que se le formula en el juicio de culpabilidad al autor por su conducta antijurídica

Mir Puig (2016) menciona que la doctrina es coincidente en que “mientras la antijuridicidad constituye un juicio despersonalizado de desaprobación sobre el hecho, la culpabilidad requiere, además, la posibilidad de atribución de ese hecho desvalorado a su autor”.

La culpabilidad es la situación en que se encuentra una persona imputable y responsable, que pudiendo haberse conducido de una manera no lo hizo, por lo cual el juez le declara merecedor de una pena.

Islas de González Mariscal (1985) define: “La culpabilidad como el juicio de reproche que se dirige en contra del sujeto activo de un delito, en virtud de haber ocasionado la lesión o puesta en peligro de un bien jurídico, no obstante, que tenía otras posibilidades de actuación menos lesivas o dañinas del bien jurídico.

Para Zaffaroni (1998) a la culpabilidad se le puede entender como el conjunto de presupuestos o caracteres que debe presentar una conducta, para que le sea reprochada jurídicamente al autor de la conducta, por el sujeto activo.

5.3.1.- Teorías sobre culpabilidad. Tres momentos históricos.

A.- Teoría psicologista.

Propuesta por Beling y Liszt, inició la concepción psicologista de la culpabilidad, en este sentido se le concibió como la relación sicológica entre el hecho y el autor.

Así, la teoría del delito de fin del siglo XIX y principios del XX, dividía el análisis de la culpabilidad en dos aspectos: el externo y el interno. Definía como elemento fundamental a la causalidad, por ello se identificó a la antijuridicidad con el aspecto externo y a la culpabilidad con lo interno o subjetivo.

El delito existía como resultado de una doble vinculación: la relación de causalidad material, la cual daba lugar a la antijuridicidad, y la conexión de causalidad síquica, que contemplaba a la culpabilidad.

En la concepción psicologista de la culpabilidad, el dolo y la culpa no sólo se encuentran a nivel de culpabilidad, sino que también son dos de sus *especies*, eran la culpabilidad en sí misma.

Para Mir Puig (2016) el delito doloso era la especie más perfecta de culpabilidad, porque suponía la relación psíquica completa entre el autor y el hecho; y la culpa se entendía como una conexión psíquica imperfecta con el hecho.

Sin embargo, la concepción fracasó ante el problema de la culpa y la existencia de las causas de exculpación que no excluyen al dolo.

Respecto a la culpa, por ejemplo, no podía explicarse cómo relación psicológica, así en la culpa inconsciente no hay relación psicológica entre el autor y la lesión, pues uno de los elementos es precisamente la falta de representación.

B.- Teoría normativista.

Las ideas formuladas desde principios de siglo XX, en oposición a la teoría psicologista, cambian a la culpabilidad en un juicio de valor, entendido como reproche. El dolo y la culpa se pasan de especies de la culpabilidad a elementos de la culpabilidad, y sus presencias no resultaban definitivas para la culpabilidad.

La concepción normativa de la culpabilidad planteaba:

1. La imputabilidad, como capacidad de culpabilidad;
2. El dolo o la culpa como voluntad defectuosa; y
3. Ausencia de causas de exculpación.

La concepción normativa de la culpabilidad, intentó incluir la totalidad de los elementos psíquicos del hecho bajo un solo concepto material que permitieron la valoración de la parte interna del hecho y la hicieron comprensible, así como la definición de los factores que pertenecen a la culpabilidad y cómo deberían enjuiciarse la falta de sus elementos particulares.

C.- Teoría normativa ante el finalismo.

La teoría final de la acción propuesta por Welzel, e iniciada por Von Weber, Ernst Wolf y Alexander Graf Zu Dohna, redimensionó la idea del delito, así como la ubicación del dolo a nivel tipo y la infracción del deber de cuidado, sustrayéndolas de la culpabilidad, lugar que hasta entonces se les había asignado.

La culpabilidad dejó de ser interpretada como el continente de todo lo subjetivo y se estableció la posibilidad de que existan elementos de esta índole a nivel del tipo, con lo anterior perdió total vigencia la concepción psicológica de la culpabilidad y se transformó en una concepción puramente normativa.

El reproche vertido en contra del autor del delito se encuentra a nivel de su comportamiento típico y antijurídico, quedando en la culpabilidad sólo las condiciones que permiten atribuir dicho reproche a su autor.

Para el finalismo la culpabilidad queda reducida:

a. La imputabilidad es el presupuesto previo de la culpabilidad y se erige como condición central de reproche, en virtud de la posibilidad que tenía el sujeto de poder actual de otro modo.
b. Por la posibilidad de conocimiento de la antijuridicidad del hecho, el dolo pasa al tipo.
c. La ausencia de causas de inculpabilidad.

5.3.2.- La concepción funcionalista de la culpabilidad.

En el siglo XX se acepta la teoría normativa de la culpabilidad con basamento en la libertad, el libre albedrío del hombre. A mediados de la década del sesenta una corriente niega la relación libre albedrío-reproche-retribución, se basa la culpabilidad en consideraciones político-criminales, surgen dos modelos de estructuras de culpabilidad:

1. La responsabilidad de Roxin
2. El concepto funcional de culpabilidad de Jakobs

1.- La responsabilidad de Roxin.

Para Roxin la culpabilidad desde una perspectiva

material, como una "*actuación injusta pese a la exigencia de la asequibilidad normativa*", siempre considerando su estado mental y anímico, cuando aún le eran psíquicamente asequibles "posibilidades de decisión por una conducta orientada conforme a la norma".

La responsabilidad penal depende de dos datos que deben añadirse al injusto: la culpabilidad del sujeto y la necesidad preventiva de sanción penal, Roxín (2006) señala que "el sujeto actúa culpablemente cuando realiza un injusto jurídico-penal, pese a que (todavía) le podía alcanzar el efecto de la llamada de atención de la norma en la situación concreta y poseía una capacidad suficiente de autocontrol, de modo que le era psíquicamente asequible una alternativa de conducta conforme a derecho".

2.- El concepto funcional de culpabilidad de Jakobs.

Según Jacobs, se entiende a la culpabilidad como una infidelidad al derecho, es un menoscabo a la confianza que se tiene en la norma.

Entendida a la culpabilidad como una infidelidad al derecho, y con un determinado "tipo de culpabilidad": el autor debe comportarse antijurídicamente; sin respeto a la norma, hace que ante la comprobación de la infidelidad, el castigo al autor es inminente, esto en razón al mantenimiento de la confianza general en la norma.

Para Jakobs, el fin es preventivo-general. Las necesidades preventivas del Estado disponen cuándo es necesario obedecer a la norma, para no caer en una infidelidad al derecho que lesionará la confianza general que se tiene de la norma.

5.4.- Conducta punible.

La *punibilidad* no deja de ser otro de los elementos cuestionados de la teoría del delito. La primera discusión se genera en función a su consideración como un cuarto rasgo de la acción. Es la posibilidad de aplicar una pena como el resultado de una conducta típica, antijurídica, culpable, imputable.

Islas de González Mariscal define punible como: "*la conminación de privación o restricción de bienes del autor del delito, formulada por el legislador para la prevención general, y determinada cualitativamente por la clase del bien tutelado y cuantitativamente por la magnitud del bien y del ataque a éste*".

5.5.- Causalidad en el derecho penal.

Hay consenso en considerar que la comprobación entre la conducta realizada por persona, acción u omisión, y el resultado producido, causalidad o nexo causal, desde una perspectiva natural es un requisito necesario para considerar a un sujeto como responsable, pero no suficiente (Jacobs, 2010. Frisch, 2014) debiendo sumar:

1. La vinculación jurídica de esa causalidad empírica con su ejecutor, se realiza mediante un **juicio de imputación objetiva** que verifique la creación de un riesgo jurídicamente desaprobado y la concreción de este en el resultado;
2. Para que el reproche penal sea válido, es necesario tomar en cuenta la intención del autor, su grado de imputabilidad al momento de cometer el hecho, las eximentes de responsabilidad, etc., en suma, la **imputación subjetiva** del resultado.

3. Si tal comportamiento fue perpetrado por un sujeto capaz de comprender lo ilícito de sus actos, consciente de la prohibición de tal comportamiento y con la posibilidad de actuar de otra manera; esto es, si el sujeto actuó con culpabilidad.

De probarse la imputación en ambos sentidos, previa otras valoraciones, se impondrá la sanción correspondiente al delito cometido.

5.6.- El acto médico.

En la literatura médica y jurídica se considera de distintas formas al acto médico, Varas (2011) considera que el acto médico: "*Está conformado por todas las conductas desplegadas por un médico, dentro del marco del desarrollo del ejercicio de su profesión, lo cual incluye toda la relación médico-paciente desde las etapas preliminares de conocimiento y análisis, hasta las etapas posteriores al tratamiento como la evolución y rehabilitación del paciente*".

En el mismo sentido González (2003) dice que: "*Es aquella actividad realizada por aquél que está autorizado legalmente para curar y que se desarrolla a través del diagnóstico, pronóstico, tratamiento y recuperación*", González (2007) continua diciendo: "el conjunto de reglas técnicas y éticas que regulan la conducta de un determinado profesional y su violación por negligencia determina la culpa".

El acto médico requiere de la actuación de una persona capacitada en la materia, autorizada legalmente para hacerlo, mediante la certificación de una institución educativa aprobada. Su objeto es la búsqueda de la salud de otra persona, que es un sujeto de derechos.

En el acto médico matriculado, implicará siempre un control jurídico de sus consecuencias, durante el cual se evalúa al actor, el tipo de actuación y el resultado, para lo cual se tiene en cuenta las características del médico en el ejercicio de su profesión, el desarrollo en la especialidad, los elementos disponibles en el momento, la complejidad del acto médico, circunstancias específicas de la patología y del paciente.

El acto médico necesariamente requiere de la interacción de dos sujetos: médico y paciente; interacción que puede darse de manera voluntaria del paciente, por acción unilateral del médico cuando hay una emergencia, por solicitud de personas en busca de proteger la salud del paciente o por la obligación emanada del contrato de prestación de servicios con una entidad.

De la interacción entre estos sujetos, el médico debe cumplir las siguientes etapas:

a. **Primera entrevista**: En la que se efectúa un examen psicofísico completo y se solicitan exámenes complementarios de ser necesarios.

b. **El diagnóstico**: Conclusión médica, con el basamento del estado actualizado de la ciencia médica y por el examen físico, psíquico y estudios complementarios realizados. Luego poner a consideración del paciente las conductas posibles a seguir, para alcanzar la solución del mal que lo aqueja.

c. **Pronóstico**: Los signos y síntomas que permiten prever el curso bueno o malo de la enfermedad

d. **El tratamiento**: De acuerdo al diagnóstico arribado y previo consentimiento informado del paciente, proceder con la conducta correspondiente.

e. **El post tratamiento o la rehabilitación**: Que es la búsqueda de reintegración de la persona a su vivir cotidiano, posterior a la enfermedad, con el cuidado para recuperar, mantener o mejorar las capacidades que necesita una persona para la vida diaria.

Para Laín Entralgo (1984) "*La relación médico paciente presenta varios aspectos: interhumano, de ayuda y técnico, mediante los cuales el médico puede ofrecer una de tres opciones: consejo en la toma de una decisión, educación y asistencia médica. Además tiene varios momentos: 1. Afectivo (amistad entre el médico y su paciente), cognoscitivo (diagnóstico) y operativo (terapéutica), regidos por una serie de normas éticas.*"

El cambio de médico debe ser excepcional, para beneficio del paciente es aconsejable que un solo facultativo realice todas las etapas del acto médico, cumpliendo el *principio de continuidad de acto médico.*

5.6.1.- Jurisprudencia.

Identificación Sistema Argentino de Información Jurídica: G0022867

Sumario Homicidio culposo – Responsabilidad médica – Mala praxis – Responsabilidad penal.

Cámara Nacional de Apelaciones en lo Criminal y Correccional, Capital Federal. Sala 6° (Dres. Bunge Campos, Nocetti de Angeleri, Lucini. (Sec.: Paisan).)

DURAN, Luis R. s/ Sentencia, 29044 del 8 DE JUNIO DE 2006

"*Si el autor rebasa el riesgo permitido y con ello sigue incrementando el riesgo que precisamente aún era tolerable, crea un riesgo en conjunto sencillamente prohibido. Y ese riesgo prohibido en su totalidad también se realiza si se produce el resultado...las reglas de cuidado exigen su observancia incluso cuando su incumplimiento, no con seguridad, pero sí probable o posiblemente aumenta los peligros para la víctima. La falta de actualización del análisis de sangre y el alta domiciliario anticipado, conforman la impericia que se le atribuye al imputado, puesto que teniendo en cuenta el cuadro general de la paciente, esto es, la operación cerebral a la que había sido sometida unos días antes, el estado febril que presentó, la circunstancia que padecía diabetes, como así también, que tenía antecedentes de hipertensión arterial, ameritaban que se extremaran los cuidados a su respecto, específicamente, que se actualizarán los análisis clínicos —tanto de sangre como de orina— para descartar todo infección. En consecuencia, la conducta atribuida al imputado pudo haber influido negativamente en el proceso evolutivo de la víctima, provocando su fallecimiento. Razón por la cual, el resolutorio impugnado que decreta el procesamiento del imputado en orden al delito de homicidio culposo debe ser homologado*".

5.6.2.- Primera entrevista y el diagnóstico.

El "Examen psicofísico" es el principal método para obtener datos objetivos del estado de salud del paciente, por lo tanto debe ser metódico y completo.

Esta etapa es el primer encuentro entre el médico y el paciente, en el permite al profesional formarse una idea de lo que podría afectar el consultante, por su aspecto, actitud, facies, indumentaria, marcha, edad, ocupación etc.

El interrogatorio médico o anamnesis, en el cual el paciente efectúa un relato guiado por el médico del motivo de consulta, síntomas (trastornos, molestias o sensaciones subjetivas de enfermedad) que presentó y/o presenta. Debe averiguar sus antecedentes hereditarios, familiares, personales, relato de la enfermedad actual. En el examen físico se realiza la inspección, palpación, percusión y auscultación, seguido de un examen psíquico.

Todo lo cual le permite llegar a un diagnóstico presuntivo, que completará con los estudios complementarios necesarios, para arribar a un diagnóstico definitivo.

Vázquez Ferreyra (2002) y Jaramillo (2002) sostienen que el médico debe realizar el diagnostico de manera personal, y directa, sin que pueda éste confiarse en el diagnóstico que hubiere realizado otra persona, o realizar el diagnóstico sin observar directamente al paciente.

La jurisprudencia ha señalado que:

> "*El diagnóstico constituye una serie de actos médicos que tiene por objeto recoger todos los signos susceptibles para iluminar al médico, interpretarlos y deducir del conjunto de hechos comprobados, la naturaleza de la afección que tiene el enfermo para así, encajar esta situación particular en el cuadro de protocolo conocido*".

La falta de una adecuada comunicación entre

profesionales en un equipo o entre los equipos de salud, entre el médico y el paciente o sus familiares, como así también los llamados "pases de paciente" en los distintos ámbitos de trabajo en salud, son una de las principales causas de los juicios por responsabilidad profesional.

Vitolo (2011) comunica el caso de una mujer con un embarazo de 38 semanas, con falla de comunicación: "*La paciente desarrolló signos de pre eclampsia, proteinuria+3 y TA de 144/90. Fue internada y se indujo el trabajo de parto.... Las membranas fueron rotas artificialmente 7 horas antes del parto de un bebé varón, que nace sano, sin complicaciones. Dos días después, la paciente evoluciona con miometritis, con urocultivo positivo para estreptococo grupo B. Fue tratada con antibióticos por cuatro días más y dada de alta en buen estado.*

Las enfermeras de la nursery y los pediatras, nunca fueron informados de que la madre tenía un cultivo positivo para estreptococo grupo B....El niño fue dado de alta, a pesar de que tenía una temperatura de 37,7 °C. El pediatra no estaba advertido de este cuadro febril y la enfermera, que no sabía del cultivo positivo de la madre no llamó al médico en el momento del alta.

Dos días más tarde, el recién nacido fue admitido en un hospital pediátrico con diagnóstico de meningitis a estreptococo grupo B, evolucionó con retraso mental, convulsiones y ceguera parcial a causa de esta infección".

Las prescripciones médicas escritas y la comunicación escrita al personal de enfermería para pacientes internados o no, con la utilización de abreviaturas para indicar el medicamento o expresar la dosis, vía y frecuencia de administración, suele mencionarse que sirve para ahorrar tiempo y agilizar el proceso. Pero su utilización no está exenta de riesgos, ya que se pueden interpretar equivocadamente por profesionales no familiarizados o bien pueden existir varios significados para una misma abreviatura.

Se aconseja no utilizar abreviaturas o símbolos no solo para la utilización de medicación, sino para todo tipo de documentos médicos.

También ponen en peligro la seguridad del paciente, el retardo o la falta de comunicación de los estudios de laboratorio, al igual los estudios por imágenes, siendo fuentes de reclamos por responsabilidad profesional.

5.6.2.1.- Jurisprudencia.

Identificación Sistema Argentino de Información Jurídica: J0045264

Recurso de inconstitucionalidad – Recurso de admisibilidad- Responsabilidad médica - Mala praxis – **Error diagnóstico – Pérdida de chance.**

Corte de Justicia de Santa Fe, Provincia de Santa.

(Dres. Spuler - Gutierrez - Gastaldi - Falistocco - Erbetta)

CARBALLO, JUANA MARIA c/ GUARAGNA, SILVIA Y SANATORIO FIRMAT S.R.L. s/ Recurso de inconstitucionalidad. Sentencia del 2 de octubre de 2019.

"*Más allá del tiempo transcurrido entre la consulta médica y el retorno del paciente a su casa (entre 10 o 15 minutos), se desconoce qué hubiera podido pasar si aquél hubiese sido dejado en observación, si se le hubiese hecho un electrocardiograma y convocado a un médico cardiólogo en su momento, siendo imposible predecir cuál hubiera sido el resultado final y si las consecuencias hubieran sido las mismas u otras bien distintas, mas no cabe dudas de que el paciente fue privado de una chance como consecuencia de la mala praxis por error de diagnóstico, en la medida en que hubiera tenido más oportunidad de evitar el accidente cardiovascular o que su gravedad hubiera sido menor si se hubieran adoptado las medidas médicas correspondientes*". (De la disidencia del Dr. Falistocco)

5.6.3.- Tratamiento.

Establecido el diagnóstico el médico deberá informar las alternativas terapéuticas y los riesgos de las mismas. [41]

En la etapa de tratamiento el médico va a realizar una intervención directa en el cuerpo o en la psiquis del paciente, que suponen la creación de riesgos, que en el caso de concretarse en resultados lesivos para el paciente, pueden dar lugar a reclamos.

Con el objeto de evitar posibles demandas deberá proceder de acuerdo a las leyes, lo que establezca la *Lex Artis a*cudiendo a la literatura científica.

Existe la prohibición de indicar o aplicar terapéuticas experimentales, las que se pueden emplear de no haber nada científicamente probado al respecto de la patología que se pretende tratar, y previo consentimiento informado del paciente, ya que implica un riesgo desaprobado. Si tratamiento aceptado, por el consentimiento informado, que inicio un riesgo permitido, el medico se aparta de los límites del consentimiento podrá ser motivo de una imputación objetiva, si se producen lesiones en el paciente.

Existen situaciones imprevistas en la práctica médica que obligan al profesional a realizar actuaciones peligrosas, que

---

[41] Ver Capítulo 1: Punto 1.1.- Derechos del paciente.

entran en la creación de un riesgo desaprobado, pero las mismas estarían justificadas por la vía del estado de necesidad.

Debe existir un adecuado control e información a los pacientes y familiares en la prescripción de medicamentos por sus efectos adversos.

El control en los pacientes durante el postoperatorio debe ser meticuloso con estrecha vigilancias por sus posibles complicaciones, desde fiebre, hasta patologías respiratorias y tromboembolismo.

Durante el acto quirúrgico un control muy estricto del instrumental, compresas y todo otro material para evitas los oblitos. La complicación y detección por este problema, puede darse en el postoperatorio inmediato, mediato hasta muy alejado, como en el caso descripto por Espinosa y Col. (2020):

"*El oblito o retención de cuerpo extraño después de un procedimiento quirúrgico es un problema real, vigente y prevenible que afecta la seguridad del paciente quirúrgico. Se presenta el caso de un paciente de 42 años, colecistectomizado por vía laparotomía de urgencia hace 3 años, que consulta por una tumoración centro-abdominal de un año de evolución indolora, de crecimiento progresivo, sin alteración de los tránsitos. La misma es intraabdominal, redondeada de 10 cm de diámetro. Se solicitó estudio tomográfico que confirma el hallazgo y se decide la exploración mediante laparotomía, que confirma la presencia de una compresa quirúrgica. El paciente evoluciona favorablemente. Es importante adoptar una cultura de prevención, mediante la vigilancia peri operatoria de los materiales e instrumentos utilizados durante el acto quirúrgico. El oblito puede ocurrir en cualquier procedimiento y provocar acciones médico legales contra el equipo tratante*".

5.6.3.1.- Jurisprudencia.

Salta, 3 de mayo de 2019. Y VISTOS: Estos caratulados

"LFJ por Homicidio Culposo en perjuicio de C de LS – Recurso de inconstitucionalidad Penal. (Expediente. Nº CJS 39.660/18)

Texto parcial.

Corte de Justicia de Santa.

Dres. Guillermo Alberto Catalano -Presidente, Sergio Fabián Vittar, Guillermo Alberto Posadas, Dras. Sandra Bonari y Teresa Ovejero Cornejo. Secretario DE Corte de Actuación Dr. Gerardo J. H. Sosa.

Consultado el 26-05-21 de: https://dpicuantico.com/sitio/wp-content/uploads/2019/06/JURISPRUDENCIA-2.pdf

"*[...] 15) Que del análisis de las pruebas reseñadas se debe concluir que López, al momento que intervino, no se encontraba en condiciones de prever el resultado final. Al respecto, esta Corte tiene dicho que uno de los criterios para determinar una atribución culposa, es decir, una responsabilidad por la inobservancia del deber de cuidado, consiste en la previsibilidad acerca de que la propia conducta pueda derivar un daño para terceros, debiendo realizarse dicho "juicio de previsibilidad" en el marco de la naturaleza particular del hecho y sus circunstancias de tiempo y lugar (Tomo 198:855, 1007, entre otros). Y bajo esos parámetros, no existe indicio alguno que permita inferir que el encartado debía suponer el desenlace, afirmación que se desprende no sólo de la clínica que presentaba la paciente –incompatible por cierto con un infarto- sino también del propio electrocardiograma obtenido. Es que, bajo esas circunstancias y tal como lo refirieron los testigos, resultaba ajustado a derecho y era la conducta debida – como así lo hizo indicarle la consulta a un cardiólogo; lo que amerita, a modo de conclusión, que no se advierte en el caso una infracción al deber objetivo de cuidado, como correctamente lo señala el Tribunal de Impugnación. Por ello, corresponde rechazar el recurso interpuesto y, en consecuencia, confirmar la sentencia de grado.*

Ahora bien, no puede fundarse una condena –como lo hizo el tribunal de juicio- afirmando que "el resultado luctuoso se podría haber evitado y con buenos resultados de haberse tomado medidas urgentes en fecha 07/02/2010", o que "no se atribuye responsabilidad objetiva a F.J.López por el mero resultado sino porque el mismo era evitable conforme su conocimiento" (cfr. fs. 648). Ambas conclusiones derivan de un razonamiento que reconstruye el evento a partir del resultado ("ex post") y no del momento en que el encartado desplegó u omitió la acción esperada ("ex ante"). Como ya se dijo y refirieron los testigos, la sintomatología que presentaba la paciente a esa fecha no resultaba compatible con un infarto agudo de miocardio, sino –más bien- con un problema gastrointestinal, tal como lo consideraron tanto el imputado como los dos anteriores médicos que la trataron; de allí que, si el resultado era imprevisible se debe concluir que era inevitable. Por ello y como ya lo señaló este Tribunal, si el juicio de previsibilidad se lo hace "ex post", atendiendo al resultado, se eliminan todas las posibles variantes y soluciones con que el actor contaba al momento de tomar la decisión ("ex ante") y se la reduce a una sola (Tomo 130:61, consid. 7º), lo que resulta inaceptable [...]".

"[...] 17) Que así las cosas, el estado de inocencia del que goza el imputado no ha logrado ser revertido y del cual el beneficio de la duda es consecuencia directa y necesaria, [...]".

5.6.4.- Post tratamiento y/o rehabilitación.

Terminado el periodo de tratamiento comienza el periodo de seguimiento y control de la evolución del paciente.

Si bien depende de la patología en la que actuó el médico, se puede considerar que existe en cirugía tres períodos, con variables según la especialidad:

a. **Postoperatorio inmediato.** Es el período de recuperación anestésica (Unidad de reanimación post anestésica), comprendido entre el término de la anestesia general, o anestesia regional o sedación profunda, y el momento en que el paciente se encuentra en condiciones de ser trasladado al servicio clínico o unidad de origen, según su estado a unidad de terapia intensiva (alta interna). El paciente se encuentra el tiempo necesario como para detectar la existencia o no, de algún problema como nauseas, vómitos, respiratorio, cardiovascular, neurológico u otro.
b. **Postoperatorio mediato.** Abarca un período de tiempo, variable durante el cual aún pueden observarse efectos secundarios al uso de drogas anestésicas como náuseas y vómitos, dificultad en la micción, etc. Transcurre en la unidad clínica, se

maneja la hidratación, el dolor, profilaxis antibiótica. Hasta el alta de internación, que debe ser pensada detenidamente para evitar complicaciones posteriores a la misma, para su traslado al domicilio sin realizar tareas laborativas.

c. **Postoperatorio tardío.** Se extiende con controles y cuidados generales hasta el mes. En este período se otorga el alta definitiva del problema por el cual fue tratado

La Organización Mundial de la Salud define la rehabilitación como un "*Conjunto de intervenciones encaminadas a optimizar el funcionamiento y reducir la discapacidad en personas con afecciones de salud en la interacción con su entorno*".

La rehabilitación ayuda a los niños, los adultos o las personas mayores a ser lo más independientes posible en su día a día y les permite participar en actividades educativas, laborales o recreativas o llevar a cabo las tareas que dan sentido a su vida. Para ello, se tratan las afecciones subyacentes (como el dolor) y se mejora la forma en que una persona funciona en su día a día, apoyándola para que supere las dificultades que pueda tener para entender, ver, oír, comunicarse, alimentarse o desplazarse.

5.6.4.1.- Jurisprudencia.

Tribunal: Corte de Justicia de Salta. Cámara Nacional de Apelaciones en lo Criminal y Correccional, Capital Federal. Sala 06 (Bunge Campos, Nocetti de Angeleri, Lucini. (Sec.: Paisan).)

Sentencia 29044 del 08-06-2006. Sumario: Homicidio

culposo - Responsabilidad médica - Mala Praxis- Responsabilidad Penal.

"*Si el autor rebasa el riesgo permitido y con ello sigue incrementando el riesgo que precisamente aún era tolerable, crea un riesgo en conjunto sencillamente prohibido. Y ese riesgo prohibido en su totalidad también se realiza si se produce el resultado...las reglas de cuidado exigen su observancia incluso cuando su incumplimiento, no con seguridad, pero sí probable o posiblemente aumenta los peligros para la víctima.*

La falta de actualización del análisis de sangre y el alta domiciliario anticipado, conforman la impericia que se le atribuye al imputado, puesto que teniendo en cuenta el cuadro general de la paciente, esto es, la operación cerebral a la que había sido sometida unos días antes, el estado febril que presentó, la circunstancia que padecía diabetes, como así también, que tenía antecedentes de hipertensión arterial, ameritaban que se extremaran los cuidados a su respecto, específicamente, que se actualizaran los análisis clínicos, tanto de sangre como de orina, para descartar todo infección.

En consecuencia, la conducta atribuida al imputado pudo haber influido negativamente en el proceso evolutivo de la víctima, provocando su fallecimiento.

Razón por la cual, el resolutorio impugnado que decreta el procesamiento del imputado en orden al delito de homicidio culposo debe ser homologado".

Bibliografía.

Acami (18-08-2009) En Argentina demandan a 1 de cada 5 médicos. Buenos Aires. *IntraMed.* Consultado 12-8-2021, de https://www.intramed.net/contenidover.asp?Contenidoid=61706

Alpa, G. (2003) El contrato en el derecho privado actual. *En Estudios sobre el Contrato en General.* Lima, Peru. Ara Editores (2003)

Altisent, R.; De Lorenzo, R.; González Fandós, R.; Gracia, D.; Monzón, J.L.; et al. (2007) Ética de la objeción de conciencia. *Fundación Ciencias de la Salud.* Madrid. Editorial Ergon.

Andorno, R. (1998). *Bioética y dignidad de la persona.* Madrid: Tecnos.

Anunziato, L (1999) El conflicto en la relación médico paciente. *Revista Facultad de Medicina. UBA.* VIII; Nº 31: 18-23.

Anunziato, L. (2001) *El conflicto en la relación médico paciente. De la actuación profesional a la mala praxis.* Buenos Aires. Argentina. Ed. Centro Norte.

Anunziato, L.; Anunziato, J.C. (2004) *El transporte terrestre. Medicina legal en la accidentología vial.* Buenos Aires. Argentina. Ed. Centro Norte.

Arcos Vieira. M. L. (2005) *Responsabilidad civil: Nexo causal e imputación objetiva en la jurisprudencia (Con especial referencia a la responsabilidad por omisión)* Madrid. España. Editorial Aranzadi.

Arrieta Valero, I. (2016) *Autonomía del paciente. Una propuesta contextual y multidimensional de la autonomía en ética asistencial*. Tesis Doctoral en Filosofía. San Sebastián. Universidad del País Vasco / Euskal Herriko Unibertsitatea.

Asín Cardiel, E. (1995) Responsabilidad en el trabajo en equipo. Responsabilidad del Personal Sanitario. Actas del seminario conjunto sobre la Responsabilidad del personal sanitario (1994). Madrid. Consejo General del Poder Judicial. Ministerio de Sanidad y Consumo.

Asociación Médica Mundial. (2020) Declaración de Córdoba de la AMM, sobre la relación médico paciente. Adoptada por la 71ª, Asamblea General de la AMM, Córdoba España. Consultado el 25-01-2021, de https://www.wma.net/es/

Ataz López, J. (1985) *Los médicos y la responsabilidad civil*. Madrid Ed. Montecorvo. pp. 54 y ss.

Atienza Merino, G. (2001) La Telemedicina en la práctica médica. Axencia de Avaliación de Tecnoloxías Sanitarias de Galicia. *Revista Galega de Actualidade Sanitaria.*

Bacigalupo Zapater, E. (1999) *Delito y punibilidad.* 2ª ed. Buenos Aires. Editorial Hammurabi.

Bacigalupo, E. (1985) *Lineamientos de la teoría del delito*. San José. Costa Rica. Editorial Juricentro.

Bacigalupo, E. (1994) *Lineamientos de la teoría del delito.* 3° edición renovada y ampliada Buenos Aires. Editorial Hammurabi.

Bacigalupo, E. (1996) Manual de Derecho Penal. Santa Fe de Bogotá. Colombia. Editorial Temis.

Baigún, D.; Zaffaroni, E.R.; Terragni, M.A. (1997) Código Penal y normas complementarias. Análisis doctrinario y jurisprudencial. Buenos Aires. Editorial Hamurabi.

Bandrés, F.; Caballero, N.; Delgado, S.; González, M.; Herreros, B.; Pinto, P; Plaza, I.; Tormo, M.; Carlos Zarco, C. (2010) *El consentimiento informado*. Madrid. Ed. Comité de Bioética y Derecho Sanitario Lavinia Asisa.

Barreiro, A. J. (1990) La imprudencia punible en la actividad médico-quirúrgico. Madrid: Tecnos.

Basso, D. M. (1998). *Ética*. Buenos Aires. Abeledo Perrot.

Bonaci, T.; Herron, J.; Yusuf, Junjie Yan, J.; Kohno, T.; Chizeck. H.J. (2015) To Make a Robot Secure: An Experimental Analysis of Cyber Security Threats Against Teleoperated Surgical Robotics. Cornell University. Consultado el 12-07-2021, de https://www.medigraphic.com/pdfs/circir/cc-2013/cc134a.pdf

Bonnet, E.F.P (1983) *Psicopatología y Psiquiatría Forense*. Buenos Aires. Argentina. López Editores.

Bonnet, E.F.P. (1980) *Medicina Legal*. Buenos Aires. Argentina. Lopez Editores.

Borda, G.A. (1994) *Tratado de Derecho Civil. Obligaciones II*. Séptima Edición Actualizada.

Bramont-Arias Torres, L.M. (1996) El Error en el Derecho Penal. Perú. *Derecho y Sociedad*.

Brebbia, R.H. (1979) *Hechos y actos jurídicos*. T. I, Buenos. Aires. Astrea

Buchanan, A.; Brock, D. (1989) *Deciding for others. The ethics of surrogare decision making*. New York: Oxford Univ Press.

Bueres, A. J. (1994) *Responsabilidad civil de los médicos*. Buenos Aires. Ed. Hammurabi.

Bueres, A. J. (2015). *Código Civil y Comercial de la Nación, analizado, comparado y concordado*. Buenos Aires. Argentina. Hammurabi.

Bueres, A.J. (1994) Aspectos generales de las responsabilidades profesionales. *Revista Jurídica Delta. Nº 3.*

Bueres, A.J. (2011) El futuro de la responsabilidad civil: ¿hacia dónde vamos?", en A.A.V.V. *Derecho de Daños*. Mariano J. Herrador Guerdia (coord.) Madrid, España. Asociación Justicia y Opinión, Sepin,; íd., *Las fuentes de las obligaciones*, algunas reflexiones de política jurídica. Obligaciones y contratos en los albores del siglo XXI. (2001) Libro homenaje al profesor doctor Roberto López Cabana. Buenos Aires. Abeledo Perrot.

Bustamante Alsina, J. (1997) *Teoría General de la Responsabilidad Civil*. Novena edición ampliada y actualizada. Buenos Aires. Abeledo Perrot.

Busto Lago, J.M. (1998) *La antijuricidad del daño resarcible en la responsabilidad civil extracontractual*. Madrid. Ed. Tecnos.

Bustos Ramírez, J (1987) *Control Social y Sistema Penal.* Barcelona. *Editorial* Promociones y Publicaciones Universitarias (PPU)

Bustos Ramírez, J.; Larrauri, E. (1989) *La imputación objetiva.* (1ª ed.). Bogotá, Colombia: Temis.

Bustos, J. J.; Hormazábal, H. (1997). *Lecciones de Derecho Penal.* Madrid: Editorial Trotta.

Cabello, V. P. (1981) *Psiquiatría Forense en el Derecho Penal.* Buenos Aires. Argentina. Ed. Hammurabi.

Calvo Costa, C.A, (2014). *Daños ocasionados por la prestación médico-asistencial.* Buenos Aires, Argentina: Editorial Hammurabi.

Calvo Costa, C.A. (2005) *Daño resarcible.* Editorial Hammurabi, Buenos Aires.

Calvo Costa, C.A. (2010) *Derecho de las obligaciones.* Editorial Hammurabi, Buenos Aires.

Calvo Costa, C.A. (2015) Daño resarcible. Su concepción a la luz del Código Civil y Comercial. CRyC2015-IV,81. AR/DOC/555/2015. Consultado el 03-02-2021, de http://www.scba.gov.ar/lleyorganica/ccyc30/pdfley/Calvo_Costa Dano_resarcible.pdf

Calvo Costa, C.A. (2016) Responsabilidad civil de los establecimientos asistenciales, empresas de medicina prepaga y obras sociales. Un cambio de paradigma, Buenos Aires. *Revista Jurídica La Ley.*

Cancio Meliá, M. (2001) *Líneas básicas de la teoría de la imputación objetiva.* Madrid: Ediciones Jurídicas Cuyo.

Carranza Torres, L.R. (2009) La obediencia debida como eximente penal. *Derecho penal contemporáneo. Revista internacional.* Chile. Legis Editores S.A. N° 26; 105-188.

Carranza, N.; Garcia, J.; Monteagudo, J.L.; Ramos, V. (2008) Evaluación de riesgos de las tecnologías para telemedicina móvil personal. Consultado el 06-07-2021, de https://www.researchgate.net/publication/230865900

Carrara, F. (2000) *Programa del Curso de Derecho Criminal. Parte General.* Traducida por Octavia Béeche y Alberto

Gallegos. Tomo I Edición Facsimilar patrocinada por el Instituto Latinoamericano de las Naciones Unidas. San José. Costa Rica. Editorial Jurídica Continental.

Cecchetto, S. (2000) Antecedentes históricos del consentimiento del paciente informado en Argentina. *Rev. Latinoamericana Der Médico Medicina Legal.* 6(1): 7-14.

Centers for Disease Control and Prevention (National Center for Health Statistics). Deaths: Final Data for 1997. National Vital Statistics Reports. 1999; 47 (19): 27.

Centro de Información Judicial (18 de marzo de 2019) Confirman condena a 16 años y medio de prisión por homicidio. Lo resolvió la Sala I de la Cámara Nacional de Casación en lo Criminal y Correccional de la Capital Federal. Consultado el 29-07-2021, de: https://www.cij.gov.ar/nota-33766-Confirman-condena-a-16-a-os-y-medio-de-prisi-n-por-homicidio-.html

Cerezo Mir, J. (1998) El tipo de lo injusto de los delitos de acción imprudentes. En Curso de derecho penal español. Parte general II. Teoría jurídica del delito, 6° Ed. Madrid. Editorial Tecnos.

Chaia, R. (2006) *Responsabilidad Penal Médica.* Buenos Aires: Editorial Hammurabi.

Costa M.V. (2008) El manejo de la información médica: el consentimiento informado y la confidencialidad. En: Luna, F.; Salles, A. *Bioética: nuevas reflexiones sobre debates clásicos.* Buenos Aires. Fondo de Cultura Económica.

Crespo Barquero, P.J. (1999) *Cuestiones de parte general de los delitos de imprudencia.* En Peligrosidad criminal y medidas de seguridad. La imprudencia en el Nuevo Código Penal: Madrid. Estudios Jurídicos Ministerio Fiscal.

D´Alessio, A.J.; Divito, M.A. (2005) *Código Penal. Comentado y anotado.* Parte especial. Buenos Aires. Editorial. La Ley.

De Cupis, A. (1975) El daño. *Teoría general de la responsabilidad civil.* Barcelona. Editorial Bosch.

De La Puente y Lavalle, M. (1991) *El contrato en genera*l. Lima. Perú. Fondo Editorial de la Pontificia Universidad Católica del Perú, Lima.

De La Puente y Lavalle, M. (2001) *El Contrato en General, Comentarios a la Sección Primera del Libro VII del Código Civil.* Lima. Editores Palestra.

De La Vega, E. (1993) La historia clínica: el ABC del acto médico. *Revista del Colegio Médico de Rosario*, nº 45.

De Las Heras García, M. Á. (2005) *Estatuto Ético Jurídico de la Profesión Médica.* Madrid. Editorial Dykinson.

De Lorenzo, M.F. (2011) *Contratos, derechos fundamentales y dignidad de la persona humana.* Buenos Aires, La Ley.

Donna, E.A. (1995) *Teoría de delito y de la pena, Imputación delictiva.* Buenos Aires. Editorial Astrea.

Dopico Gómez-Aller, J. (2006) *Omisión e injerencia en Derecho penal.* Valencia, Tirant lo Blanch, 2006.

Durand, G. (1992). La Bioética. Bilbao. Editorial Desclée de Brouwer S.A.

Durand, G. (1999) *Introduction générale à la bioéthique. Histoire, concepts et outils.* Paris. Editorial Fides.

Ehsani, J.P.; Jackson, T.; Duckett, S.J. (2006) (2006) The incidence and cost of adverse events in Victorian hospitals 2003–04. Sydney. *The Medical Journal of Australia.*

Engisch, K. (1961) ¿Wie ist rechtliche die Verantwortlichkeit des Chirurgen im Verhältnis zu Verantwortlichkeit des Anaesthesistes bei ärztlichen Operationen zu bestimmen und zu bregrenzen?», en: *Langenbecks Archiv für Klinische Chirurgie*, tomo 297, 1961, pp. 236-254 (cit.: Engisch, *Langebecks Archiv* 297)

Esbec Rodríguez, E. (2003): Valoración de la peligrosidad criminal (riesgo-violencia) en psicología forense. Aproximación conceptual e histórica. *Psicopatología Clínica Legal y Forense*, Vol. 3, Nº 2.

Espinoza Espinoza, J. (2006). *Derecho de la Responsabilidad Civil.* 4ª edición, Gaceta Jurídica. Lima. Perú.

Fernández Carrasquilla, J. (1995) *Derecho penal fundamental.* 2ª edición. Bogotá. Colombia. Editorial Temis.

Fernández, G.D. (2004) *Bien jurídico y sistema del delito. Un ensayo de fundamentación dogmática.* Montevideo. Uruguay. Editorial B de f. Uruguay.

Ferrater, M. (2001). Diccionario de Filosofía. Tomo 3. Barcelona. Editorial Ariel.

Ferreira Delgado, F. Del nexo causal. En: Valencia, J. E. (1984) *Estudios Penales en Homenaje al Profesor Luis Carlos Pérez.* Bogotá: Ed. Temis.

Ferri, E. (1933) *Principios de derecho criminal delincuente y delito en la ciencia, en la legislación y en la jurisprudencia.* Traducción al español por Rodríguez Muñoz. Madrid. Editorial Reus.

Feuerbach, P.J.A.R. (1989) *Tratado de derecho penal común vigente en Alemania.* Traducción Zaffaroni, E.R.; Hagemeier, I. Buenos Aires. Editorial Hamurabi.

Figueroa Ortega, Y. (2006) *Delitos de infracción.* Madrid: Editorial Dykinson.

Finnis, J. (2011). *Natural law and natural rights.* Oxford: Oxford University Press. 2ª Edición.

Fontán Balestra, C. (1969) *Tratado de derecho penal.* Buenos Aires. Argentina. Ed. Abeledo Perrot.

Fontán Balestra, C.; Ledesma, G. A. (2013) *Tratado de Derecho Penal.* 1ª ed. actualizada y ampliada. Buenos Aires. Argentina. La Ley.

Forrester Granade, P. (1997) Medical Malpractice Issues Related to the Use of Telemedicine - An Analysis of the Ways in Which Telecommunications Affect the Principles of Medical Malpractice. *University of North Dakota Law Review.* Volume 73. Number 1.

Frank, R. (2002) Sobre la estructura del concepto de culpabilidad. *Revista Maestros del Derecho Penal.* Montevideo. Buenos Aires. Euros Editores. Editorial B de F.

Franzoni, M. (2004) *L`Illecito" en Trattato della Responsabilità Civile.* Milano. Giuffrè Editore.

Frías Caballero, J. (1981) *Imputabilidad Penal.* Buenos Aires. Argentina." Ed. Ediar.

Frías Caballero, J. (1991) *Responsabilidad penal de las personalidades psicopáticas.* Buenos Aires. Editorial La Ley.

Frisch, W. (2014) *La imputación objetiva del resultado. Desarrollo, fundamentos y cuestiones abiertas.* Barcelona. Atelier Libros.

Garofalo, R. (1885) *La Criminología. Estudio sobre el delito y sobre la teoría de la represión.* Traducción española de Dorado Montero de la obra original publicada en Turín, 1885. Madrid. La España Moderna.

Garrido Montt, M. (2003) *Derecho penal parte general.* Tomo II. Santiago de Chile. Editorial Jurídica de Chile.

Gert, B.; Culver, C.; Clouser, D. (1997) *Bioethics: A Return to Fundamentals.* Oxford. Oxford University Press.

Ghersi, C. A.; et al. (2003) *Teoría General de la reparación de daños.* Buenos Aires. Ed. Astea.

Ghersi, C. A.; et.al. (1998) *Responsabilidad Médica.* Buenos. Aires. Argentina. Ed. Forense.

Ghersi. C.; y Weingarten, C. (2009) Diagnóstico médico, asunción de riesgos informados y el valor de la historia clínica. *Revista de Derecho de Familia y de las Personas.* Editorial La Ley Nº 1; págs. 200/201.

Gimbernat Ordeig, E. (1985-1986) ¿Qué es la imputación objetiva? *Revista de Estudios penales y criminológicos,* España. Universidad de Santiago de Compostela.

Gimbernat Ordeig, E. (1994) Sobre los conceptos de omisión y de comportamiento. España. *Anuario de derecho penal y ciencias penales.*

Gimbernat Ordeig, E. (2015) Teoría de la evitabilidad versus teoría del aumento del riesgo. Gobierno de España. *Anuario de derecho penal y ciencia penales*; p. 21 a 62.

Gisbert Calabuig, J.A. (1998) *Medicina legal y toxicología.* Barcelona. España. Masson S. A.

Goldschmidt, J. (1943) *La concepción normativa de la culpabilidad.* Buenos Aires. Depalma.

Gómez Rivero, M. C. (2003) *La responsabilidad penal del médico,* Valencia. Editorial Tirant lo Blanch.

González, A. (2003). El acto médico (iatrogenia y sus consecuencias). Lima. Perú. Sociedad Peruana de Derecho Médico.

González, A. (2007). Ejercicio Legal de la Odontología en el Perú. Lima. Perú. *Sociedad Peruana de Derecho Médico.*

Gracia D. (2011) Objeción de conciencia: las lecciones de un debate. *Revista Calidad Asistencial.* España. Elsevier.

Grisanti Aveledo, H. (2000) *Lesiones de derecho penal. Parte general.* Caracas- Venezuela. Editorial Vadell Hermanos.

Grisso, T.; Appelbaum, P.(2014) *Herramienta de Evaluación de la Capacidad para Tratamiento (MacCAT-T)*. Madrid: Editorial Médica Panamericana.

Helmreich, R.; Merritt, A.; Wilhelm, J. (1999). The evolution of Crew Resource Management training in commercial aviation. *International Journal of Aviation Psychology*. 9(1), 19-32.

Hernández, N. (1999) *De la responsabilidad jurídica del médico*. Lyndhurst, NJ. Editorial Ateproca.

Herrera, M.; Caramelo, G. E.; Picasso, S.; et al. (2016) *Código Civil y Comercial de la Nación Comentado*. Editorial Ministerio de Justicia y Derechos Humanos de la Nación.

Hilgendorf, E. (2002) Relación de causalidad e imputación objetiva a través del ejemplo de la responsabilidad penal por el producto. *Anuario de Derecho Penal y Ciencias Penales*. España. Biblioteca juridicial.

Höning, R. (1970) *Reflexiones sobre el problema de atribución en el derecho penal*. Göttingen. Alemania. Ed. Otto Schwaetz & Co.

Hormazábal Malarée, H. (2006) Bien jurídico y estado social y democrático de derecho. (El objeto protegido por la norma penal) 2da Edición. Santiago de Chile. Nexis Lexis.

Institute of Medicine. (2000) *To err is Human*. Building a Safer Health System. Washinton (DC). The National Academies Press.

Iraola, N. y Gutiérrez, H. (2005). Apuntes sobre la responsabilidad médica legal y la mala praxis. Consultado el 26-04-2021, de http://www.geosalud.com/malpraxis/malapraxis.htm

Islas de González Mariscal, O. (1985) *Análisis lógico de los delitos contra la vida*. México. Editorial Trillas.

Jakobs, G. (2010) *Derecho penal, parte general. Fundamentos y teoría de la imputación*. Madrid. Marcial Pons.

James, J. (2013) Una nueva estimación basada en la evidencia de los daños a los pacientes asociados con la atención hospitalaria. Philadelphia. EEUU. *Journal of Patient Safety*.

Jaramillo, C.I. (2002) *Responsabilidad Civil Médica*. Bogotá. Pontificia Universidad Javeriana. Colección Ensayos.

Jescheck, H.H. (1981) *Tratado de Derecho penal. Parte general* (traducción y adiciones de Derecho español realizadas por S. Mir Puig, S.; Muñoz Conde, F. Barcelona. Editorial Bosch.

Jescheck, H.H.; Weigend, T. (2014) *Tratado de Derecho Penal. Parte General.* Editorial. Granada. Editorial Comares.

Jiménez de Asúa, L. (1950) *Tratado de derecho penal.* Buenos Aires. Argentina. Editorial Losada.

Jiménez de Asúa, L. (1997) *La ley y el delito. Principios del Derecho penal.* Buenos Aires. Argentina. Abeledo-Perrot. Editorial Sudamericana.

Johnson, B.; Somu, G. (2016) Robotic Telesurgery: Benefits Beyond Barriers. BMH Medical Journal.

Kapp, M. (2006). Patient Autonomy in the Age of Consumer-Driven Health Care: Informed Consent and Informed Choice. *Journal of Health & Biomedical Law.*

Kindhäuser, U.K. (2007) *Crítica a la teoría de la imputación objetiva y función del tipo subjetivo.* Lima. Editorial Griujley.

Kiss, A. (2015) *Delito de lesión y delito de peligro concreto: ¿qué es lo "adelantado"?.* Barcelona. InDret, Revista para el análisis del derecho.

Kohn, L.T.; Corrigan, J.M.; Donaldson, M.S. (1999) To err is human: Building safer health system. *Committee on Quality of Health Care in America.* Washington, D.C. Institute of Medicine National Academy Press.

Kottow M. (2010) Objeción de conciencia en Bioética. Chile. *Cuadernos Médicos Sociales.*

Krause Muñoz, M. S. (*2014*) La *relación* de *causalidad ¿Quaestio Facti* o *Quaestio Iuris*? *Universidad Austral de Chile Revista* de *Derecho Valdivia. 27*(*2*), *81-103.*

Lafferriere, J.N. (2012) La Dificultad de Legislar sobre el fin de la Vida. En: Identidad de Género y Muerte Digna. Suplemento Especial. *La Ley*.

Lain Entralgo, P. (1970) *La medicina Hipocrática.* Madrid. Ediciones de la Revista de Occidente S.A.

Laín Entralgo, P. (1984) *Antropología médica.* Barcelona. Editorial: Salvat Editores.

Lain Entralgo, P. (1998) *La historia clínica: Historia y teoría del relato patográfico.* Madrid. Ed. Triacastela.

Lamas Pombo, E (2014) *Estudios sobre la responsabilidad sanitaria: Un análisis interdisciplinar*. España. La Ley.

Landecho, C.M. (1974): Peligrosidad social y peligrosidad criminal. En VV.AA.: *Peligrosidad Social y Medidas de Seguridad*. Universidad de Valencia.

Larenz, K. (1970) *La doctrina de la atribución de Hegel y el concepto de atribución objetiva. Una contribución a la filosofía jurídica del idealismo crítico y a la doctrina del la causalidad jurídica*. Aalen. Alemania. Editorial Scientia Verlag.

Larrauri, E (2002). *Introducción a la imputación objetiva. En Imputación objetiva y antijuridicidad. Estudios de Derecho Penal*. Primera edición. Editorial Jurídica Bolivariana.

Leal Medina, J. (2012) El concepto de peligrosidad en el Derecho penal español: proyección legal y alcance jurisprudencial. Perspectivas actuales y de futuro. *Diario La Ley*, Nº 7870.

Leape, L.L.; Berwick, D.M. (2005) *Five years after To Err is Human: ¿What have we learned*? JAMA.

Llambías, J.J.: (1978) *Tratado de derecho civil. Obligaciones*. Buenos. Aires. Argentina. Ed. Perrot.

López Barja de Quiroga, J. (2004) Derecho penal. Parte general: Introducción a la teoría jurídica del delito. Lima. Gaceta Jurídica.

López Mesa, M. (2007) *Tratado de responsabilidad médica*. Buenos Aires. Editorial Legis.

López Mesa, M.J. (2008) El mito de la causalidad adecuada. *La Ley*.

López Mesa, M.J. (2008) La antijuridicidad como presupuesto de la responsabilidad civil en el derecho argentino y comparado. En Suplemento especial de Responsabilidad Civil, año I, Nro. 2, *La Ley Paraguaya S.A.* pág. 106.

López Mesa, M.J., Trigo Represas, F. A. (2005). Responsabilidad civil de los profesionales. Buenos Aires. *Lexis Nexis.*

López, M.J. (2016) Los médicos y el consentimiento informado. Buenos Aires. Argentina. *El derecho. Diario de doctrina y jurisprudencia.*

Lorda, P.S. (2002) El consentimiento informado: Abriendo nuevas brechas. En: Coloquio: Problemas prácticos del consentimiento informado. Cuadernos de la Fundación Víctor Grífols i Lucas. - Nº 5.

Lorenzetti, R. L. (2011) *La Empresa Médica. 2° Edición Comentada y anotada.* Buenos Aires. Rubinzal Culzoni.

Lorenzetti, R.L. (1986) *Responsabilidad civil de los médicos.* Santa Fe: Rubinzal-Culzoni.

Lorenzetti, R.L. (Director) De Lorenza, M.F.; Lorenzetti, P. (Coordinadores), et al (2015) *Código Civil y Comercial de la Nación. Comentado.* Buenos Aires. Rubinzal – Culzoni.

Lorenzetti, R.L., (1989) *Responsabilidad civil del médico y establecimientos asistenciales, en Derecho de daños.* Buenos Aires. Argentina. La Rocca.

Luzón Peña, D.M. (2016) *Derecho Penal, Parte General.* Buenos Aires, Editorial B de F.

Mackenzie, C. (2014) The Importance of Relational Autonomy and Capabilities for an Ethics of Vulnerability. En Mackenzie, C.; Rogers, W.; y Dodds, S. (eds.) *Vulnerability: new essays in ethics and feminist philosophy.* Oxford: Oxford University Press.

Makary, M.A.; Daniel, M. (2016) Error médico: la tercera causa de muerte en EEUU. Londres. *British Medical Journal* (BMJ)

Marescaux, J. (2013) Estado actual de la cirugía. Cirugía robótica y telecirugía. México. *Revista Cirugía y Cirujanos.*

Marescaux, J.; Leroy, J.; Gagner, M.; Rubino, F.; Mutter, D.; Vix, M.; et al. (2001) Transatlantic Robot-Assisted Telesurgery. UK. Nature. 413: 379-380.

Martínez Escamilla, M. (1992) *La imputación objetiva del resultado.* Madrid. Editor Editoriales de Derecho Reunidas.

Maurach, R.; Gössel, K.H.; Zipf, H. (1995) Derecho penal. Parte General. Buenos Aires. Editorial Astrea.

Mazer, B.L.; Nabhan, C. (2019) Strengthening the Medical Error "Meme Pool. Facultad de Medicina. Universidad de Yale. EEUU. *J. Gen. Intern. Med.*

Mezger, E. (1995) Tratado de Derecho Penal. Parte General, Traducción española Rodríguez Muñoz, A. Tomo I. Madrid. Editorial Revista de Derecho privado.

Ministerio de Salud. Reglamento básico general para el sistema nacional de residencias del equipo de salud. *Resolución N°*

1993. B.O.: 06-11-2015.

Mir Puig, S. (2004) *Curso de derecho penal español.* Madrid. Editorial Tecnos

Mir Puig, S. (2016) *Derecho penal. Parte general.* Montevideo. Buenos Aires. Editorial B de F.

Molina Arrubla, C. M. (1998). *Responsabilidad penal en el ejercicio de la actividad médica* (2ª edición). Medellín. Editorial Biblioteca Jurídica Dike.

Morales Fernández, E. (1994) *La responsabilidad penal y civil del Médico por negligencia profesional.* San José. Editorial Investigaciones Jurídicas.

Mosset Iturraspe, J. (1985) *Responsabilidad civil del médico.* Buenos Aires. Argentina. Ed. Astea.

Mosset Iturraspe, J. (1997) *Responsabilidad Civil.* Segunda reimpresión de la primera edición. Buenos Aires. Argentina. Editorial Hammurabi.

Mosset Iturraspe, J. (2015) La buena fe contractual Argentina. *Revista Iberoamericana de Derecho Privado.*

Muñoz Conde, F. (2007) *Teoría general del delito*, 4ª ed. Valencia. Tirant lo blanch.

Muñoz Conde, F.; García Arán, M. (2010) *Derecho penal. Parte general.* 8ª Edición. Valencia. España. Editorial Tirant lo Blanch.

Núñez, R. C. (1988) *Tratado* de *Derecho Penal. Parte especial, T.* 3°, Vol. *II*, 2a ed., 2a reimpresión. Córdoba. *Marcos Lerner* Editora.

Ochoa, F.B. (2010) Imputación objetiva y responsabilidad penal médica. Bogotá: *Editorial Universidad del Rosario.* Consultado el 02-05-2021, de https://core.ac.uk/download/pdf/8644 4179.pdf

Orihuela, A.M. (2008) *Constitución Nacional comentada*, 4ta Edición. Buenos Aires. Editorial Estudio S.A.

Padilla, E.A. (1997) *Sistema de responsabilidad civil.* Buenos Aires, Abeledo-Perrot.

Paniza Fullana, A. (1999) La responsabilidad Civil del Médico Interno Residente. VI Congreso Nacional de Derecho Sanitario. Madrid. *Asociación Española de Derecho Sanitario.*

Paredes Castañón, J.M. (1995) *El riesgo permitido en Derecho penal (Régimen jurídico-penal de las actividades peligrosas)*

Madrid, Ministerio de Justicia e Interior, Centro de Publicaciones.

Peña Gonzáles, O; Almanza Altamirano, F. (2010) *Teoría del delito*. Lima. Perú. Editorial Nomos & Thesis E.I.R.L.

Peyrano, J.W. (1996) *Código Procedimientos Civil y Comercial de Santa Fe. Análisis doctrinario y jurisprudencial.* Rosario. Argentina. Ed. Juris.

Peyrano, J.W.; et.al. (2008) *Cargas probatorias dinámicas.* Buenos Aires. Argentina. Ed. Rubinzal-Culzoni.

Peytel. A. (1935) *La responsabilidad de los médicos cirujanos.* París.

Picasso, S. (2011) *La singularidad de la responsabilidad contractual.* Buenos. Aires. Abeledo Perrot.

Picasso, S.; Sáenz, L.R.J. (2015) Código Civil y Comercial de la Nación. Comentado. Directores Gustavo Caramelo, Sebastián Picasso y Marisa Herrera, 1ra. ed., Ciudad Autónoma de Buenos Aires. *Infojus.*

Picasso, S.; Vázquez Ferreyra, R.A. (2009) *Ley de Defensa del Consumidor.* Buenos Aires. La Ley.

Pichert, J.W.; Federspiel, F.; Hickson, G.B.; Miller, C.S.; et al. (1999) Identifying Medical Center Units with Disproportionate Shares of Patient Complaints. *The Joint Commission Journal on Quality Improvement.* Volume 25, Issue 6, Pages 288-299.

Pizarro, R. D.; Vallespinos, C. G. (1999) *Instituciones de Derecho Privado. Obligaciones.* T. 2°. Buenos Aires. Ed. Hammurabi.

Pizarro, R.D. (2006) *Responsabilidad por riesgo creado y de empresa.* Buenos Aires. La Ley.

Pizarro, R.D.(2004) *Daño moral. Prevención. Reparación. Punición. El daño moral en las diversas ramas del derecho*, Buenos Aires. Editorial Hammurabi.

Pizarro, R.D.; Vallespinos, C.G. (2004) *Obligaciones.* Buenos Aires. Editorial Hammurabi.

Pizarro, R.D.; Vallespinos, C.G. (2017) *Tratado de responsabilidad civil.* Tomo I, Pág. 10. Buenos Aires. Rubinzal – Culzoni Editores.

Plascencia Villanueva, R. (2004) *Teoría del delito.* Universidad

Nacional Autónoma de México. Consultado el 20-04-2021, de https://googl/CJA6vC

Ragués I Vallès, R. (1999). *El dolo y su prueba en el proceso penal*, Barcelona. Editor J.M. Bosch.

Reason, J.T. (1990). *Human Error*. England. Cambridge University Press.

Reyes Alvarado, Y. (1996) *Imputación objetiva*. 3ª ed. Bogotá. Editorial Temis.

Righi, E. (2013) Derecho Penal, Parte General. Buenos Aires. Argentina. Abeledo-Perrot.

Rivera, R.; Borasky, D.; Rice, R.; Carayon F., Wong E. (2007) Informed consent: an international researchers' perspective. *Am J Public Health*. 97(1): 25-30.

Rodotá, S. (1964) *Il problema della responsabilita civile. Universitá di Roma-Facoltá di Giurisprudenza*. Studi di Diritto civile. Milano. Giuffré Edittore.

Rojas, N. (1964) *Medicina Legal*. Buenos Aires. Editorial El Ateneo.

Roppo, V. (2009) *El Contrato*. Lima, Perú. Gaceta Jurídica.

Roxin, C. (1976) *Infracción del deber y resultado en los delitos imprudentes*. Madrid. Editorial Reus.

Roxin, C. (2005) Strafrecht. Allgemeiner Teil I: Grundlagen. Der Aufbau der Verbrechenslehre. Munich. Verlag C. H. Beck.

Roxin, C. (2006) *Derecho penal. Parte general. Fundamentos*. La estructura de la teoría del delito. Madrid. Editorial Civitas.

Rusconi, M.A. (1996) La relevancia del comportamiento alternativo conforme a derecho en la imputación objetiva del delito imprudente. Madrid. *Jueces para la democracia*, nro. 27.

Sáenz, L. R. J. (2009) La responsabilidad de las clínicas, hospitales y demás establecimientos asistenciales en el marco de la ley de defensa del consumidor, en Picasso, S.; Vázquez Ferreyra, R.A. *Ley de Defensa del Consumidor*. Buenos Aires. La Ley.

Sánchez Gómez, A. (1998). *Contrato de servicios médicos y contrato de servicios hospitalarios*. Madrid. Tecnos.

Sancinetti, M. A. (1991) *Teoría del delito y disvalor de la acción*. Buenos Aires. Editorial Hammurabi.

Saux, E.I. (1999) Comentario al art. 1102 del Código Civil. En

Alberto J. Bueres, A.J.; Highton, E.I.: *Código Civil y normas complementarias. Análisis doctrinario y jurisprudencial*. Buenos Aires. Editorial Hammurabi.

Savigny, F.K. (1879) *Sistema del derecho romano actual.* Traducciones Guenoux, M.Ch. Mesia, J. Poley, M. Madrid. Góndora y Compañía de Editores.

Schünemann. B. (2002) Unzulänglichkeiten des Fahrlässigkeitsdelikt in der modernen Industriegesellschaft. Berlin. *GS-Meurer.*

Shojania, K.G.; Dixon-Woods, M. (2016) *Estimación de muertes por error médico: la controversia en curso y por qué es importante.* Londres. BMJ Quality and Safety.

Silva Sánchez, J.M. (2003) *La omisión. Concepto y sistema.* Montevideo. Editorial BdeF.

Simón, P. (2008) La capacidad de los pacientes para tomar decisiones: una tarea todavía pendiente. *Revista Asociación Española Neuropsiquiatría.*

Soler, S. (1963) *Tratado de derecho penal argentino.* Buenos Aires. Argentina. Ed. TEA.

Sotomayor, J.O. (1996) *Inimputabilidad y Sistema Penal.* Bogotá. Editorial Temi.

Stewart, M.A. (1995) Effective physician-patient communication and health outcomes: a review. Ottawa. *Canadian Medical Association Journal.* 152 (9): 1423–1433.

Stewart, M.A.; McWhinney, I.R.; Buck, C.W. (1979) The doctor-patient relationship and its effect upon outcome. London. *The Journal of the Royal College of General* ***Practitioners***. 29 (199): 77–81.

Stuart Mill, J. (2004) *Sobre la libertad.* Madrid. Editorial Alianza.

Tamayo Jaramillo, J. (2006) *Tratado de responsabilidad civil.* Colombia. Editorial Legis.

Tian, W.; Fan, M.; Zeng, C.; Liu, Y.; He, D.; Zhang, Q. (2020) Telerobotic Spinal Surgery Based on 5G Network: The First 12 Cases. Spine Department, Beijing Jishuitan Hospital, Beijing, China. *Neurospina.* 17:114-120.

Tocornal, M. (2013) La responsabilidad sanitaria institucional: una propuesta de armonización entre los establecimientos de salud públicos y privados. *Memoria para optar al grado de Doctor en Derecho.* Santiago. Pontificia Universidad Católica de Chile. Facultad de Derecho.

Trigo Represas, F.; López Mesa, M.: *Tratado de la Responsabilidad Civil.* Tº I. La Ley.

Tucci, G. (1967) La risarcibilitá del danno da atto lecito nel Diritto Civile. Milano. *Rivista di Diritto Civile.*

Ubiría, F.A. (2015) *Derecho de daños en el Código Civil y Comercial de la Nación.* Ciudad Autónoma de Buenos Aires, Abeledo-Perrot.

Valenti, D.A. (2020) Riesgo Médico-Legal: ¿cómo evaluarlo? *IntraMed.* Consultada el 28-05-2021, de https://www.intramed.net/contenidover.asp?contenidoid=92190&pagina=1

Varas, J. (2011) Responsabilidad médica y acto médico. Santiago de Chile. *Revista Obstetricia y Ginecología.* Hospital Santiago Oriente Dr, Luis Tisné Brousse.

Vázquez Ferreyra, R. (2002) *Daños y perjuicios en el ejercicio de la medicina.* Buenos Aires. Editorial Hammurabi.

Vázquez Ferreyra, R.A. (1990) Responsabilidad civil por pluriparticipación médica o en ejercicio de la medicina en grupo. *Themis Revista de Derecho.* Dialnet.

Vázquez Vialar, A. (1982) Tratado de Derecho del Trabajo, T. I. Buenos Aires. Editorial Astrea.

Vial del Río, V. (2003) *Teoría general del acto jurídico.* Chile. Editorial Jurídica de Chile.

Vicent, C.; Phillips, A.; Young, M. (1994) Why do people sue doctors? A study of patients and relatives taking legal action. *The Lancet.* Vol. 343. Ed. 8913: 1609-1613.

Villavicencio Terreros, F. (2005) *Manual de derecho penal. Parte general.* Lima. Editora Jurídica Grijley.

Vítolo, F. (2011) Problemas de comunicación en el equipo de salud. *Biblioteca virtual Noble.* Consultado el 26/05/2021, de http://www.nobleseguros.com/ARTICULOS_NOBLE/63.pdf

Vitolo, F. (2018) Mala praxis, seguridad del paciente y juicios por responsabilidad profesional. *Microjuris.com.* Consultado el 19/09/2021.

Von Beling, E.L. (2000) La doctrina del Crimen. Boston. Editorial Corporación Adamant Media. Original 1908. Editor Mohr. Digitalizado 2008. Universidad de Michigan.

Von Liszt, F. (1881) *Tratado de Derecho penal*, traducción de la 20ª edición alemana por Luis Jiménez de Asúa, adicionado con el Derecho penal español por Quintilliano Saldaña, (1999) t. II, Madrid. Reus.

Welzel, H. (1987) *Derecho penal alemán. Parte general.* 3ª ed. (trad. de la 12ª ed. alemana) Santiago. Editorial Jurídica de Chile.

Welzel, H. (2003) *Estudios de derecho penal. Estudios sobre el sistema de derecho penal. Causalidad y acción. Derecho penal y filosofía.* Montevideo-Buenos Aires. Editorial B de F.

Wolter, J. (1981) *Objektive und personale Zurechnung von Verhalten, Gefahr und Verletzung in einem funktionalen Straftatsystem* (Objetivos y atribución personal de comportamiento, peligro y lesiones en un sistema de crimen funcional) Berlín. Duncker & Humblot.

Yzquierdo Tolsada, M. (1993) *Responsabilidad civil contractual y extracontractual.* Madrid. Ed, Reus.

Zaffaroni, E. R. (1999) *Tratado de Derecho Penal.* Buenos Aires Editorial Ediar.

Zaffaroni, E. R. (2001). *Derecho penal. Parte general.* Buenos Aires. Sociedad Anónima editora.

Zaffaroni, E. R.; Alagia, A.; Slokar, A. (2007) *Derecho penal. Parte general.* Conf. Buenos Aires. 2ª ed., Ediar.

Zaffaroni, E.R.; Slokar, A.; Alagia, A. (1998), *Manual de derecho Penal. Parte General.* Buenos Aires. Argentina. Editorial jurídica Ediar.

Zavala de González, M. (1999) *Resarcimiento de daños.* Buenos Aires. Editorial Hammurabi, 1999.

ACERCA DE LOS AUTORES.

Dr. Luis Anunziato:

Es egresado de la Universidad de Buenos Aires, Doctor en Medicina y Docente Autorizado de esa misma entidad. Se especializa en Medicina Legal y Medicina del Trabajo. Tiene experiencia docente como Profesor Extraordinario Adjunto en la Facultad de Ciencias Jurídicas, en la Cátedra de Técnicas Forenses de la Universidad del Salvador. Docente en la Facultad de Medicina, Cátedra de Medicina Legal y Deontología Médica de la Universidad de Buenos Aires. Profesor Adjunto en la Facultad de Ciencias Jurídicas y Sociales, en la Cátedra de Medicina Legal en el Instituto Universitario de la Policía Federal Argentina. Se ha desempeñado en las Comisiones Médicas de la Superintendencia del Trabajo. También ha dictado cursos de postgrado en la Universidad de Buenos Aires y en la Agremiación Médica de Lanús. Como autor, cuenta con más de 30 trabajos publicados y ha presentado ponencias sobre temas de su especialidad en congresos nacionales e internacionales. Ha publicado libros y obtenido tres premios por su destacada actuación.

Dr. Luis Anunziato (hijo):

Es Abogado egresado de la Universidad de Buenos Aires, Magister en Derecho del Trabajo y Relaciones Internacionales Laborales UNTREF. Docente en la Cátedra en Derecho del Trabajo y la Seguridad Social a cargo del Dr. Gabriel Binstein. Docente de Filosofía del Derecho UBA, UCES, UFLO entre otras. Autor, coautor y colaborador en diferentes publicaciones en Derecho del Trabajo y Filosofía del Derecho. Publicista en sus diferentes especialidades. Funcionario Judicial en el Poder Judicial de la Nación, Fuero del Trabajo desde hace más de 28 años.

Lic. Jorge Carlos Anunziato:

Licenciado en Periodismo egresado de la Universidad de Palermo. Cuenta con diversas publicaciones en medios analógicos y digitales. Ha trabajado en empresas y organismos nacionales e internacionales: medios de comunicación, agencias de publicidad, multinacionales de Recursos Humanos, consultoras de cultura y clima organizacional y agencias de transformación digital. Su experiencia profesional lo ha llevado a laborar en Buenos Aires y la Ciudad de México. Ha trabajado para y con directivos, mandos medios y equipos de México, donde actualmente reside, Argentina, Estados Unidos, Francia, España, Suiza, entre otros. Su experiencia abarca las disciplinas de comunicación, marketing, prensa y project management, Relaciones Institucionales y Relaciones Públicas. Ha brindado cursos y talleres tanto en Argentina como en México, sobre comunicación, periodismo institucional, storytelling, comunicación orientada a ventas, etc. Coautor y colaborador en diferentes publicaciones de su especialidad y en Accidentología Vial.

www.ingramcontent.com/pod-product-compliance
Lightning Source LLC
LaVergne TN
LVHW050431061026
849532LV00013B/206
* 9 7 9 8 2 3 1 7 1 3 0 5 9 *